La fuerza del
ASHTANGA YOGA

Si este libro le ha interesado y desea que lo mantengamos
informado de nuestras publicaciones, puede escribirnos a
comunicacion@editorialsirio.com,
o bien suscribirse a nuestro boietín de novedades en:
www.editorialsirio.com

Título original: THE POWER OF ASHTANGA YOGA
Traducido del inglés por Julia Fernández Treviño
Diseño de portada: Editorial Sirio, S.A.

© de la edición original 2013 Kino MacGregor
Publicado en español según acuerdo con Shambhala Publications Inc.

© de la presente edición
EDITORIAL SIRIO, S.A.

EDITORIAL SIRIO, S.A.	NIRVANA LIBROS S.A. DE C.V.	DISTRIBUCIONES DEL FUTURO
C/ Rosa de los Vientos, 64	Camino a Minas, 501	Paseo Colón 221, piso 6
Pol. Ind. El Viso	Bodega nº 8,	C1063ACC
29006-Málaga	Col. Lomas de Becerra	Buenos Aires
España	Del.: Alvaro Obregón	(Argentina)
	México D.F., 01280	

www.editorialsirio.com
sirio@editorialsirio.com

I.S.B.N.: 978-84-16579-03-7
Depósito Legal: MA-11-2016

Impreso en Imagraf Impresores, S. A.
c/ Nabucco, 14 D - Pol. Alameda
29006 - Málaga

Impreso en España

Puedes seguirnos en Facebook, Twitter, YouTube e Instagram.

KINO MacGREGOR

La fuerza del
ASHTANGA
YOGA

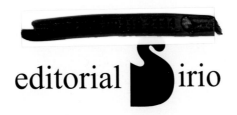

editorial Sirio

Este libro es un homenaje a todos aquellos que tienen un compromiso sincero con la práctica del yoga. Lo dedico a mis maestros Sri K. Pattabhi Jois y R. Sharath Jois; a mis padres, por su apoyo constante, y a mi marido, que siempre será mi héroe. Mi agradecimiento especial a John Miller por sus impresionantes fotos, a Jack Forem y Greg Nardi por la edición y a mi agente Bob Silverstein, porque esta obra no existiría sin su dedicación, su trabajo y su confianza en mí.

Considero que fue una verdadera gracia y un golpe de buena fortuna haber conocido a Sri K. Pattabhi Jois y a su nieto R. Sharath Jois, cuando hacía menos de un año que practicaba Ashtanga Yoga. Siempre feliz de conocer a un nuevo alumno, Jois irradiaba la verdadera alegría de un hombre que se ha conectado con el corazón del yoga. Su sonrisa contagiosa, su gracia compasiva, su forma incomparable de alentarnos y su profunda sabiduría me animaron a practicar Ashtanga Yoga seis veces a la semana durante los últimos doce años, superando dolores y lesiones, y abriendo mi camino hacia la sanación. En todas las ocasiones que estudié con Jois, cuando él viajaba por el mundo para enseñar Ashtanga Yoga, sentí que su corazón emanaba una mezcla única de paz y felicidad. Durante los diez años que he practicado yoga con él, siempre lo vi lleno de energía y entusiasmo, y de amor por sus alumnos. Nunca habrá otra persona ni otro maestro como él, y no deberíamos pretender reemplazarlo. Mi única aspiración es seguir practicando y enseñando la tradición del yoga, todos los conocimientos que tuve la enorme fortuna de recibir de él.

También estoy muy agradecida a mis primeros maestros del Ashtanga Yoga, Ryan Spielman y Govinda Kai. Afortunadamente he contado con el apoyo de mis padres, que reconocieron el poder sanador del yoga en mi vida y creyeron en mi sueño de compartir esta disciplina con el mundo. Mi marido ha sido una fuente constante de enseñanza, evolución y amor. A lo largo de mi viaje con Ashtanga Yoga, he tenido la protección de varios ángeles que han guiado mi camino, y deseo expresar mi gratitud a todos aquellos que han sido mis maestros. Nunca hubiera recibido este legado que ahora puedo compartir contigo de no ser por la generación de maestros del Ashtanga Yoga que viajaron por primera vez a Mysore en los años setenta, cuando yo era todavía un bebé. Y lo encontré en una etapa temprana de mi vida gracias a personas como Tim Miller, Nancy Gilgoff y David Swenson, que dedicaron su vida a él.

El viaje de un buscador espiritual no tiene fin, y los mejores maestros siempre cuentan con las mentes abiertas de los nuevos alumnos. Pero, más allá del apoyo y la ayuda que recibas, el viaje espiritual es una búsqueda personal que se debe recorrer a solas; tú eres directamente responsable de cada paso que das en cualquier dirección. A lo largo del camino descubres tu propia fuerza, algo que solo tú puedes encontrar.

CÓMO UTILIZAR ESTE LIBRO

Si en vez de leer esta página, estuvieras sentado junto a mí en la sala de yoga del Centro de Bienestar de South Beach, en Florida, lo primero que te diría probablemente sería: «¡Bienvenido! Gracias por estar aquí», porque me sentiría muy feliz de verte y porque el yoga es mi vida y mi pasión, y siempre me siento muy agradecida por tener la oportunidad de compartirlo.

Posiblemente también te diría: «Enhorabuena por interesarte por el yoga», independientemente de que fuera tu primer paso en este mundo o un paso más para profundizar y enriquecer tu práctica. Por mi propia experiencia, y también por la de mis alumnos, sé que la práctica diaria proporciona una paz real y duradera. Es un camino iluminado por la antorcha de tu propia conciencia, protegido por un linaje de maestros que comienza con los antiguos sabios de la India y culmina en los millones de personas que practican yoga hoy en día. Cuando tu cuerpo, mente y alma se disponen a practicar los sagrados movimientos de yoga, te sumas a una comunidad internacional que trabaja para tener una vida llena de paz. La magia real del yoga no reside en ningún movimiento específico, sino en su capacidad universal para transformar la vida de quienes lo practican, incluido tú. De manera que hoy te doy la bienvenida y también la enhorabuena por la buena suerte (o quizás por tu buen karma) que has tenido al descubrir este conocimiento transformador y dedicarte a desarrollarlo.

MI VIAJE CON EL YOGA

Como muchos norteamericanos, empecé a practicar yoga en un gimnasio. Tenía diecinueve años y estaba más interesada en mantenerme en buena forma física que en la espiritualidad, pero algunos de mis compañeros de las clases de aerobic asistían también a la de yoga. Yo había observado que tenían los músculos de los brazos bien desarrollados y, además, eran capaces de adoptar la postura del pino. Me picó la curiosidad y decidí observar una clase. Los estiramientos, las respiraciones y las flexiones no parecían tener mucho sentido y, sin embargo, algo dentro de mí se sintió atraído por esos movimientos en cierto modo familiares. Así que decidí probar.

En aquella época, no tenía la menor idea de que había diferentes tipos de yoga; ahora sé que aquella primera clase seguía la tradición de Sivananda. Basada en estiramientos suaves, respiración profunda y relajación, la clase era tranquila, pausada y, para mi mente joven e inquieta, absolutamente aburrida; tan aburrida que, de hecho, no regresé. Sin embargo, parece ser que me causó una profunda impresión, porque dos meses más tarde me lesioné los dos tendones de Aquiles y decidí recurrir al yoga para curarme. No tenía la menor idea de que estaba a punto de conectarme con mi ser interior y comenzar un viaje para toda la vida.

Me debilité mucho debido a las lesiones, y pasé una época muy dura en la que no podía andar sin la ayuda de un par de muletas. Consulté a varios especialistas en medicina deportiva y todos coincidieron en recomendarme una operación. Pero yo me dediqué a comprar libros sobre Sivananda yoga y otras escuelas de Hatha yoga, me di de baja en el gimnasio y comencé el lento camino hacia la recuperación, que habría de durar más de una década. Ese camino se transformó en un viaje de descubrimiento que incluyó muchos otros beneficios, además de la salud física. El resultado de mi práctica personal fue una profunda sanación emocional y espiritual, que me ha llevado a dedicar mi vida a compartir esta extraordinaria y transformadora tradición.

La serie de posturas que presento en este libro es una introducción accesible al linaje del Ashtanga Yoga que aprendí directamente de mis maestros Sri K. Pattabhi Jois y R. Sharath Jois. Espero que te sientas motivado para practicarlas en tu casa y luego continuar bajo la guía de un maestro cualificado. Es para mí un honor ser tu guía en esta iniciación al yoga, una práctica que ha cambiado mi vida completamente. Espero que tú también te entregues a este viaje con el yoga que, en última instancia, es el viaje hacia tu propio ser.

Con la sabiduría que otorga la verdadera autoconciencia, llegarás a conocerte profunda, directa y poderosamente. Mediante una práctica diaria, comprobarás que tu cuerpo se transforma, que te sientes más energético, que eres realmente más feliz y más compasivo.

Tu viaje con el yoga no tendrá fin, independientemente de la frecuencia con que practiques los movimientos. Si ya has visto algunas de las fotos de este libro, o has tenido ocasión de ver uno de los DVD donde hago una demostración de los diversos niveles del Ashtanga Yoga, probablemente sientas que nunca serás capaz de adoptar estas posturas. Yo misma podría haber dicho lo mismo cuando comencé a practicarlo. Espero que pongas todo tu empeño y tengas en cuenta que todos los profesores de yoga y los practicantes avanzados fuimos principiantes alguna vez. Todos tuvimos nuestras dudas y atravesamos momentos en los que el dolor y el cansancio nos hicieron considerar la posibilidad de abandonar. Sin embargo, seguimos adelante. Y esa es la gran lección, el gran logro. La eterna sabiduría del yoga no pone el énfasis en la perfección de las asanas por sí mismas, sino en el estado de ecuanimidad que se adquiere después de muchos años de práctica. Tu propia inspiración y dedicación, tu corazón y tu alma te permiten alcanzar ese estado de equilibrio y paz interior.

LO ESENCIAL DEL ASHTANGA

Lo que me impulsó a interesarme más profundamente por el yoga no fue solo la lesión que me cambió la vida. Yo quería encontrar una forma de liberarme del dolor y del sufrimiento de mi pasado. Me sentía perdida y sola en el mundo, y no conocía nada ni a nadie que pudiera ayudarme a encontrar una nueva dirección para mi vida. Mi cuerpo pedía a gritos salud y sanación, y mi corazón anhelaba una vida más pacífica. Sentí que lo único que podía hacer era recurrir al yoga.

Me pareció que mi compromiso iba a ser mucho más profundo si me apuntaba a una clase en un centro de yoga que si asistía a un gimnasio, o practicaba las posturas en casa con la ayuda de un libro. Mientras avanzaba por el patio de entrada del centro de Miami Beach, donde asistía a mi primera clase del Ashtanga Yoga, me sentí transportada a una realidad alternativa. Había una pequeña fuente donde el agua manaba suavemente y flotaba en el aire el olor a incienso que llegaba hasta mí a través de las puertas abiertas. Pagué quince dólares por una clase, alquilé una esterilla de yoga por un dólar y me dirigí a la sala para aprender esta práctica como es debido. Las amables personas que me atendieron en la recepción del centro me condujeron hacia la sala de yoga. En los pasillos había estatuas exóticas y desconocidas, y flores en un altar con fotos de sabios hindúes, que me hicieron preguntar dónde diablos me estaba metiendo. Me encontraba en un territorio completamente nuevo y me sentía insegura y emocionada al mismo tiempo. Entonces llegó el instructor y mientras me preguntaba si ya había practicado Ashtanga Yoga, sentí que sus rizos morenos y su manera suave de hablar me desarmaban. Cuando le dije que era la primera vez, me respondió: «Muy bien, entonces haz lo que puedas», y su sonrisa ligeramente sarcástica me hizo dudar de si realmente habría tomado la decisión correcta.

En el preciso momento en que la cínica que hay en mi interior estaba a punto de ganar la batalla, enrollar la esterilla alquilada y marcharse a casa, el profesor comenzó la clase entonando el «om». Nos montamos en el tren del Ashtanga Yoga y no paramos durante al menos dos horas. Yo consideraba que me encontraba en muy buena forma física a pesar de mis tobillos lesionados, y estaba convencida de que la clase me iba a sentar muy bien. No tenía la menor idea de lo débil, rígida y descoordinada que estaba hasta que intenté seguir la clase. Nada más empezar, cuando traté de realizar mi primer saludo al sol, me caí de bruces al suelo mientras intentaba hacer las posturas para elevar mi cuerpo, y durante el resto de la clase seguí moviéndome con dificultad como un pez fuera del agua. No era capaz de levantarme del suelo, calmar mi mente, respirar libremente, flexionar mi cuerpo hacia delante para tocarme los dedos de los pies, ni efectuar ninguno de los movimientos que hacía el profesor, aunque parecían no requerir ningún esfuerzo. En la mitad de la clase, mientras trabajábamos sentados, uno de los alumnos elevó sus caderas del suelo para adoptar una postura en la que su cuerpo se sostenía únicamente sobre las manos. Pensé que estaba en el circo. Cuando intenté imitarlo, me resultó imposible elevar mi cuerpo ni siquiera un centímetro, parecía estar pegada al suelo. A esas alturas de la clase ya estaba desesperada, me temblaban los brazos y no tenía ni una pizca de fuerza. El profesor se acercó para decirme que descansara. ¡Creo que nunca estuve tan agradecida a alguien en toda mi vida!

Cuando por fin terminó la clase, me encontré tumbada sobre un charco de mi propio sudor. Sin embargo, recuerdo que me sentía verdaderamente feliz y libre por primera vez en mi vida. Tenía la mente clara, respiraba profundamente, una suave sonrisa se había instalado en mis labios y sentía una especie de pulsación que me ascendía desde la base de la columna vertebral hasta la coronilla. Mi alma parecía tener una respuesta para cada una de las preguntas que me había hecho durante años. Mi corazón se sentía a gusto en mi propia piel. Al terminar la clase, me dirigí directamente a recepción para comprar mi primera esterilla de yoga y un bono de diez sesiones. Practiqué yoga todos los martes y jueves, hasta que me mudé a Nueva York para completar mis estudios universitarios en esa ciudad.

Allí me uní a un grupo del Ashtanga Yoga tradicional estilo Mysore. La primera vez que practiqué seis días a la semana, como recomienda la tradición, estaba tan dolorida que no podía siquiera levantar un vaso de agua sin que me temblaran los brazos. Cuando quería aplicarme una mascarilla facial, tenía que descansar el codo sobre el borde del lavabo. Sin embargo, todo me parecía maravilloso porque por primera vez en mi vida sentía el potencial innato de mi cuerpo. Fue como pasar a un nuevo nivel de yoga, y disfruté enormemente de cada momento.

En Nueva York me enteré de que había un maestro llamado Sri K. Pattabhi Jois que vivía en una pequeña ciudad del sur de la India, Mysore (Karnataka), donde enseñaba esta tradición de yoga. Cada noche antes de dormir leía su libro *Yoga Mala*. Pretendía que su sabiduría y conocimiento penetraran hasta lo más profundo de mi psique, de manera que pasé mucho tiempo leyendo y asimilando cada una de sus palabras. La noche que terminé el libro, soñé con Jois, a pesar de que aún no lo conocía, y me desperté con las palabras «tengo que ir a India» en la mente. Dos semanas más tarde compré el billete. En vez de completar las prácticas universitarias durante los dos meses de verano, como había decidido, me embarqué en el primero de los muchos viajes que hice a la India. Atravesé dos continentes y tres aeropuertos en un viaje de casi treinta y cuatro horas para recorrer a continuación viejas y sucias carreteras donde las vacas paseaban en libertad, hasta que el taxi finalmente me dejó en mi destino. Cuando llegué a Mysore, tan lejana a mi propia cultura, no tenía la menor idea de lo que podía esperar. Como universitaria, la idea de un gurú me generaba bastante escepticismo. El Ashtanga Yoga *nilayam* estaba situado en el barrio antiguo de Lakshmipuram. Subí las escaleras de la entrada trasera, que daba a un callejón, y encontré a Sri K. Pattabhi Jois enseñando a un grupo de doce yoguis sudorosos, mientras muchos otros esperaban su turno. Jois se giró, me miró directamente a los ojos y me preguntó si estaba allí para practicar yoga. Mi corazón se abrió antes de que surgieran dudas. Caí de rodillas, diciendo: «Sí, estoy aquí para practicar. Gracias, Guruji». Supe de inmediato que había encontrado a mi maestro, y no solo porque ya lo había visto en mi sueño sino porque su mera presencia abrió mi corazón, alivió mi dolor y me dio paz. A partir de ese día lo llamé Guruji, un título honorífico que usan los alumnos para indicar que aceptan a su maestro como gurú espiritual. A lo largo de este libro me referiré a él como Jois, pero en mi corazón siempre será Guruji.

Las enseñanzas de Jois —cada alumno debe recorrer el camino del Ashtanga Yoga para encontrar la paz duradera, aunque ese camino sea arduo en muchas ocasiones— calaron profundamente en mí. Él jamás dijo ser un sanador mágico; por el contrario, siempre afirmó que era simplemente un hombre sencillo que enseñaba las técnicas de yoga que había aprendido de su maestro Sri T. Krishnamacharya. Y siempre insistía en que el yoga es para todos.

Jamás hubiera imaginado que llegaría a convertirme en profesora de yoga. Cuando era apenas una niña, soñaba con ser miembro de una corte suprema de justicia, trabajar en política u ocupar un puesto que me permitiera promover el cambio social del mundo. Para mi sorpresa, después de mi primer viaje a la India, muchas personas empezaron a pedirme que les enseñara yoga. Yo no me sentía capaz de hacerlo y les recomendaba instructores a los que consideraba más cualificados que yo, pero ellas insistían. Finalmente, tomé la decisión de impartir clases de yoga. Durante el segundo viaje a la India que hice en 2002, un compañero que practicaba esta disciplina en Irlanda me invitó a coordinar un taller. Me sentí honrada y atemorizada a la vez, pero acepté humildemente su invitación. En la actualidad, mi marido y yo somos propietarios de un centro de yoga en South Beach, y viajo alrededor del mundo compartiendo la tradición del yoga que ha cambiado mi vida. Cuando llego cada día al centro que hemos construido entre los dos, siento el aroma del incienso *nag champa* y percibo el ambiente armonioso que han contribuido a crear los cientos de alumnos que practican yoga aquí todas las semanas.

Enseño Ashtanga Yoga desde hace aproximadamente doce años. Mi programa de actividades me obliga a viajar a unas veinticinco ciudades de veinte países diferentes, además de dar clases en Florida. Por lo tanto, creo que no es exagerado decir que he trabajado con miles de alumnos de todas las edades y de diferentes niveles de práctica, desde principiantes hasta avanzados, en América del Norte, Sudamérica, Asia y Europa. Como es evidente, también he invertido miles de horas en mi práctica personal, avanzando lenta pero seguramente desde esa primera clase que me abrió los ojos hasta los niveles más elevados de la práctica. A partir de mi propia experiencia y de la de mis alumnos, soy muy consciente de las dificultades, dudas y frustraciones que puedes experimentar cuando inicias el viaje, pero también lo soy de la claridad, el equilibrio emocional, la energía y la felicidad cada vez mayores que empiezas a sentir a medida que avanzas.

Practicar yoga es tomar la decisión de creer en uno mismo, en la propia capacidad para superar dificultades. Es la opción de recorrer un camino que te permitirá liberarte del sufrimiento para acrecentar tu poder personal. Cuando entrenas tu mente para potenciar tu firmeza, comienzas a deshacer ciclos de desdicha para aventurarte por un camino que te lleva a la verdadera libertad. Mi sueño infantil de trabajar para que el mundo sea un sitio más pacífico se torna realidad cada vez que comparto Ashtanga Yoga con los alumnos que se han comprometido sinceramente con este viaje. Tengo la esperanza de que aceptes este regalo y lo utilices para transformar tu vida.

GUÍA PARA LA PRÁCTICA DEL YOGA

Ashtanga es un estilo de yoga vigoroso y enérgico que produce sudoración y purifica tu cuerpo desde el interior. La práctica se basa en tres elementos: las posturas (asanas), las técnicas de respiración y un punto específico para fijar la mirada en cada uno de los movimientos. Las posturas se organizan de una forma secuencial, de modo que cada una de ellas se basa en la anterior, aumentando los niveles de dificultad. Lo ideal es que un profesor de yoga te enseñe una postura cada vez. Si practicas por tu cuenta, es importante que te tomes todo el tiempo necesario para aprender lentamente la secuencia completa, en vez de pasar a posturas que te parecen más divertidas o intentar practicarlas todas en una sola sesión. Obtendrás los mejores resultados si sigues el orden de esta práctica sanadora desde el principio hasta el final, avanzando progresivamente para adaptarte a cada nuevo movimiento y concentrarte en respirar profundamente, en vez de dar prioridad a la perfección de la forma física. Si no puedes resistir la tentación de realizar posturas que no corresponden a tu nivel actual de experiencia, te recomiendo muy especialmente que no te limites a mirar las fotos para intentar copiar los movimientos; es mejor que leas la primera parte completa antes de pasar a los capítulos sobre la práctica. Tu intención puede ser practicar únicamente el saludo al sol o hacer la tabla completa; de cualquier modo generarás ese sudor desintoxicante que es característico de este método.

CÓMO INICIAR LA PRÁCTICA

- Lo ideal es practicar yoga por la mañana con el estómago vacío. Si tienes que hacerlo más tarde, intenta no ingerir ningún alimento por lo menos dos horas antes.
- Usa ropa con la que puedas sudar y realiza los ejercicios sobre una superficie plana y uniforme.
- Utiliza una esterilla de yoga que te resulte cómoda. Es importante que compres tu propia esterilla, es más higiénico que alquilar una en el centro de yoga y, por otra parte, acumulará tu energía espiritual. Elige una que haya sido fabricada con materiales ecológicamente sostenibles, que no se deteriorará muy rápidamente.
- Necesitarás al menos una toalla de manos pequeña para secarte el sudor de la cara. Si sudas profusamente, vas a necesitar también una toalla más grande para colocar sobre la esterilla de yoga.
- Usa ropa cómoda que sea adecuada para hacer ejercicio (ni muy ajustada ni muy holgada) y moverte con facilidad, confeccionada con un material agradable, por ejemplo, una mezcla de algodón y *lycra*.

- Conseguirás mejores resultados si consideras esta práctica como un ritual sanador diario. Si es posible, elige un espacio de tu casa y úsalo exclusivamente para practicar yoga.
- Puedes encender una pequeña vela y un incienso, porque ayudan a crear una sensación de espacio sagrado que realmente merece la práctica de cualquier estilo de yoga.
- Comienza la sesión entregándote conscientemente al yoga y a tu viaje interior.
- Después de realizar las asanas durante algún tiempo en casa, quizás consideres conveniente buscar la guía de un instructor que pueda personalizar tu práctica, adaptándola a tus capacidades y necesidades. Si ese es el caso, consulta las listas publicadas de instructores cualificados, haz una búsqueda de los centros locales donde podrías asistir a clase, y pregunta a otros alumnos, ellos quizás puedan recomendarte a la persona indicada.

RESUMEN DEL LIBRO

Este libro está dividido en dos secciones: teoría y práctica. Los cuatro capítulos que se ocupan de la teoría ofrecen las bases históricas y filosóficas del Ashtanga Yoga.

El capítulo 1 narra la historia y la tradición del método, incluyendo la historia de mi maestro, Sri K. Pattabhi Jois. En él comparto también un poco de mi propia biografía y de mi descubrimiento personal del Ashtanga Yoga.

El capítulo 2 expone más detalladamente los tres pilares fundamentales del método: la respiración, las posturas y la mirada. Mi maestro solía decir que el objetivo del Ashtanga Yoga es enseñar a los alumnos a respirar, y que el resto no es más que unas flexiones. Sin la respiración, aseguraba, no hay yoga. El hecho de definir un punto central para focalizar la mirada (*drishti*, en sánscrito) tiene como fin entrenar la mente para que permanezca centrada en un único foco de atención. El triple enfoque del Ashtanga Yoga, llamado método tristana, sirve de guía para tu disciplina diaria.

El capítulo 3 describe los beneficios de una dieta yóguica para la salud del practicante individual, pero también del planeta en su conjunto. Basado en el principio de la no violencia, la filosofía del yoga recomienda a los practicantes modelar sus hábitos alimenticios de acuerdo con principios pacíficos, y les sugiere que consideren la posibilidad de adoptar una dieta vegetariana. Asumir la responsabilidad de todos los productos que consumes, incluidos los alimentos, es parte de un estilo de vida comprometido con la paz interior y exterior.

El capítulo 4 establece los principios básicos de lo que considero el mensaje más importante: el yoga es un camino espiritual que conduce a la iluminación, a la paz interior real y duradera.

La segunda sección se ocupa de la práctica física del Ashtanga Yoga y en ella se descompone el complejo método, postura tras postura, en un formato accesible y sencillo que incluye ilustraciones e instrucciones para realizar las asanas en casa. Cada capítulo está dedicado a cada uno de los cinco grupos de posturas de la primera serie del Ashtanga Yoga: el saludo al sol, posturas de pie, posturas sedentes, flexiones hacia atrás y posturas finales.

Si acabas de iniciarte en yoga, haz los ejercicios de un solo capítulo cada vez y sigue las indicaciones para principiantes. Una vez que domines las asanas de un capítulo, puedes continuar con el siguiente, hasta que seas capaz de hacer toda la secuencia. Empieza por veinte minutos cada día y progresa lentamente agregando más posturas; quizás pasen varios años antes de que seas capaz de completar una hora y media de práctica. Si ya estás familiarizado con la secuencia principal, los capítulos te ofrecerán una guía detallada para la alineación, la técnica y la historia de las posturas. A lo largo de este libro te enseñaré cómo la práctica del Ashtanga Yoga conecta la parte física con la espiritual, proporcionando una transformación perdurable. Cuando desenrollas tu esterilla y te entregas al viaje total del yoga, desbloqueas el poder de tu mente para transformar la sustancia física mediante el poder del espíritu.

A lo largo del camino no existe la sensación de tener derecho a algo. Para conservar tanto la convicción como el esfuerzo durante un periodo sostenido de tiempo, deberás recurrir a un espacio interior que está más allá del plano físico. En yoga, la gracia se adquiere a través de tu propio compromiso para alcanzar una conciencia superior y llegar a convertirte en una fuerza de sanación en el mundo. El viaje del yoga lleva tiempo y requiere dedicación; los logros no se consiguen rápidamente, pero todos los beneficios que te aportará serán reales y duraderos.

Primera parte

LA TEORÍA

1

CONCEPTOS BÁSICOS DEL ASHTANGA YOGA. HISTORIA Y TRADICIÓN

Practicar regularmente la ciencia del yoga, que es útil para toda la comunidad humana y proporciona felicidad tanto aquí como en el más allá, nos reportará felicidad física, mental y espiritual, y nuestras mentes fluirán directamente hacia el Ser.

SRI K. PATTABHI JOIS

La mayoría de los alumnos se acercan al yoga por los ejercicios físicos, pero en este antiguo camino lo esencial son los beneficios espirituales. Es categóricamente cierto que practicar yoga potencia la salud, ayuda a que la mente esté más feliz y serena y reduce el estrés. Aunque puede ser muy tentador pensar que es meramente otra rutina de ejercicio físico, sus beneficios sanadores proceden de un enfoque que integra el trabajo del cuerpo y de la mente.

Las investigaciones modernas han descubierto lo que la tradición del yoga hindú conoce y acepta desde hace miles de años: la mente y el cuerpo están íntimamente conectados; de hecho, trabajan en conjunto. El cuerpo se puede considerar la expresión física de la mente y el espíritu. Por tanto, cuando piensas y actúas de acuerdo con tus hábitos, los patrones de tu pensamiento se arraigan en la mente y se traducen en síntomas corporales. Estrés crónico, hábitos alimenticios perjudiciales, disfunciones cardiovasculares, defensas bajas, sensación prolongada de ansiedad y muchos otros síntomas asociados a nuestro estilo de vida moderno se pueden tratar y curar mediante una práctica asidua. Las posturas de yoga cambian literalmente los patrones mentales establecidos, reemplazando las conexiones y redes negativas del cerebro por patrones sanos y felices. Flexionar y mover el cuerpo de una forma nueva fomenta que la mente funcione de un modo que ofrece bienestar a largo plazo.

En las publicaciones médicas más prestigiosas han salido a la luz más de setenta y cinco ensayos científicos sobre yoga. Dichos estudios han mostrado que se trata de una forma segura y efectiva de aumentar la actividad física y que, además, tiene importantes beneficios psicológicos debido a su naturaleza meditativa.

Steffany Haaz, MFA[1]
(maestría en danza), terapeuta de yoga titulada

A continuación presento los beneficios del yoga que han sido demostrados científicamente:

- Aumenta la flexibilidad y la agilidad
- Potencia el equilibrio
- Incrementa la sensación de bienestar y mejora la imagen corporal
- Regula la tensión sanguínea alta (hipertensión)
- Reduce el dolor, incluyendo el que causan los problemas crónicos de espalda, la artritis, el síndrome del túnel carpiano y la osteoporosis
- Ayuda a aliviar la depresión
- Calma el estrés
- Disminuye la tensión, la ansiedad y las preocupaciones

- Ayuda a aliviar los síntomas premenstruales y de la menopausia
- Tiene efectos beneficiosos para el corazón y mejora las funciones cardiovasculares
- Aumenta las defensas
- Mejora la digestión
- Fomenta la relajación

La práctica del yoga tiene muchas otras ventajas que aún no se han estudiado sistemáticamente; por ejemplo, representa una ayuda para la pérdida de peso y para los problemas alimenticios y de sueño, proporciona energía y una mayor conciencia, aumenta la capacidad de empatía y regula las ondas cerebrales.

1. Steffany Haaz, «Yoga for People with Arthritis», The Johns Hopkins Arthritis Center, última actualización 23 de junio, 2009, www.hopkinsarthritis.org/patient-corner/disease-management/yoga-for-arthritis.

El mero hecho de practicar las asanas tiene un efecto sanador: las flexiones hacia delante eliminan los tejidos grasos que se acumulan en la sección media del cuerpo y ayudan a mejorar las funciones digestivas; las torsiones del torso «escurren» el cuerpo desde el interior como si fuera una toalla, fomentando que el sistema digestivo trabaje más eficazmente y facilitando la eliminación de los depósitos de grasa, la presión suave de los órganos ayuda a eliminar las toxinas acumuladas. La combinación de las posturas de limpieza con la respiración profunda aumenta la capacidad del cuerpo para renovarse. La respiración actúa como otro mecanismo destinado a eliminar materiales de desecho y toxinas y, al mismo tiempo, calma y aclara la mente.

La respiración profunda tiene un efecto directo sobre el sistema nervioso. Parte de la magia del yoga deriva del poder que tiene la regulación del ritmo respiratorio. Mientras realizas las asanas, eres consciente de tu respiración y la regulas cuidadosamente mediante técnicas específicas que la alargan, haciéndola más profunda. Una respiración lenta, prolongada y uniforme desencadena la relajación, un estado del cuerpo-mente asociado a la salud y la sanación (en el capítulo 2 se abordará más detenidamente este tema).

ESCUCHAR LA SABIDURÍA DE TU CUERPO

Las posturas de yoga te ofrecen la oportunidad de acceder al espíritu a través de lo físico. Este proceso de despertar interior permite que los practicantes comprometidos atraviesen las diversas capas de su ser. Cada postura física representa una oportunidad para curar el cuerpo y entrenar la mente; a través de la práctica, los yoguis desarrollan una forma más armoniosa de vivir, actuar y ser.

El yoga es un santuario donde aprendes a escuchar tu cuerpo. Es como tomarte vacaciones de los pensamientos negativos y coercitivos que funcionan con el piloto automático en el fondo de tu mente; la actitud silenciosa y concentrada del yoga abre un espacio desde donde puedes apreciar la verdadera naturaleza de tu mente. Cuando tu capacidad de escuchar alcance su punto máximo de refinamiento, podrás escuchar directamente tu alma y buscar su guía constante.

La actitud de percibir el cuerpo interior y prestarle una atención esmerada ofrece a los practicantes de yoga una oportunidad diaria para la reflexión. Al sintonizarse de forma frecuente con este nivel interno, los yoguis adquieren progresivamente una mayor conciencia de la alineación (o falta de alineación) de sus acciones en la vida cotidiana. La sabiduría del cuerpo reside en su penetrante veracidad, y la sabiduría de los yoguis se basa en la disposición a escuchar la sensación que el cuerpo a veces tiene de ser superior. Esto revela claramente su historia física y espiritual.

A través de años de práctica devota, los alumnos de yoga aprenden a distinguir los mensajes internos verdaderos de los deseos y caprichos; descubren cómo caminar por la delicada cuerda floja que hay entre los consejos saludables y los viejos hábitos destructivos que son tan difíciles de cambiar.

LOS ANTIGUOS ORÍGENES DE LAS POSTURAS DE YOGA

Necesitarás conocer algo sobre la tradición histórica de las asanas como práctica espiritual en la India para comprender de qué modo forman parte de una verdadera tradición espiritual, en lugar de ser una mera rutina de ejercicios para ponerse o mantenerse en forma. La referencia más antigua que se conoce del yoga se encuentra en los sellos Pashupati, utilizados por la civilización del valle del Indo hace más de tres mil años. Estos sellos representan formas humanas en posturas yóguicas similares a Baddha Konasana, de la primera serie del Ashtanga Yoga, y a Mulabhandasana, o cerradura de la raíz, de la cuarta serie del Ashtanga Yoga.

Los Vedas son los antiguos textos espirituales de la India que datan del 3000 al 1200 a. de C. Contienen instrucciones prácticas para alcanzar experiencias metafísicas. El término asana aparece en un contexto yóguico en el *Atharva Veda Samhita* (1500 a. de C.) y en los mitos cosmogónicos que describen a ascetas con las piernas cruzadas y las plantas de los pies vueltas hacia arriba en la postura de Padmasana; es una referencia a la divinidad entrando en el cuerpo. Los Vedas eran una forma de realizar rituales en diversos niveles para mantener la armonía entre el individuo, la sociedad y el cosmos. El *Atharva Veda* tiene una naturaleza mágica, mientras que el Rig Veda, el Sama Veda y el Yajur Veda se refieren más a los rituales y la poesía destinados a codificar la experiencia del éxtasis.

El siguiente periodo del pensamiento filosófico hindú, cuya antigüedad se remonta al 500 a. de C., se describe detalladamente en los Upanishads (término que significa literalmente «sentarse cerca» y se refiere a la necesidad de aprender a los pies de un verdadero maestro). Estos textos se centran en el descubrimiento de la verdad que se oculta tras la realidad y en la liberación del sufrimiento. Los Upanishads representan una evolución de la cultura védica, y aunque los textos más antiguos no mencionan el yoga, describen el pensamiento y la técnica proto-yóguicos. El *Katha Upanishad* es el primero en utilizar específicamente la palabra *yoga* en referencia al entrenamiento del cuerpo y de la mente con el fin de conseguir una concentración total y mantenerse interiormente serenos. En él se afirma: «Sostener la estabilidad (*dharana*) de los sentidos, eso es lo que se considera yoga. Entonces uno llega a estar atento y a no descuidarse (*apramatta*): porque el yoga se puede adquirir y perder» (*Katha Upanishad* 2.3.11, traducción de Georg Feuerstein).

Puede ser conveniente distinguir entre la evolución de la teoría del yoga y la evolución de las asanas del yoga. Las asanas no son completamente representativas del yoga en su conjunto; hay más evidencias referidas al desarrollo del yoga que al desarrollo de las asanas. Estas últimas evolucionaron en el contexto más amplio de la filosofía y la teoría del yoga, y sería incorrecto afirmar que son una misma cosa. Las asanas son un subconjunto del yoga y un paso, probablemente esencial, del camino de los ocho miembros del Ashtanga Yoga.

Las posturas de yoga como práctica surgen en el periodo épico del pensamiento hindú, como se pone de manifiesto en el *Mahabharata*, en el que se mencionan dos asanas: Mandukasana (postura de la rana) y Virasana (postura del héroe).

En el *Mahabharata* se narra detalladamente la batalla librada entre el bien el mal como un diálogo entre el rey Dhritarashtra y Sanjaya. La sección conocida como Bhagavad Gita es un diálogo entre Krishna y Arjuna que precede una batalla de dieciocho días en el campo de Kurukshetra. En el Bhagavad Gita, escrito por Vyasa, Krishna es el avatar del dios Vishnu que enseña al príncipe guerrero Arjuna el yoga de las acciones perfectas, el yoga de la devoción perfecta y el yoga del conocimiento perfecto. El *Yoga*

Yajnavalkya (200 a. de C.) describe las posturas Padmasana (postura completa del loto), Simhasana (postura del león) y Mayurasana (postura del pavo real) y establece una diferencia entre las posturas físicas destinadas a la purificación y las posturas meditativas que se realizan para alcanzar la realización espiritual.

Durante el imperio Maurya de la India, en torno al segundo siglo a. de C., Patanjali recopiló los cuatro libros de los Yoga Sutras (o aforismos) dedicados a la práctica. Patanjali define el yoga como la concentración de la mente en un único punto de atención, resume claramente el camino completo de los ocho miembros del Ashtanga Yoga e identifica la práctica de las asanas como el tercer miembro de este camino. Esta filosofía yóguica integra las ideas previas de sacrificio (*yajna*) en la práctica personal mediante el concepto de *tapas*, la aceptación del dolor que conduce a la purificación. *Tapas*, traducida literalmente como «calor», fue un concepto precursor a la práctica física del yoga. El medio de purificación que permitía alcanzar el despertar del fuego interno en el que se realizan los sacrificios era una austeridad severa. El ritual védico original era la *homa*, o sacrificio de fuego. Agni es el dios mensajero de los dioses; a través de él las ofrendas de fuego se entregaban en los reinos de los dioses. En el sistema de Patanjali, *asana* significa un asiento para la meditación que solo merecen unos pocos practicantes. En el *Yoga Bhasya* (el primer comentario de los Yoga Sutras), Vyasa enumera trece asanas que son posturas meditativas en posición sedente. Patanjali afirma que las posturas deben ser estables y cómodas, y que el practicante debe relajarse y, al mismo tiempo, concentrar su mente en el infinito mientras las realiza.

No obstante, de los ciento noventa y seis aforismos que existen sobre yoga, solo unos pocos se asocian directamente a la práctica de las asanas. La mayor parte del texto de Patanjali resume los principios filosóficos de la práctica espiritual. Se dice que las asanas fueron transmitidas a los alumnos por un maestro o gurú, de modo que las instrucciones específicas para las posturas solo las daba el maestro; no obstante, esta información no ha podido ser comprobada. Otra teoría dice que el hecho de que el texto no mencione las asanas indica la posición inferior que ocupan en el viaje yóguico, o acaso su carácter preparatorio para el viaje espiritual. El camino de los ocho miembros resumido en los Yoga Sutras de Patanjali describe el objetivo último del yoga como la liberación final a través de una práctica constante y del desapego, y establece que las asanas desempeñan un papel esencial. Algunos estudiosos sugieren que el primer libro de los Yoga Sutras (*Samadhi Pada*) indica los medios de la práctica y del desapego para los practicantes avanzados que ya han conseguido controlar sus sentidos y tener una mente serena, o sátvica. El segundo libro (*Sadhana Pada*) define los ocho miembros del Ashtanga Yoga para aquellos que aún trabajan para establecer las bases de una práctica más profunda.

En el último milenio se redactaron muchos tratados sobre las asanas como práctica física. Quizás el más influyente sea *Hatha Yoga Pradipika* (1400 a. de C.), que contiene numerosas asanas de yoga con descripciones detalladas de la técnica y de sus beneficios espirituales. Su autor, Swami Swatmarama, afirma rotundamente que las posturas de yoga combinadas con la práctica respiratoria y la concentración en un punto único de atención conducen a la liberación final del ciclo de sufrimiento. Se puede afirmar que toda la práctica física actual del yoga puede considerarse Hatha yoga. Los *Yoga Upanishads* (1500 a. de C.), el *Shiva Samhita* (1700 a. de C.) y el *Gheranda Samhita* (1800 A.C.) describen las posturas del yoga con más detalles y se atienen a los principios de Patanjali.

No hay nada que nos impida decir que el Hatha Yoga es una ampliación del sistema de Patanjali, aunque hay diferencias definitivamente significativas entre ellos. Mientras que el Hatha Yoga Pradipika sostiene que el Hatha Yoga es una escalera para alcanzar el Raja Yoga, los Yoga Sutras no identifican el sistema de Patanjali como Raja Yoga. En los Yoga Sutras no se menciona específicamente el Hatha Yoga ni tampoco el Raja Yoga, sin embargo, los elementos fundacionales de ambos se encuentran en el texto de Patanjali. Normalmente se asume que son sinónimos, o que el Raja Yoga contiene los tres últimos «miembros internos» del Ashtanga Yoga. En cualquier caso, están relacionados aunque sus caminos son diferentes. Mi maestro solía decir que los tres últimos miembros del sistema Ashtanga Yoga son internos. Aunque esto pueda parecer confuso, el sistema de Jois parece ser un híbrido del Ashtanga Yoga de Patanjali y del Hatha Yoga.

El yoga multifacético de hoy en día continúa la evolución y el diálogo constantes de esta disciplina como ciencia de la realización espiritual basada en una práctica diaria continua. El método Ashtanga Yoga procedente de este antiguo linaje espiritual fue transmitido por Sri T. Krishnamacharya y sus alumnos más destacados. En la siguiente sección se presenta una descripción detallada de la historia específica de este método. El núcleo espiritual de la práctica de las asanas y la clave del método tristana del Ashtanga se abordan en el capítulo 2.

Si no se llega a tomar conciencia de que todas las posturas tienen como intención la liberación final del alma, los movimientos serán meramente físicos. Los beneficios sanadores de las posturas se derivan de su capacidad para acceder al nivel más profundo de la conciencia humana.

LOS ORÍGENES DEL ASHTANGA YOGA

Los orígenes históricos del Ashtanga Yoga son tan legendarios como reales. La tradición se remonta a un antiguo sabio llamado Vamana Rishi. No sabemos mucho sobre él, solo que fue el presunto autor del *Yoga Korunta*, un texto legendario que no se puede consultar porque fue destruido por el paso del tiempo y las hormigas.

La siguiente persona en el linaje fue Rama Mohan Brahmachari, que vivió en una cueva de la montaña Kailash, en los Himalayas, con su mujer y sus tres hijos. Nadie sabe qué sucedió con los niños, a dónde se dirigieron y si se dedicaron a la enseñanza del yoga. Rama Mohan Brahmachari enseñó a su discípulo Sri T. Krishnamacharya con la ayuda de una copia del *Yoga Korunta*. Según la leyenda, cuando llegó el momento de separarse de su maestro, este lo instruyó para que saliera al mundo y se dedicara a enseñar yoga, sin revelar a nadie dónde se encontraba su maestro.

Krishnamacharya es conocido como el maestro que dio origen a la mayor parte del yoga que se enseña actualmente en Occidente. Entre sus alumnos podemos citar a grandes maestros como B. K. S. Iyengar (que creó el Iyengar yoga), Sri K . Pattabhi Jois (Ashtanga Yoga), A. G. Mohan (Svastha yoga), T. K. V. Desikachar (Viniyoga), Indra Devi y muchos más. Dedicarse a estudiar el linaje del yoga es algo parecido a rastrear un árbol genealógico familiar. Tú aprendes de un instructor que es alumno de un maestro. A su vez, ese maestro fue discípulo de otro maestro. Los orígenes del yoga siguen una línea constante de profesores y alumnos, a lo largo de un viaje de prácticamente cinco mil años de historia de la India. A pesar de que los estudiosos modernos han cuestionado la veracidad del linaje ininterrumpido de la práctica de las asanas, el núcleo espiritual del yoga, que es la búsqueda de la paz interior, es tan antiguo y eterno como el mismo espíritu humano. La mayor parte de la sabiduría del yoga se ha adquirido y transmitido mediante la memorización, sin la ayuda de ordenadores, impresoras ni discos duros externos.

Ashtanga Yoga, la tradición de Sri K. Pattabhi Jois, es una forma dinámica de Hatha Yoga que te invita a desenrollar tu esterilla seis días por semana. A veces es tan exigente que puede resultar intimidatorio. Cuando comencé a practicarlo, me sentía igual que tú. No lo hacía particularmente bien y al final de cada sesión estaba completamente dolorida. Tampoco tenía la aparente fortaleza sobrehumana ni la flexibilidad de Gumby que requieren las posturas, pero las adquirí tras varios años de práctica. Muchas personas suponen que Ashtanga Yoga no es para ellas porque no pueden flexionar su cuerpo fácilmente al modo de un *pretzel*, para adoptar las posturas de la primera serie de este método. Sin embargo, la única cualificación necesaria para realizar Ashtanga Yoga es amar la práctica y «dejarte caer» por tu esterilla con la mayor frecuencia posible. Carece de importancia hasta qué nivel eres capaz de realizar cada asana, porque el trabajo interior del yoga es impulsado por la búsqueda auténtica de la paz interior. Si yo lo hice, tú también puedes hacerlo.

El método que enseño en este libro se basa en el trabajo de toda una vida de mi maestro, que enseñó yoga durante más de setenta años, hasta su muerte, que se produjo el 18 de mayo de 2009. El milagro de la vida de Jois y su legado superan con creces su presencia física, y acaso representen la verdadera definición de la palabra *gurú*. Jois nació en julio de 1915 en una pequeña localidad del sur de la India llamada Kowshika. Su nacimiento tuvo lugar el día de Guru Purnima, fiesta nacional hindú dedicada a honrar a todos los gurús. Su vida personificó la tradición de la relación sagrada entre maestro y discípulo. Jois descubrió el yoga a los doce años y ya era un alumno devoto cuando conoció a Sri T. Krishnamacharya, el hombre que habría de ser su maestro. Continuó su formación en yoga y sus estudios de sánscrito en la Universidad de Mysore hasta que, después de treinta y siete años de enseñar yoga, recibió el título de Vidwan (profesor emérito de estudios de sánscrito). Jois falleció a los noventa y tres años después de dedicar su vida a la enseñanza del Ashtanga Yoga que él mismo había introducido en Occidente. Tras enseñar yoga durante años en la pequeña ciudad de Mysore, su inquebrantable diligencia para mantener el método Ashtanga Yoga tal como lo había aprendido de Krishnamacharya permitió que miles, si no millones, de personas se beneficiaran de su práctica. Sin su perseverancia, el yoga que conocemos hoy en día simplemente no existiría.

LA PRÁCTICA ESPIRITUAL ASHTANGA

Ashtanga significa literalmente «ocho miembros», que en los Yoga Sutras de Patanjali se definen como *yama* (códigos morales), *niyama* (autopurificación y estudio), *asana* (postura), *pranayama* (control de la respiración), *pratyahara* (control de los sentidos), *dharana* (concentración), *dhyana* (meditación) y *samadhi* (paz total). Lo ideal es que los instructores estén versados en el conocimiento de los ocho miembros antes de comenzar a enseñar; así podrán guiar verdaderamente a sus alumnos durante el viaje del yoga. No todo el mundo puede beneficiarse de los diferentes niveles de *samadhi* tras un breve periodo de práctica, acaso ni siquiera a lo largo de una sola vida. El método que describe Patanjali estaba reservado únicamente a los gurús superiores. Algunos maestros sugieren que la parte física del yoga no es más que una preparación para estados yóguicos más profundos, que solo pueden experimentarse en presencia de un maestro completamente iluminado.

Jois enseñaba que la práctica física asidua limpia la zona que rodea el corazón espiritual y elimina los seis venenos de *kama* (deseo), *krodha* (ira), *moha* (engaño o ilusión), *lobha* (codicia), *matsarya* (envidia) y *mada* (pereza). Estos seis venenos se denominan arishadvarga, un término que se encuentra en el tercer capítulo del *Mahabharata*, uno de los relatos épicos de la antigua India en los que se basaba la enseñanza de Adi Shankaracharya. Shankaracharya fue el principal maestro hindú del no dualismo y de la filosofía Advaita Vedanta, y su trabajo tuvo una enorme influencia en la filosofía de Jois sobre la vida, la espiritualidad y lo divino. Mi maestro creía fervientemente que la práctica diaria era el método principal para que los practicantes experimentaran los beneficios del yoga. Para eliminar los seis venenos es preciso practicar con gran determinación y modificar las diversas capas de patrones de conducta negativos profundamente arraigados (*samskaras*) que solo es posible erradicar a través de una purificación yóguica. La práctica diaria de los ocho miembros del camino del Ashtanga Yoga transforma poco a poco tu mente en un espacio de paz.

Los *yamas* son códigos morales que nos enseñan a comprometernos éticamente con el mundo. Incluyen: *ahimsa* (no violencia), *satya* (veracidad), *asteya* (no robar), *brahmacharya* (responsabilidad sexual), y *aparigraha* (desapego). Los *niyamas* son preceptos éticos que definen cómo debemos relacionarnos con nosotros mismos. Incluyen: *sauca* (limpieza), *santosha* (satisfacción), *tapas* (calor y purificación), *svadhyaya* (auto-cuestionamiento espiritual) e *ishvara pranidhana* (devoción a lo divino).

Cuando existe un enfoque integrado del desarrollo espiritual, se enciende el fuego interior de purificación (*agni*) y, literalmente, se queman todos los hábitos nocivos, las toxinas físicas y las dependencias emocionales. Se dice que *agni* coincide con el despertar de la energía espiritual en el interior del cuerpo y se acompaña de un intenso calor interno. También se asocia al fuego de la digestión. El mero hecho de estudiar y memorizar los Yoga Sutras, los términos sánscritos o la filosofía contemporánea no te aportará paz. La información por sí misma no es conocimiento. Jois siempre hacía hincapié en la necesidad de experimentar los efectos verdaderos de una práctica diaria en tu propio cuerpo y en tu propia vida. Únicamente de este modo puedes llegar a integrar la sabiduría de las enseñanzas sagradas y eternas del yoga en tu vida diaria y descubrir de primera mano el autoconocimiento que potencia tu poder personal y que constituye la esencia del yoga. El yoga no transforma a las personas exigiéndoles un cambio, sino inspirando dicho cambio desde el interior, y la práctica diaria ofrece las bases para esta transformación.

LA PRÁCTICA FÍSICA DEL ASHTANGA YOGA

El Ashtanga Yoga te induce a trabajar lo espiritual a través del ejercicio físico. Empiezas realizando algunas posturas de yoga que provocan sudoración y, al mismo tiempo, te concentras en tu mente, cuerpo, respiración y mirada. La teoría que comparto contigo en este libro es, en gran medida, fruto de mi propia experiencia evolutiva constante y no una declaración oficial del método Ashtanga Yoga. Es un espejo que espero utilices para mirar profundamente dentro de ti y descubrir la lógica y la magia del método.

La práctica del Ashtanga Yoga se divide en seis grupos de posturas. El primer grupo, llamado la primera serie, es una rutina bastante enérgica. La mayoría de las personas pasarán toda su vida trabajando con los elementos de este conjunto de setenta y dos posturas. Conocida en sánscrito como *yoga chikitsa*, esta práctica limpia las toxinas, grasas y otras sustancias perjudiciales acumuladas en tus órganos, tejidos y glándulas. Esta serie contiene todos los elementos necesarios para restablecer la salud y purificar tu organismo. Incluye Surya Namaskara, o el saludo al sol, flexiones hacia delante y hacia atrás, torsiones, potentes elevaciones del cuerpo, posturas sobre la cabeza y muchos otros movimientos que avivan el fuego interior. La naturaleza específica del Ashtanga Yoga implica repetir las posturas siempre en el mismo orden hasta llegar a dominarlas. No debes avanzar a niveles más complejos hasta que hayas progresado en el nivel actual. Cuando repites una serie de posturas una y otra vez, dejas de comprenderlas intelectualmente para conquistar una inteligencia cenestésica que conecta el movimiento con un espacio interior profundo.

La primera serie del Ashtanga Yoga se desarrolla de forma secuencial, en términos de flexibilidad y fuerza, para prepararte para algunas de las posturas introductorias de la práctica. Estas últimas ponen a prueba la comprensión que el alumno tiene realmente de la técnica y las asanas, y son las más difíciles. Comenzando con Surya Namaskara, cuyo objetivo es serenar la mente y encender el fuego interior, la práctica alarga los tendones de las corvas, estira y fortalece la espalda, incrementa el desarrollo de los músculos del torso y del abdomen y purifica todo el organismo. Al practicar Surya Namaskara, el alumno de yoga comienza a desarrollar su devoción (*bhavana*).

La primera postura introductoria de pie es Utthita Hasta Padangusthasa (postura de la mano extendida hacia el dedo gordo del pie), en la cual debes mantener el equilibrio sobre una pierna, elevar la otra, flexionar el cuerpo hacia delante, contraer la parte inferior del abdomen y girar externamente la articulación de la cadera.

Una vez que seas capaz de realizar fácilmente esta postura, podrás pasar a la siguiente serie, que incluye las cuatro versiones de Marichasana (postura dedicada al sabio Marichi). Esta postura requiere cogerte las manos por detrás de la espalda, o en torno a una pierna, realizando una torsión mientras permaneces sentado en medio loto, o con una pierna extendida. La realización esmerada de todas y cada una de las asanas que preceden a esta sección de la práctica tiene como objetivo desarrollar la fortaleza interior y la flexibilidad necesarias para acceder fácilmente a estas cuatro posturas. Marichasana D es el pináculo de esta parte de la serie, y la combinación más difícil de torsión y medio loto.

El punto culminante de la primera serie es Supta Kurmasana (postura de la tortuga durmiente). En esta postura, la fuerza interior, la rotación externa y la flexión hacia delante representan un verdadero reto cuando tú estás intentando mantener ambas piernas por detrás de la cabeza. Una vez que lo logras, esta postura colabora en la transición de la flexión a la extensión de la columna vertebral, necesaria para poder realizar cómodamente Urdhva Danurasana (postura del arco hacia arriba) y otras flexiones hacia atrás. Cualquier flexión posterior es en sí misma una postura que desafía la flexibilidad y fortaleza de la espina dorsal. La lógica de la primera serie implica realizar determinadas posturas que ponen a prueba la alineación, la fuerza interior y la flexibilidad, con el fin de garantizar la solidez y estabilidad de la práctica de las asanas antes de pasar a un nivel más avanzado.

La segunda serie, o intermedia, del Ashtanga Yoga tiene como objetivo la limpieza de los canales por donde fluye la energía (*nadi shodhana*). En este grupo, donde las flexiones posteriores y la apertura de las caderas son aún más profundas y las posturas requieren fuerza, los practicantes trabajan en la limpieza de su sistema nervioso. La práctica avanzada es un equilibrio entre la fortaleza y la gracia, y se divide en avanzada A / tercera serie, avanzada B / cuarta serie, avanzada C / quinta serie y avanzada D / sexta serie. Actualmente yo practico las series avanzada A y B, es decir, la tercera y cuarta series. Jois solía decir que el yoga es un noventa y nueve por ciento de práctica y un uno por ciento de teoría. La forma superior de conocimiento del practicante de yoga es la que ha experimentado directamente y, por tanto, la que se ha arraigado en su ser mediante la fe. El foro para esta experiencia directa es una práctica física de las asanas que provoca una sudoración potente y limpiadora cuando se realiza con frecuente. Para obtener los beneficios del yoga, debes practicar con la mayor frecuencia posible; esta disciplina no puede explicarse como una filosofía, se debe experimentar directa e internamente. El fuego interno de la purificación que inicia el viaje de transformación se enciende mediante una cuidadosa coordinación de la postura, la respiración y la concentración. Si pruebas Ashtanga Yoga, pronto experimentarás un torrente de sudor y sentirás el calor de la purificación.

El método Ashtanga Yoga recomienda a los alumnos practicar seis días a la semana. Tradicionalmente, la práctica debía realizarse en el «estilo Mysore», es decir, tú te ocupas de tu propia respiración y de tus movimientos en vez de asistir a una clase con el fin de que un instructor te ayude. Dicha práctica, que recibe su nombre de la ciudad del sur de la India donde vivió y enseñó Jois, es la mejor y la más segura. Memorizar las posturas te permite concentrarte interiormente, lo que constituye el objetivo real del yoga. Si no sabes qué es lo que debes hacer a continuación, siempre estarás pendiente del profesor en vez de prestar atención a lo que sucede en tu interior. Una vez que memorices la secuencia de posturas que tu instructor considera adecuada para ti, toda tu práctica pasará a un nivel subconsciente más profundo. La práctica del estilo Mysore te permite profundizar, pero también te concede la posibilidad de trabajar más suavemente en algunas ocasiones, ejecutando siempre las mismas posturas. Esta variación natural evita las lesiones, te entrena para escuchar a tu cuerpo y aumenta la conciencia corporal interna. Por otra parte, es el único modo de aprender las posturas más avanzadas de las seis series del Ashtanga Yoga. Son muy pocos los individuos capaces de realizar y enseñar estas posturas, que implican un verdadero desafío.

Una práctica de seis días a la semana resulta dura para los alumnos principiantes, razón por la cual suelo recomendar que comiencen por tres días. Una vez que se haya establecido ese nivel de regularidad, podrán añadir un día cada seis meses hasta que lleguen a practicar seis días por semana. Si aspiras a avanzar desde un enfoque orientado a mejorar la forma física a otro devocional, debes practicar sistemática y regularmente. Un ritual espiritual diario en el que te tomas el tiempo necesario para conectar profundamente contigo mismo a fin de reconocer tus sensaciones requiere dedicación. La exigencia de practicar seis días por semana tiene como objetivo desarrollar la determinación mental, espiritual y devocional que se necesita para progresar en el camino interno del yoga. Si aceptas el yoga como un compromiso con la paz interior para toda la vida, debes practicar con la mayor frecuencia posible. Si lo haces únicamente cuando te resulta cómodo, o cuando te sientes bien, se transformará en un mero *hobby* que practicarás y abandonarás según te plazca. Sin embargo, una práctica honesta destinada a promover el despertar espiritual no puede ser una actividad de ocio; la verdadera práctica espiritual es un compromiso ininterrumpido de hacer todo lo que sea preciso para llegar a conocer la verdad más profunda. No es algo que puedas elegir hacer el lunes y el miércoles, y fingir que no existe el resto de la semana.

En un nivel puramente físico, una práctica de seis días a la semana es ventajosa e implica un verdadero desafío. Al realizar las posturas con mayor frecuencia, los resultados serán más rápidos y tu fortaleza, vigor, resistencia y flexibilidad mejorarán a un ritmo más veloz que si solo practicas una o dos veces por semana. De hecho, los individuos que optan por asistir a una clase de yoga semanal se exponen a luchar constantemente con las mismas dificultades y, además, no tienen oportunidad de progresar.

Si practicas seis días por semana, no es ningún secreto que probablemente sentirás dolores físicos. Esta situación se asocia a la idea de que es bueno aceptar cierto grado de dolor para recorrer el camino hacia la purificación —el concepto de *tapas* que se ha descrito al comienzo de este capítulo—. La idea es que a lo largo del camino de la purificación es preciso aceptar determinados dolores, como por ejemplo, el que se experimenta al liberarse de viejos hábitos, limpiar el cuerpo o abandonar los apegos. *Tapas* también significa controlar los sentidos, los alimentos y el cuerpo; en última instancia, esto conduce al surgimiento de una mente sátvica. Si practicas yoga seis días a la semana, los dolores que purifican la debilidad y la rigidez se manifestarán más rápidamente, así como también el resultado de esa purificación, que es una mayor fortaleza y flexibilidad mental.

En muchos de los viajes que hice a Mysore los alumnos hablaban con Jois de sus dolores musculares y la mayoría de las veces él decía: «El dolor es bueno». La única forma de que el fuego interior de la purificación pueda hacer su trabajo es aprender a permanecer en él, verlo con claridad y no huir. La respuesta natural humana ante el dolor es el miedo, la evitación y la negación, pero el yoga lo utiliza como un método para despertar la conciencia. El dolor muscular que se siente durante la práctica es como una quemazón o como un temblor, puedes tolerarlo y aceptarlo. El dolor articular, por el contrario, es otro tipo de maestro y debes deshacer la postura en cuanto lo sientas. Si aprendes a aceptar determinados dolores dentro del espacio seguro que te proporciona el yoga, aprenderás a hacer una pausa entre el estímulo que provoca dolor y la reacción de huida que tu cuerpo y tu mente experimentan. Durante esa pausa, que es muy intensa, serás capaz de elegir el curso de la acción en vez de dejarte llevar por reacciones del pasado. Las experiencias anteriores dejan marcas profundas en la mente llamadas *samskaras*. Dichas impresiones tiñen las experiencias futuras y se acumulan para formar patrones de hábitos mentales que están profundamente arraigados. Cuando los *samskaras* se agrupan en patrones mayores de atracción o aversión, se los denomina *vasanas*. *Samskaras* y *vasanas* nos hacen caer en bucles reiterativos en los que repetimos acciones, modelos y sucesos del pasado una y otra vez. Nuestros *samskaras* y *vasanas* determinan en gran medida el curso de nuestras futuras acciones y de nuestro karma. De hecho, existe una forma de yoga llamada Karma yoga que implica estar atento a los pensamientos y las acciones, con la intención consciente de liberarse de los *samskaras*. *Samskaras* y *vasanas* se pueden eliminar mediante técnicas yóguicas de meditación. Si deseas realmente utilizar la práctica del yoga para dejar a un lado tu karma y tus patrones de conducta negativos, debes practicar con la mayor frecuencia posible.

A estas alturas, es importante definir la práctica. Resulta esencial que la práctica mental acompañe a las asanas para llegar a eliminar los *samskaras*. En los Yoga Sutras de Patanjali la práctica se define como el cultivo de un estado de *samadhi*, o paz, combinado con el estado mental de desapego. Las asanas se presentan como uno de los caminos para practicar activamente esos estados más esotéricos del ser. El resultado de la práctica de las asanas se define en el Yoga Sutra 2.48 como el hecho de liberarse de las dualidades, a saber, el placer y el dolor, el apego y la hostilidad. Estos dos últimos elementos, que resultan de la experiencia del placer y el dolor, representan un obstáculo para el camino espiritual. La mente humana no entrenada se dirige hacia el placer y se aparta del dolor, y este esfuerzo constante alimenta el ciclo de sufrimiento. La práctica frecuente de las asanas enseña a los practicantes a mantener la mente equilibrada y, en definitiva, a liberarse del modelo adictivo que acabo de describir.

Esta promesa de paz interior no sale barata. En tu viaje interior no puedes hacer trampas, no puedes rogar a nadie que lo haga por ti, ni tampoco tomarlo prestado. Crear una nueva forma de ser no es tan fácil como accionar un interruptor. Estás al pie de la montaña de los nuevos deseos viendo que tienes por delante un largo, y a veces inclemente, camino hasta llegar a la cima. Todo es posible con constancia, paciencia, diligencia y años de trabajo personal, pero hay personas quienes toman el camino más fácil y conocido, o simplemente renuncian a seguir adelante, cuando se enfrentan a semejantes desafíos. No pretendo afirmar que esa filosofía sea errónea, pero hay una forma mucho más intensa de vivir la vida hasta su máximo potencial. El yoga señala el camino para atravesar la incredulidad y las dudas, y poder así disfrutar de una vida donde los propósitos se hagan realidad.

Dentro de los límites de una esterilla sudorosa, los practicantes de yoga realizan movimientos repetitivos que suponen un desafío y, al mismo tiempo, intentan unificar la respiración, la postura y la mirada. Krishnamacharya describió el yoga como el proceso por el cual lo imposible se torna posible y, tras un periodo de tiempo prolongado, lo posible se torna fácil.

Muchos practicantes suelen abandonar el camino después de pretender pasar directamente de lo imposible a lo fácil. Si un movimiento te parece imposible de ejecutar y tú te empeñas en que te resulte fácil de forma inmediata, no cabe duda alguna de que estás abocado al fracaso porque ningún cambio se produce rápidamente. Por el contrario, debes comenzar por lo imposible y aprender de las dificultades; debes permanecer en esos espacios desagradables donde tiene lugar el aprendizaje y pronto comprobarás que lo imposible empieza a mostrarte que llegará un día en que acaso se torne posible. Casi nadie lo hace bien en el primer intento. Encerrados en la forma externa de cada una de las posturas fáciles y ligeras se encuentran años de dificultades, fracasos e incluso dolor. Cuando te embarcas en la búsqueda interior del yoga, el proceso es como comenzar a subir una montaña que parece imposible de escalar y, sin embargo, llegas a conseguirlo gracias a una firme perseverancia que se opone a obstáculos insuperables y que tiene el poder de transformarte. Conquistando lo inconquistable y enfrentándote a espacios internos que producen espanto, puedes acceder a una experiencia de ti mismo que está más allá de la lucha y del esfuerzo, donde encontrarás un espacio eternamente lleno de serenidad, poder y amor. Eso es el yoga. Las asanas fáciles y suaves son muy seductoras, pero el yoga enseña que únicamente puedes llegar a apartarte de los límites falsos de tu práctica y de tu vida cuando trasciendes el mundo ilusorio de las limitaciones. Cada postura, cada movimiento y cada respiración que realices a lo largo del camino redefine la verdadera esencia de tu ser.

En un sentido, el yoga es el camino básico para conquistar el autoempoderamiento. La parte engañosa del camino es que el ser que se fortalece en el proceso no es el ego de la psicología occidental, sino el Ser superior que mora en tu interior, el alma, cuya experiencia directa conduce a la autotrascendencia y a la muerte del pequeño ego. Algunas personas interpretan el yoga como una práctica cuyo objetivo es fortalecer el ego; en realidad, su fin es eliminar el pequeño ego y liberar la resplandeciente luz interior.

CÓMO ENCONTRAR A TU MAESTRO

La tradición del yoga está íntimamente ligada con la santidad que caracteriza la relación maestro-discípulo. Las palabras y la guía de los mejores maestros no pretenden ser más que señales para ayudar a los alumnos a descubrir su propia y verdadera voz interior. Seguir las enseñanzas cordiales y sinceras de un maestro durante varios años puede ofrecerte el regalo de encontrar al maestro superior que habita dentro de ti. Ningún maestro auténtico quiere que sus discípulos hagan lo que él dice por el mero hecho de que es su maestro, o porque está escrito en algún texto antiguo.

Cuando busques un instructor de yoga, intenta encontrar uno cuya formación proceda de una tradición verificable. La mayoría de las escuelas de yoga, como las del Ashtanga Yoga, cuelgan las listas de sus maestros en Internet, de manera que puedes consultarlas para encontrar un centro que quede cerca de tu casa. Recuerda que para ser un buen profesor se requiere mucho más que un simple pedazo de papel que acredite una formación conseguida tras un número determinado de horas de práctica. Seguramente tu intuición te conducirá hasta él y te sentirás atraído por su presencia. Los mejores profesores de yoga serán capaces de darte las instrucciones técnicas y anatómicas correctas. Los instructores del Ashtanga Yoga deben conocer los principios básicos filosóficos de la práctica tradicional. Las escuelas de yoga que respetan la tradición sagrada ofrecen generalmente una formación adicional a los futuros profesores, antes de permitirles que se dediquen a la enseñanza. Por ejemplo, en mi centro de yoga de Miami formamos directamente a nuestros instructores, incluso aunque hayan seguido un programa de entrenamiento en algún otro sitio.

Elegir un instructor y una escuela no es tan sencillo como salir de compras para encontrar el par de zapatos perfecto. Se trata de un complejo proceso en el que idealmente intervienen cuerpo, mente y espíritu. Y lo más importante, debes elegir una persona que te inspire confianza y que intuyas que podrá servirte de guía. Comprueba sus cualificaciones y habla con alumnos que hayan practicado más de diez años con el mismo instructor; así tendrás una idea de cómo funciona la práctica durante un periodo de tiempo prolongado.

En el mejor de los casos, el yoga es un camino hacia la realización personal que no es religioso ni dogmático. Por definición, todo tipo de yoga es un aprendizaje experiencial, porque nadie puede ocuparse de tu práctica personal diaria ni vivir la experiencia del despertar en tu lugar. Independientemente de cuánta información tengas sobre tu profesor, en el camino no existe nada que sea real hasta que lo experimentes verdaderamente en tu cuerpo, mente y alma. Los maestros y la tradición iluminan el camino para ti, pero tú eres quien debe dar cada uno de los pasos con tus propios pies.

Tradicionalmente, la función del maestro se considera imprescindible para realizar el viaje espiritual; no obstante, muchos instructores de yoga contemporáneos fomentan la idea de ser autodidactas y restan importancia a la tradición. El concepto de gurú es todavía más difícil de entender y aceptar para muchos alumnos de yoga occidentales que han sido educados en una cultura de la independencia. Pero en la tradición hindú, la relación maestro-discípulo es una parte sacrosanta del viaje hacia el mundo interior.

Existen actualmente legiones de instructores cualificados y diplomados que enseñan Ashtanga Yoga en más de treinta países. Entre ellos se encuentra el hijo de Jois, Manju Pattabhi Jois, que da clases en California; su hija Saraswathi Rangaswamy, que enseña en Mysore, y su nieto R. Sharath Jois, que también reside en Mysore y es la cabeza del linaje en la actualidad. Cuando busques un profesor de yoga, debes asegurarte de que ha estudiado el método durante suficiente tiempo, ya sea en el Instituto de Ashtanga Yoga K. Pattabhi Jois de la India o con un maestro experimentado. Lo ideal sería que viajaras a la India y eligieras un maestro titulado que se haya formado con Sri K. Pattabhi Jois o con R. Sharath Jois. Si no encuentras rápidamente un profesor cualificado para tus clases diarias, puedes empezar a practicar en casa con la ayuda de libros como este, de DVD producidos por instructores, y de la gran cantidad de información que puedes encontrar en Internet, como por ejemplo, www.kpjayi.org y www.ashtanga.com. Más adelante, puedes aumentar la frecuencia de tu práctica asistiendo a algún taller o cursillo con el fin de conocer más profundamente el método.

Una vez que te hayas iniciado en la práctica del Ashtanga Yoga, necesitarás un profesor que te sirva de guía. Todavía recuerdo la magia de mi primer encuentro con Jois en Mysore, porque cambió mi vida para siempre y me sirve de inspiración todos los días que practico Ashtanga Yoga. Esta es una experiencia a la que solo puede conducirte tu corazón, porque el viaje interior es un espacio sagrado que puedes compartir exclusivamente con alguien a quien amas y en quien confías plenamente.

EL HEROICO VIAJE SANADOR DEL YOGA

En ocasiones, el tranquilo mundo de nuestro ser interior puede quedar ahogado por el estrés de la vida diaria. No obstante, cuando comienzas a practicar yoga, abres una puerta que te conduce a un espacio sereno de escucha. Es allí, en el mundo interior, donde se produce la sanación. En el nivel más básico, el objetivo del yoga es volver a conectarte con la comprensión más profunda de tu cuerpo, mente y alma. Este singular estado de conciencia te ayuda a reconquistar el mundo perdido de tu propia persona, tal como verdaderamente es: serena, libre y hermosa.

Todo el mundo quiere ser feliz. Más allá de las diferencias que hay entre las personas, todas desean conquistar una paz interior y una libertad duraderas. Al practicar las agradables y a la vez difíciles posturas de yoga, aprendes a superar los obstáculos y alcanzas la libertad. Este acaso sea el mayor regalo que el yoga ofrece a los practicantes.

En el viaje interno que propone el yoga, todos los practicantes esmerados encuentran momentos de maravillosa epifanía que conducen al despertar y a experiencias trascendentales de sanación. Sin embargo, también encuentran obstáculos: la pereza, el miedo, la falta de confianza, la baja autoestima y la ira nacidos de la frustración que producen determinadas posturas que, a priori, parecen imposibles de realizar. Dichos obstáculos, la mayoría de los cuales están relacionados con hábitos profundamente arraigados, suponen un enorme desafío y son tan temibles como los demonios timadores y tentadores de los viajes de los héroes mitológicos. En los relatos sagrados de las batallas heroicas, las pruebas y los retos son oportunidades para enfrentarse a los secretos más profundos del ser y liberarse del miedo. Los impedimentos que todos y cada uno de los héroes deben afrontar reflejan el viaje interior; el viaje que cada practicante realiza con el yoga constituye el papel principal en su propia saga épica. La práctica del yoga te ofrece la oportunidad de ocuparte de tu propia búsqueda personal y convertirte en el Ulises de *La Odisea* o en el Arjuna del Bhagavad Gita. Un factor que une todos los viajes de los héroes mitológicos, desde Buda hasta Luke Skywalker en *La guerra de las Galaxias*, es que la transformación contiene las semillas de un extraordinario despertar espiritual. Así como los héroes de los grandes mitos deben enfrentarse solos a sus propios desafíos, cada alumno de yoga es responsable de conquistar su propia libertad.

Cada uno de los once viajes que hice a la India fue un capítulo de mi aventura interior, en la que pude observar más profundamente la verdadera naturaleza de la fortaleza espiritual. En el primero de dichos viajes, aprendí una lección de humildad al constatar lo lejos que había tenido que ir para comprender que el viaje espiritual exige tanto fuerza física como firmeza mental. Después de varios años de práctica esmerada bajo la cuidadosa y prudente guía de mi maestro, fui capaz de acceder a un espacio eterno desde donde fluye la fuerza. Como yo carecía de fuerza natural y era incapaz de ejecutar las posturas más difíciles del Ashtanga Yoga, tuve que desenterrar una fuerza interior dormida que se encontraba mucho más lejos de lo que jamás hubiera podido imaginar. Cualquier postura un poco complicada que implicara mantener el equilibrio sobre los brazos, una flexión hacia atrás o sostenerme sobre las manos fue como un microcosmos para la transformación de mi alma. El método Ashtanga Yoga es aparentemente simple; puedes leer sus principios y creer que los comprendes, pero debo decir que he necesitado varios años de práctica para comenzar realmente a entender lo potente que es.

2

LO ESENCIAL DEL MÉTODO:
LA RESPIRACIÓN, LA POSTURA Y LA MIRADA

La primera vez que viajé a Mysore, Jois me indicó que me concentrara en tres cosas muy simples: la respiración, la postura y la mirada. En el método denominado tristana, estos son los tres pilares que forman la base del Ashtanga Yoga. Como ya comenté en el capítulo 1, es esencial seguir el camino espiritual completo de los ocho miembros del Ashtanga Yoga para beneficiarse de una transformación física y espiritual verdadera y total, y alcanzar la paz interior imperecedera. El método tristana ofrece instrucciones prácticas para realizar las asanas de forma segura.

El aspecto predominante de la tradición yóguica actual es la práctica de las posturas, que tiene un profundo efecto sanador. En la segunda parte de este libro se explica detalladamente cada una de ellas. Las flexiones hacia delante obligan a los practicantes a inclinarse y liberar la pelvis, un movimiento que elimina el exceso de tejidos grasos localizados en el abdomen, optimiza la función digestiva y purifica el torso. Las posturas de torsión «escurren» el cuerpo desde el interior como si fuera una toalla, fomentando un mejor funcionamiento del sistema digestivo y presionando suavemente los órganos internos para movilizar y eliminar las toxinas acumuladas en el organismo. No obstante, ninguna postura tiene por sí misma un efecto sanador. Practicar las asanas mientras respiras profundamente aumenta la capacidad que tiene tu cuerpo de regenerarse. Mantener tu mente fija en un único foco de atención implica, en primer lugar, un entrenamiento para mantenerla centrada y, en segundo lugar, una atención estable y constantemente enfocada en el cuerpo interior. Únicamente podrás experimentar el poder transformador del Ashtanga Yoga si estás atento a los tres componentes del método tristana.

CÓMO FUNCIONAN REALMENTE LAS POSTURAS DE YOGA

Los beneficios sanadores de la práctica física del yoga son tan fáciles de comprender como los que reporta cepillarse los dientes cada día. Los sedimentos se acumulan diariamente en los espacios interiores del organismo y, si no te ocupas de limpiar este cúmulo de toxinas e impurezas, el cuerpo comienza a deteriorarse. Las posturas de yoga limpian desde el interior, llegando hasta los rincones más oscuros a través de las torsiones, las flexiones y la respiración para quemar literalmente todo el material estancado. Sin la limpieza constante de las asanas, las funciones de los órganos internos y del sistema neuromuscular se tornan perezosas. Por el contrario, con una práctica asidua de yoga se conserva un nivel saludable de flexibilidad durante toda la vida. El método Ashtanga Yoga, en particular, no deja ni una sola célula sin tocar además de fortalecer y flexibilizar sistemáticamente todo el cuerpo.

En un nivel emocional y psicológico, las posturas de yoga potencian la conciencia de todas las partes del organismo. Además de los beneficios puramente físicos asociados a esta conciencia ampliada, existen también muchos otros en un nivel mental y emocional. Del mismo modo que la placa se deposita en los dientes y en el interior de las arterias, las emociones antiguas se acumulan en el cuerpo sutil. El cuerpo físico está estrechamente relacionado con la mente subconsciente. Cuando escarbas profundamente en las zonas dormidas, descubres que es un depósito de recuerdos, emociones y hábitos. Los *samskaras*, o hábitos negativos del cuerpo y de la mente, se arraigan en el organismo y se manifiestan a través de patrones como la rigidez, la opresión y el dolor. Cuando las posturas de yoga te obligan a ir directamente al origen de viejos patrones de hábitos para afrontar el miedo, la tristeza, la ira u otras emociones traumáticas, te ofrecen la terapia más profunda que existe. A través de la práctica del yoga puedes liberar y limpiar los bloqueos mentales y psicológicos que han echado raíces en lo más profundo de tu cuerpo sutil. Sin necesidad de saber por qué esos patrones emocionales están allí, o de dónde proceden, el yoga te libera del pasado y abre tu mente a un futuro más ligero y brillante.

Las asanas trabajan primero en un nivel físico para eliminar las toxinas acumuladas en los cuerpos físico, emocional y energético, y modifican también las conexiones básicas de la mente. Por regla general, cuando nos enfrentamos a situaciones difíciles, nuestra primera reacción es escapar; si nos topamos con un recuerdo desagradable o que nos produce temor, a menudo intentamos sepultarlo. Aunque se trata de un patrón de conducta completamente natural, no nos reporta una vida realmente sana y feliz. El yoga entrena la mente para que afronte las dificultades, en vez de huir y organizar medidas de protección. En yoga no hay espacio para los mecanismos de defensa. De hecho, las posturas han sido diseñadas para despojarte de cualquier capa protectora que puedas haber generado, y poner así al descubierto la pureza interior del corazón de tu ser. Cuando surge un *samskara* particularmente profundo durante la práctica, puedes experimentar una intensa liberación emocional. Sin previo aviso, puedes sentirte vulnerable, comenzar a llorar, temblar de miedo, estremecerte de cólera o experimentar muchas otras emociones intensas. La diferencia principal entre el yoga y la psicoterapia es que con el primero nunca necesitas preguntarte ni saber por qué suceden las cosas, solo tienes que experimentarlas directa y plenamente. Así puedes limpiar tu conciencia de las cicatrices y heridas del pasado; el mejor regalo que te ofrece el yoga es la posibilidad de perfeccionar tus hábitos mentales para que te ayuden a afrontar las dificultades con la valentía de tu corazón.

DRISHTI: LA MIRADA CENTRADA EN UN ÚNICO FOCO DE ATENCIÓN

Cuando empecé a practicar yoga, no comprendía verdaderamente la importancia de *drishti*; pensaba que era suficiente con ser capaz de mantener una postura. Recuerdo estar en el Yoga Shala de Mysore y dejar que mi mente deambulara por la sala para ver qué era lo que sucedía a mi alrededor: qué hacía mi maestro con los otros alumnos, qué posturas estaban practicando los estudiantes que tenían diferentes niveles de competencia, qué tipo de ropa llevaban, cuáles eran las esterillas que más se utilizaban o quiénes estaban aguardando la siguiente clase. Me dedicaba a prestar atención a todos esos detalles en vez de concentrarme en el interior de mi cuerpo. Y eso es el paradigma de una mente sin formación. Cada vez que volvía a Mysore, mi maestro me recordaba la importancia de *drishti*, y repetía insistentemente que era la clave del entrenamiento mental del yoga. Jois no hablaba muy bien inglés, pero me enseñaba más a través de su presencia que con verbosas explicaciones. Tuve que hacer al menos cuatro viajes a la India para empezar a entender realmente que el hecho de no practicar *drishti* se traducía en una mente débil, y una mente débil significa que no se está practicando yoga. Yo no tenía una mente fuerte por naturaleza pero la práctica diligente de *drishti* me ayudó a enfocar mi atención en un único punto, y esta visión supera con creces todo lo que yo creía que podía conseguir.

Cada postura del Ashtanga Yoga tiene un punto específico para enfocar la mirada que desempeña una función importante en el desarrollo espiritual de tu práctica. *Drishti* significa literalmente «visión» o «percepción», y su propósito es dirigir la mirada a un foco único de atención para ejercer influencia tanto en lo que ves como en tu modo de verlo. La mente se refleja en la mirada, de manera que el punto donde descansa tu mente durante la práctica del yoga determinará el éxito final de tu esfuerzo a lo largo del camino. En esencia, la práctica de *drishti* no solo te obliga a enfocar tu mirada en un determinado punto, también entrena tu mente para que se concentre en un paradigma de la espiritualidad. El hecho de enfocar la mente en un único punto de atención impide que fluctúe y se dirija al mundo exterior y, al mismo tiempo, ayuda a potenciar la fortaleza y constancia mental necesarias para mantener tu concentración en un único punto. Esto constituye un objetivo importante en todos los tipos de yoga.

Hablando en términos prácticos, *drishti* es una herramienta esencial para encontrar el equilibrio mientras realizas movimientos. El equilibrio es un estado mental que se expresa a través de lo físico. No puedes encontrar equilibrio físico si tus ojos se dedican a deambular por la habitación. En yoga generalmente se asume que el estado mental del practicante se refleja en su práctica física. Así como la mente dirige al cuerpo, también dirige a los ojos hacia los estímulos más llamativos.

Por lo tanto, la mirada conduce la energía o la intención del practicante. Una mirada que se concentra en uno de los *drishtis* infunde una práctica interior profunda, mientras que una mirada que fluctúa entre varios puntos externos fomenta una mente desconcentrada y vacilante. Si los ojos del practicante van de un lado a otro, la mente también lo hace; por el contrario, la mente permanece tranquila y atenta cuando los ojos enfocan un único objeto. Solo una mente clara y serena puede eliminar las capas del ego, los patrones de hábitos antiguos, el dolor y la ignorancia, para poner de manifiesto la brillante luz de la conciencia.

En Ashtanga Yoga hay nueve *drishtis* y cada uno de ellos representa una oportunidad para alcanzar una realización interior diferente:

- Mirar un punto entre las cejas (*broomadhya drishti*) abre el chakra del tercer ojo (ajna) y estimula la energía que asciende por la columna vertebral en dirección al centro de la cabeza, donde se asienta la sabiduría espiritual.
- Mirar hacia arriba (*urdhva* o *antara drishti*) ayuda a seguir el movimiento ascendente de la energía a lo largo de la espina dorsal, lo que hace surgir la fuerza vital y despierta los centros espirituales del cerebro.
- Mirar la punta de la nariz (*nasagrai drishti*) causa que los ojos se cierren ligeramente, limitando así la cantidad de estímulos ópticos que reciben del mundo exterior, y promueve que el poder de la visión se dirija al interior. Cuando este *drishti* se realiza de la manera adecuada, la trayectoria del nervio óptico es ligeramente transversal y el canal central del cerebro (el cuerpo calloso) se abre, armonizando la actividad cerebral profunda en ambos hemisferios.
- Mirar el ombligo (*nabi chakra drishti*) estimula el plexo solar (*manipura chakra*), ayuda a dirigir la mente hacia el interior del cuerpo y favorece una flexión sutil de la columna vertebral.
- Mirar los dedos de la mano o del pie (*hastagrai drishti* o *padhayoragrai drishti*) dirige tu energía a través del espacio, proporcionando al cuerpo físico la sensación de no tener límites. Estos dos *drishtis* son también muy importantes para mantener el equilibrio mientras se realizan las asanas físicas.

◆ Mirar los pulgares (*angustha ma dyai drishti*) ayuda a los alumnos a encontrar el equilibrio y atrae su atención hacia el punto final de determinadas posturas, desarrolla la energía de la postura desde el centro hacia el exterior y estimula los meridianos que hay en el pulgar que, según dice la tradición, simbolizan el fuego y actúan de forma similar a la purificación que se busca a través del Ashtanga Yoga. Este dedo también es un símbolo de la energía cósmica divina, y la unión del pulgar y el índice indicada en algunas posturas simboliza la conciencia individual que se une con lo divino.

◆ Mirar hacia la izquierda o la derecha (*parsva drishti*) fomenta que la mente se concentre en un flujo más sutil de energía corporal y ayuda a perfeccionar la postura física. La capacidad de un practicante de mantener el *drishti* de una forma ligera y relajada durante la práctica de las asanas físicas indica generalmente la integración y la maestría de esa postura en particular.

LA RESPIRACIÓN, LA POSTURA Y LA MIRADA

Los ojos pueden permanecer cerrados únicamente durante la relajación final, denominada Sukhasana (postura fácil). Jois a menudo bromeaba diciendo que si cierras los ojos durante la práctica de las asanas, pronto te quedarás dormido. Sin los puntos específicos de atención, la práctica perdería parte de su intensidad y no conseguiría su objetivo último que es la transformación psicológica y espiritual.

Mirar con la lámpara del conocimiento

Las raíces etimológicas de la palabra *drishti* se remontan al término sánscrito *drs*, que quiere decir literalmente «ver» y se refiere al poder de la visión consciente. Más que una simple visión trivial, la raíz de esta palabra implica que el acto de ver incluye la luz de la comprensión espiritual. Otra derivación común de *drs* es *drsya*, o la luz bajo la cual se presentan todos los objetos ante la inteligencia superior de cada ser individual. De modo similar, la raíz *drs* produce *drastr* (que significa «el que ve, el vidente»), que se conoce como *purusha* o alma individual que mora en el interior de todos los seres sensibles. Históricamente, el *drishti* desempeña un papel importante para reconducir la mente de forma consciente hacia la comprensión espiritual. La palabra *dhrik-sthiti* se encuentra en el *Tejo Bindu Upanishad* (1.29) y se refiere a una de las prácticas del camino de las quince etapas. Se define como la visión sabia que percibe el mundo como lo Absoluto, y no se debe confundir con la mirada hacia la punta de la nariz. El *Mandala Brahmana Upanishad* (2.26) identifica tres tipos de *drishti* durante la meditación: ojos abiertos, ojos semiabiertos y ojos cerrados. La definición de *dhrik-sthiti* me recuerda la forma en que mi maestro definía el *pratyahara*: a dondequiera que mires, verás a Dios.

Cuando la luz de la comprensión interior es dirigida hacia puntos específicos de atención del propio cuerpo durante la práctica del yoga, los alumnos experimentan su verdadera naturaleza interior de forma directa.

Al dirigir el poder de la visión hacia el interior del cuerpo, la práctica de las asanas abre una puerta para que el practicante pueda experimentar uno de los miembros más sutiles del camino del Ashtanga Yoga. Cuando apartas los órganos sensoriales del mundo exterior y los diriges hacia el interior del cuerpo, experimentas la retirada de los sentidos. Definido en sánscrito como *pratyahara*, es el quinto miembro del método Ashtanga Yoga. Sin la capacidad de apartar la atención del fascinante mundo externo, la mente no superará las experiencias sensoriales para alcanzar la realización espiritual. El objetivo del yoga es preparar la mente y el alma para que lleguen a liberarse del ciclo aparentemente interminable de las experiencias. La mente solo puede percibir niveles más profundos de la realidad cuando es capaz de mantenerse enfocada en un punto durante un periodo de tiempo sostenido. La práctica de los *drishti* entrena la mente para que se concentre en un punto de atención de un modo singular y a la vez sutil.

La práctica del yoga es un entrenamiento metódico de la mente para que se concentre en la realización espiritual. Los alumnos aprenden en primer lugar a fijar la mirada en un solo punto y, más adelante, a desarrollar una atención concentrada. Esta atención (*ekagrata*) exige que el practicante tenga una mente fuerte y estable. En el *Mahabharata* se afirma que «la unidad de los sentidos es la forma superior de los *tapas*» (12.242.4).

La práctica de *ekagrata* impide que la mente se quede fijada en un objeto, una persona o un pensamiento, manteniéndola intencionalmente enfocada en lo divino. Mientras se realizan las asanas físicas, es más importante que la mente se mantenga clara y serena que lograr cualquier proeza fantástica en la postura. Practicar el *drishti* que corresponde a cada postura es una forma de afianzar la prioridad de desarrollarte espiritualmente. Una definición común del yoga afirma que es la capacidad de mantener la atención en un punto específico. El objeto para fijar la atención se elige a voluntad, y la prueba de que la mente está debidamente entrenada es su capacidad de mantener la concentración sobre un determinado punto sin vacilaciones. *Drishti* es una herramienta que todos los practicantes de yoga pueden utilizar con facilidad para entrenar su mente y mantenerla firme, fuerte y estable, potenciando así las sensaciones de calma y paz.

El objetivo último en la práctica de cualquier tipo de yoga es la revelación del alma divina que mora en nuestro interior. La práctica de *drishti* favorece que los alumnos desarrollen el paradigma espiritual que conduce a la sabiduría, a menudo definido en sánscrito como *jnana diptir*, o la «lámpara del conocimiento». La sabiduría que hay en el interior de cada uno de nosotros es una luz que disipa la oscuridad de la ignorancia, y el yoga es el cultivo constante de una actitud reflexiva que genera esa brillante luz interior. El discernimiento discriminatorio (*viveka khyatir*) está unido a la lámpara del conocimiento. Cuando tu luz interior brilla en cualquier situación, produce claridad, percepción y visión, y abre el camino para que se revele el verdadero poder de *drishti*. Cuando eso suceda, serás capaz de mirar cualquier objeto y percibir su realidad última. En otras palabras, el poder de tu percepción estará tan despierto y desarrollado que podrás diferenciar claramente lo verdadero de lo falso, lo real de lo ilusorio y lo temporal de lo eterno.

LA MAGIA DE LA RESPIRACIÓN

El yoga enseña que el vehículo de la respiración es la manera más rápida de cruzar el puente para llegar a estados más sutiles del ser. Ni *drishti* ni las asanas pueden por sí mismos iluminar el camino, de modo que los alumnos también deben practicar técnicas específicas de respiración. De hecho, mi maestro solía decir que toda la práctica del Ashtanga Yoga se reduce esencialmente a una práctica respiratoria y que todo lo demás es secundario.

A veces puede resultar frustrante trabajar con la respiración mientras se realizan las asanas de yoga. Solo un practicante experimentado puede coordinar correctamente los movimientos complejos con una respiración tranquila y controlada. Cuando comencé a practicar yoga, estaba más pendiente del resultado final de la postura que de las sutilezas de la respiración. Me llevó años integrar el *pranayama*, o control de la respiración, en mi rutina diaria. El momento decisivo llegó cuando Jois me enseñó personalmente el *pranayama* del método Ashtanga Yoga. A partir de entonces lo que más anhelaba era volver a ese poderoso lugar al que se accede a través de la respiración. He llegado a entender que sin ella realmente no existe el yoga y, hoy en día, me siento tan inspirada por la respiración como por las posturas, o acaso más. El dominio de las asanas, los movimientos acrobáticos y las posturas sobre las manos no son más que un timo si no se acompañan de una atención constante a la respiración, que constituye la esencia del yoga.

En términos metafísicos, podemos decir que al nacer inhalamos y al morir exhalamos. El espacio que hay entre la inhalación y la exhalación contiene toda nuestra experiencia vital en la Tierra. En esencia, la respiración contiene toda nuestra fuerza vital. Conocida en sánscrito como *prana vayu*, no existe una traducción directa para este concepto. *Prana* significa «energía vital». Mientras adoptamos las posturas y realizamos los ejercicios respiratorios durante la sesión de yoga, estamos trabajando con el aire de nuestra fuerza vital. La misma idea de ejercicio resulta inadecuada para definir más profundamente *pranayama*, que aspira a cruzar la barrera que separa el mundo físico del mundo energético que hay en su interior. Originalmente, se pensaba que prana era igual a bramán. El *Yoga Vasishtha* (3.13.31) define *prana* como el poder vibratorio que subyace a toda manifestación. Más adelante, el texto establece una diferencia entre esa fuerza vital primaria y la fuerza vital individual. Georg Feuerstein, traductor de *Yoga Vasishtha*, afirma que el *prana* «es constitutivo y operativo a la vez, es decir, el universo se hizo a partir de *prana* y se sostiene gracias al flujo continuo de *prana*». Sin embargo, es posible que el *prana* se comprenda mejor como la matriz subyacente que conduce el flujo de energía y organiza el mundo manifiesto.

El *Hatha Yoga Pradipika* describe setenta y dos mil canales de energía (*nadis*) en el cuerpo y un canal central principal, *sushumna nadi*, por donde circula la forma superior de la energía. La práctica de *pranayama* se centra en conseguir que el *prana vayu*, o aire de la fuerza vital, fluya conscientemente a lo largo de la columna vertebral. El beneficio total se alcanza cuando el flujo de la energía vital recorre el *nadi* central y la luz del despertar espiritual crece dentro de ti. Básicamente, el estado avanzado de la práctica de *pranayama* infunde una sensación de atemporalidad cuando tu atención se retira del mundo externo y entras en un estado transcendental de máxima paz.

La magia de trabajar con la respiración reside en que mediante tu capacidad de controlarla tienes acceso a los cinco cuerpos (*koshas*): físico, mental, emocional, energético y espiritual. El fin de la respiración profunda es purificar el cuerpo, eliminar toxinas y avivar el fuego kármico interior. En un nivel físico, la respiración consciente estimula el sistema cardiovascular y aumenta el flujo sanguíneo en todo el organismo. La exhalación ayuda a eliminar las toxinas presentes en la sangre a través de los pulmones y la inhalación provee aire ricamente oxigenado a la sangre.

El yoga comienza por la humilde tarea de unificarte con la respiración, la postura y la mirada (*drishti*). Al hacerlo, conectas las cinco envolturas (*koshas*) de tu conciencia con un único propósito. Las asanas son cada vez más complicadas para que el cuerpo se transustancie en energía espiritual y, al mismo tiempo, la mente se entrene para sintonizarse con la conciencia superior. El objetivo vital de las posturas físicas es limpiar los bloqueos del cuerpo, creando así un hogar para lo divino.

LOS CINCO *KOSHAS*

De acuerdo con la filosofía del yoga, el cuerpo humano consiste en cinco capas esenciales, que van desde la forma física exterior hasta el cuerpo de la felicidad, que está en lo más profundo del cuerpo y es la morada del ser puro (*atman*):

- Cuerpo físico o del alimento = *annamaya kosha*
- Cuerpo mental = *manomaya kosha*
- Cuerpo de la sabiduría = *vijnanamaya kosha*
- Cuerpo de la felicidad = *anandamaya kosha*
- Ser = *atman*

Respira y relájate

La respiración profunda tiene un efecto directo sobre el sistema nervioso. Una respiración prolongada, lenta y regular se asocia a la relajación. Ese estado específico de la mente y del cuerpo conectado con la salud y la sanación que es imposible forzar solo se puede estimular a través de técnicas especiales como, por ejemplo, la respiración dia-fragmática profunda. Al inhalar y exhalar profundamente estimulamos el sistema nervioso parasimpático, cuya función es calmarnos y relajarnos.

La respiración se controla tanto por acciones conscientes como subconscientes; en consecuencia, nos da acceso a los dos aspectos de nuestra mente. Regular la respiración tiene un impacto enorme en la capacidad de mantenernos serenos, sanos y equilibrados. El sistema nervioso autónomo controla principalmente las actividades subconscientes del cuerpo, como las funciones del corazón y de los demás órganos, el equilibrio hormonal, los mecanismos de defensa y la digestión. Está formado por otros dos sistemas: el sistema nervioso simpático y el sistema nervioso parasimpático. El primero se asocia con las hormonas del estrés (tales como la adrenalina y los corticosteroides), la tensión sanguínea alta, menor flujo sanguíneo en las extremidades, altos niveles de azúcar en sangre y otros síntomas que se conocen comúnmente como la respuesta de luchar o huir. El sistema nervioso parasimpático se relaciona con la relajación: menor cantidad de hormonas del estrés, mejor funcionamiento del sistema inmunitario, ritmo cardíaco más lento y regulación de los niveles de azúcar en sangre, de las funciones digestivas y también de otras funciones del organismo. Todos los estilos de yoga utilizan la regulación de la respiración para influir sobre el sistema nervioso autónomo y fortalecer las conexiones neurológicas que provocan la respuesta de la relajación. Las posturas físicas vigorosas seguidas de una relajación profunda prolongada aumentan la capacidad de la mente (y del cuerpo) para relajarse. Si practicas yoga, podrás controlar tu sistema nervioso y, por lo tanto, el funcionamiento de tu cuerpo y mente.

La respiración nasal acentúa el estado de relajación, mientras que la respiración con la boca abierta envía al cerebro una señal de angustia y pánico. El tipo de respiración profunda que se enseña en Ashtanga Yoga estabiliza los latidos del corazón durante su vigorosa actividad, fortalece el sistema cardiovascular, produce la respuesta de relajación y mantiene la mente concentrada en el momento presente.

El yoga te obliga a hacer torsiones con tu cuerpo y adoptar posturas incómodas mientras respiras profundamente y concentras tu mirada en un único foco de atención; el propósito de estas acciones es ayudarte a establecer una relación más profunda con tu propia persona. El nivel de complejidad correspondiente a cada etapa de la práctica basta para detener la mente y crear una pausa prolongada en el flujo continuo de los pensamientos. La profundidad de la respiración garantiza que todos tus *koshas* estén plenamente presentes e integrados.

El Ashtanga Yoga te enseña a igualar la duración de la inhalación y la exhalación mientras te ejercitas para equilibrar los dos aspectos de la conciencia. La inhalación se relaciona con la actividad y con la actitud de absorber y recibir; la exhalación se asocia al reposo y a la disposición a soltar y dar. Cuando las posturas resultan difíciles o dolorosas y requieren una mayor flexibilidad, puede resultar útil concentrarse temporalmente en la exhalación. En las posturas que son complicadas y requieren fuerza, puede ser de gran ayuda coordinar el movimiento de elevación del cuerpo con la inhalación, con el fin de potenciar el poder de la respiración. Jois siempre hacía hincapié en que el tiempo de la inhalación debía ser igual al de la exhalación.

Cuando se adoptan posturas de yoga con un grado creciente de dificultad, quizás el mayor desafío de la práctica sea mantener la respiración serena y regular y coordinada con el movimiento. El concepto del Ashtanga Vinyasa yoga procede de la idea de hacer coincidir cada respiración con cada movimiento, y corresponde a la definición de *vinyasa*. Es difícil acordarse de respirar cuando una postura te resulta tan complicada que lo único que puedes hacer es retener la respiración. Todos tendemos naturalmente a retener la respiración cuando las cosas se ponen difíciles, producen temor o son dolorosas y frustrantes.

No obstante, al retener la respiración también detienes el flujo de tu energía vital. Es importante seguir respirando, especialmente cuando la postura pone a prueba tus límites físicos y emocionales. Ashtanga Yoga te indica que dirijas tu respiración literalmente hacia el dolor, la ansiedad, la tristeza o cualquier otra emoción que te embargue. Uno de los principales signos que indican el dominio de una serie de posturas no es solamente la capacidad de conseguir la forma correcta de las asanas, sino también respirar profunda y uniformemente durante su ejecución.

Cuando aprendes a respirar libremente mientras realizas posturas con cierto grado de dificultad, practicas también el tipo de respiración profunda que será una valiosa ayuda cuando tengas que afrontar situaciones difíciles. A veces, dos respiraciones profundas prolongadas pueden ayudarte a evitar una discusión con un amigo o con tu pareja. Practicando yoga aprendes a utilizar la respiración como una herramienta para afrontar las dificultades, tanto cuando estás sobre la esterilla como cuando te encuentras fuera de ella.

Si te concentras únicamente en conseguir la forma física de las asanas, lo más seguro es que sacrifiques la respiración en beneficio de la forma. Pero en yoga el fin no justifica los medios; de hecho, los medios representan el fin en sí mismos. El yoga trata del viaje y del proceso: si tú no creas el espacio para que la inhalación y la exhalación profundas te guíen, nunca habrá espacio para la calma en tu vida. El propósito de la vida no es avanzar lo más rápidamente posible hasta la última exhalación, sino disfrutar del glorioso viaje a lo largo del camino. Si abandonas la necesidad de conseguir un objetivo, descubrirás que albergas en tu interior toda la paz que realmente necesitas, y que esa paz se encuentra entre la inhalación y la exhalación.

Ujjayi: *el aliento vital*

El Ashtanga Yoga utiliza un método de respiración basado en *ujjayi pranayama* (el aliento de la victoria) para asegurarse de que cada practicante toma conciencia de la verdadera profundidad de la práctica. Tenemos la esperanza de conseguir la victoria sobre el ciclo de sufrimiento y los patrones de conducta negativos del pasado. *Ujjayi pranayama* se enseña en las etapas más avanzadas del Ashtanga Yoga. En realidad, la respiración durante la práctica de las asanas consiste en «respirar profundamente produciendo sonido» y se basa en un método más amplio de control de la respiración. Esta respiración profunda con sonido se realiza durante las asanas como preparación para formas más avanzadas de la práctica de *pranayama*, que se realizan por separado. Cuando la respiración profunda estimula la respuesta de relajación del sistema nervioso, el mismo aliento funciona como una especie de anestesia que previene las lesiones y aumenta la flexibilidad y la fuerza. Jois siempre afirmaba que el objetivo final después de muchos años de práctica era hacer inhalaciones y exhalaciones completas de diez segundos de duración.

La respiración tiene cuatro componentes diferentes: la inhalación, el espacio que hay entre la inhalación y la exhalación, la exhalación y el espacio entre la exhalación y la inhalación. Es importante crear una suave pausa entre la inhalación y la exhalación para poder flotar fácilmente durante unos instantes entre ambas. Cuando progreses y seas capaz de practicar una respiración más profunda que incluye retener el aliento, el espacio entre la inhalación y la exhalación será esencial. Si prolongas demasiado la pausa posterior a la exhalación, puedes experimentar una ligera sensación de pánico; esto se debe a que durante esa pausa hay menos oxígeno disponible en el cuerpo. El control del aliento tiene como fin estimular el miedo (a veces, también el miedo a la muerte), y aunque esto no es fácil de afrontar, tiene como fin que el practicante llegue a dominar esta emoción mediante la práctica del yoga.

Para practicar la respiración del Ashtanga Yoga, debes producir sonido mientras exhalas. Comienza vocalizando los sonidos *sa* y *ha* para abrir la garganta. Inhala profundamente y luego exhala abriendo la garganta para producir esos sonidos. A continuación, cierra la boca y percibe el poder y la resonancia del aliento en la garganta, el paladar, el pecho y la nariz. No intentes crear el sonido apretando los músculos de la garganta y las cuerdas vocales, deja simplemente que el poder de la respiración surja de lo más profundo de tu cuerpo. Contrae la parte inferior del abdomen para que el suelo pélvico intervenga en la respiración, prestando especial atención a que los músculos abdominales no se distiendan mientras inhalas. Debes controlar la respiración diafragmática completa desde lo más profundo de tu pelvis. (en el capítulo 10 se explican los *bandhas*, o cierres internos, que te ayudan a guiar los movimientos de la respiración con tu fuerza interior). El ritmo debe ser lento y uniforme para que tu mente también funcione de la misma manera. Intenta no contraer los músculos del cuello, tensar los hombros, ni retener la respiración para que el aliento refleje tu verdadera fuerza interior. Por lo general, es más difícil prolongar la inhalación que la exhalación. Intenta relajarte y evita aspirar aire durante la práctica.

Además de todas las ventajas asociadas con la respuesta de relajación, el método respiratorio del Ashtanga Yoga otorga fortaleza y serenidad mental. El hecho de conseguir que la mente se mantenga enfocada constituye una gran prueba de concentración. El aspecto espiritual del método te permite cruzar el puente que separa el cuerpo físico del cuerpo energético. En un sentido, el mismo aliento es la clave para alcanzar ese momento en que lo físico se transustancia y se convierte en lo espiritual. Se cree que el resultado final de una vida caracterizada por un compromiso férreo con la práctica del yoga es el desarrollo de un cuerpo de luz tan poderoso como un rayo, que ilumina tanto como el sol; en sánscrito se denomina *divya deha* o *vajra deha*. Este cuerpo de luz es semejante a la idea de iluminación, solo que en forma física. El cuerpo de luz se puede desarrollar únicamente a través de la práctica frecuente del método respiratorio del Ashtanga Yoga durante las asanas y de *ujjayi pranayama* en prácticas más sutiles. Durante la práctica habrá momentos en los que te parecerá que el mundo se desvanece en la distancia o en un campo de luz. No tengas miedo, limítate a respirar; llegará el día en que tú también experimentarás la libertad contenida en tu propia piel.

LOS *GRANTHIS*

El método tristana del Ashtanga Yoga utiliza la respiración, la postura y la mirada para liberar completamente el cuerpo con el fin de que la energía del espíritu pueda fluir en tu interior. Los *granthis* son bloqueos energéticos que impiden que la conciencia se manifieste en el cuerpo sutil. La primera vez que escuché hablar de estos bloqueos del cuerpo energético, no supe qué pensar. Más esotéricos que los *nadis*, que coinciden con los meridianos de acupuntura, los *granthis* no son fáciles de comprender y, además, es difícil encontrar información sobre ellos.

Georg Feuerstein, un estudioso del yoga y autor de la *Enciclopedia de yoga y tantra*, nos ofrece una lista bastante extensa de fuentes y referencias, entre las que podemos citar el *Chandogya Upanishad* 7.26.2, el *Katha Upanishad* 6.15, y el *Yoga Shika Upanishad* 1.113–4. Aunque los métodos científicos occidentales todavía no han verificado la verdad ontológica del cuerpo energético, es aconsejable que abras tu mente a la posibilidad de vivir la experiencia y ver que es «real» para ti. Estudiar en profundidad la filosofía en la que se el basa Ashtanga Yoga ayuda a desmitificar este concepto.

Los Yoga Sutras afirman que la mente (*citta*) se compone de tres elementos distintos: el ego (*ahamkara*); la mecánica, la información que procesa la actividad cerebral (*manas*); y la conciencia espiritual superior (*buddhi*). Como ya he comentado, los *samskaras* son patrones de hábitos que se arraigan en estos tres aspectos de la conciencia. Este término general incluye varias dimensiones. *Samskara* es la impresión o la semilla; *vasana*, un conjunto de *samskaras* que están activos, y *karmaasaya*, la red de *samskaras* que forma el subconsciente, o el sitio de reposo de los *samskaras* en forma de semilla. Cuando los *samskaras* están activos, ya han conseguido controlar nuestras acciones; cuando están en forma de semilla, se encuentran aún en una etapa de desarrollo y resulta más fácil deshacerse de ellos. Estos patrones de conducta están tan arraigados en el ser que funcionan con piloto automático y dirigen nuestras acciones sin nuestro control consciente. Los *samskaras* pueden sobrevivir una encarnación y resurgir en un nuevo cuerpo en la próxima vida. Los negativos generan impedimentos y obstáculos en el camino espiritual. Los positivos crean buen karma y transportan el fruto de la realización a lo largo del camino espiritual. Todos los *samskaras* deben ser liberados y eliminados para poder alcanzar la liberación final. En el yoga clásico de Patanjali no se mencionan los *granthis*, pero mi interpretación de sus interrelaciones coincide con la de Jois y está emparentada con la filosofía del *Hatha Yoga Pradipika* y de los Yoga Sutras.

El propósito del Hatha yoga es guiar a los alumnos devotos para que lleguen a experimentar directamente la divinidad que reside en su interior. Esa divinidad es trascendente en todos los aspectos de *citta* y también de los *samskaras*. Cuando el *prana vayu* se desplaza hacia el canal central (sushumna nadi) y se eleva a través de los planos interiores del cuerpo energético, la energía espiritual latente asciende hacia la coronilla. A lo largo del camino encuentra *samskaras* negativos con raíces tan profundas que forman un nudo y bloquean esta carretera principal hacia la energía espiritual. Yo estoy creando intencionalmente un híbrido entre el sistema Ashtanga Yoga descrito en los Yoga Sutras de Patanjali y del sistema *Hatha Yoga Pradipika*, porque creo que es justamente lo que mi maestro pretendía hacer. El Hatha yoga se define explícitamente como una escalera hacia el Raja Yoga; sin embargo, existe un debate abierto que pretende dilucidar si el Raja Yoga es el Ashtanga Yoga de Patanjali. Se podría pensar que son dos modelos diferentes para comprender el proceso de la iluminación y, en muchos sentidos, ambos sistemas se superponen y se apoyan mutuamente. Mi maestro tenía en mente esta fusión. No es nada fácil encontrar textos que apoyen esta teoría y, por tanto, la interpretación final se deja abierta al debate y a la experiencia directa.

A la manera de un fontanero competente, el objetivo de la práctica del yoga es eliminar todos los obstáculos que se interponen en el flujo de materiales que circula por la línea principal desde el exterior hacia el interior del cuerpo y desde el interior hacia el exterior. Los *granthis* se describen en el *Hatha Yoga Pradipika* como tres bloqueos comunes que la mayoría de los practicantes de yoga experimentan cuando comienzan a sentir el ascenso de la energía espiritual a través del *nadi sushumna*. El proceso por el cual la energía física de los músculos, del cuerpo e incluso de la mente comienza a atravesar el puente que la conecta con un estado más sutil de conciencia y se torna espiritual se denomina la elevación de *kundalini shakti*. Esta energía fluye mediante ondulaciones sutiles, pero a la vez intensas y palpables, a lo largo de la columna vertebral. La traducción literal de *kundalini* es «la que está enroscada»; esta energía primigenia de la fuerza vital humana está enrollada en la base de la espina dorsal. *Kundalini* se representa generalmente como tres espirales, cada una de las cuales simboliza uno de los tres estados de la realidad (*gunas*), y es un componente esencial del cuerpo sutil. Su despertar es un acontecimiento psicoespiritual que se compara con la experiencia directa de la divinidad. Este proceso puede describirse como una experiencia extática y bienaventurada, o dolorosa y traumática. Es probable que la experiencia de *kundalini* sea tan mágica como lo divino y, por tanto, es inevitable que las descripciones carezcan de la fuerza que tiene la percepción directa.

Cuando *kundalini* se encuentra con un *granthi*, la experiencia resulta desagradable y es comparable con un fuego intenso. La fuerza total del poder de lo divino que reside en nuestro interior, empuja la obstrucción que produce dolor hasta que consigue atravesarla. Los tres nudos se conocen como *brahma granthi* (en el sacro), *vishnu* granthi (en el corazón) y *rudra granthi* (entre las cejas). El hecho de deshacer cada uno de esos nudos trae aparejada una lección particular. *Granthi* se traduce a veces como «nudo causado por la ilusión», y su eliminación pone de manifiesto la clara luz de la conciencia. En un sentido, los *granthis* son bloqueos psicoespirituales que se forman debido a la presencia de *samskaras* negativos durante años, o incluso vidas, y es preciso suprimirlos para poder alcanzar los diversos niveles de la autorrealización. Trabajar con los *granthis* significa progresar desde el cuerpo más burdo, puramente físico, hasta el cuerpo sutil o energético.

El *Hatha Yoga Pradipika* afirma que trabajar con la base de la pelvis mientras se realizan las asanas y se practica *pranayama* es la mejor manera de atravesar los *granthis* y limpiar los *samskaras* negativos. También establece que el cierre de la raíz, descrito en los textos tradicionales de yoga, fomenta que *apana* y *prana* se unan en el estómago para producir calor, despertar la *kundalini* y forzar su entrada en el *nadi sushumna*. Basándome en mi propia experiencia, puedo decir que, en un nivel energético, el dominio del suelo pélvico ayuda a atravesar el *brahma granthi* y libera el nudo situado en torno al sacro. Algunos *samskaras* comunes almacenados en el brama *granthi* son la resistencia a la fuerza, al cambio, a la confianza y a la conexión a tierra, y representan traumas sexuales. Trabajar con el espacio interno de la pelvis contribuye a que los practicantes accedan al espacio interior del cuerpo, donde se funden lo físico, lo emocional, lo energético y lo espiritual. *Vishnu granthi* se sitúa en el centro del corazón, de modo que para eliminar ese bloqueo es preciso conseguir que este órgano se abra completamente. El centro del corazón debe ser fuerte y flexible, y estar abierto tanto para recibir como para dar.

Rudra granthi se asienta en el centro de la energía espiritual, entre las dos cejas; su eliminación está relacionada con la liberación de la energía psíquica y requiere fundirse totalmente con la divinidad, alcanzar la realización supralógica y renunciar al control que ejerce el ego. En *Yoga Mala*, Jois sostiene que todos los *granthis* residen en el sacro y, a pesar de que esto podría resultar un poco anómalo por lo que respecta a la filosofía, es útil mencionarlo como una prueba textual de los *granthis*.

Practicar Ashtanga Yoga para liberar los *granthis* requiere también la gracia de un maestro, puesto que reflexionar sobre patrones de conducta y recuerdos negativos acumulados durante años puede resultar abrumador. La tarea será infructuosa si intentas deshacerte de ellos mediante ritos arcanos en tu propia casa y sin ningún tipo de supervisión; tu viaje será más fácil con la guía de un maestro cualificado, que ya haya recorrido el camino por el cuerpo interior. La asistencia de una persona que haya vencido al menos a uno de los *granthis* facilitará tu progreso en el recorrido de tu viaje interior.

La tarea de eliminar los karmas negativos arraigados en los *granthis* como *samskaras* latentes o activos requiere esfuerzo, paciencia y determinación. Cuando los alumnos se enfrentan a uno de estos *granthis*, pueden experimentar un intenso dolor físico, emocional y espiritual. Sin la orientación de un maestro, corren el riesgo de dar tumbos a lo largo del camino e incluso abandonarlo si surgen dificultades. Un maestro puede ayudar a integrar los contratiempos en una perspectiva donde todas las experiencias contienen las semillas de la realización. Cuando uno de estos *granthis* bloquea la energía espiritual, suelen producirse lesiones crónicas que no responden a los tratamientos tradicionales, un malestar emocional que no se corresponde con las condiciones reales de la vida y una sensación de apremio y de quiebra personal. La otra cara de la crisis sanadora es el apacible resplandor del flujo libre de la energía espiritual. Sin un anclaje firme en la tradición y sin la guía escrupulosa de un maestro, los alumnos se sienten a menudo desorientados en la oscura noche de la tormenta que se produce cuando los nudos de *granthi* comienzan a desenredarse.

La única forma de eliminar los *granthis* es exponerlos a la poderosa luz de la conciencia espiritual, conocida en los Yoga Sutras como *jnana diptir*. Según el Yoga Sutra 2.28, *jnana diptir* se adquiere a través de la práctica del camino de los ocho miembros del Ashtanga Yoga. El instrumento principal de Patanjali para restringir y, finalmente, suprimir los *samskaras* es una práctica comprometida. El *Hatha Yoga Pradipika* equipara *citta* con *prana*, y los *vasanas* con la respiración. Por lo tanto, cuando se restringen los *vasanas* o la respiración (de acuerdo con el *Hatha yoga Pradipika*), o las ondas del pensamiento (*vrttis*, de acuerdo con Patanjali), la luz del ser se revela. Es necesario practicar devotamente durante años, y quizás durante varias vidas, para mantener el rumbo y llegar al resultado final.

El yoga es una tradición atemporal cuya profundidad supera los límites de la mente lógica. La misma práctica se basa en conceptos básicos que desafían las ideas racionales sobre la verdad. Trabajar con los *granthis* requiere una visión realmente trascendental de la vida, que se obtiene a través de la autodisciplina, la práctica y el cultivo de los tapas, y conduce al despertar de la luz interior. Sin esa visión, los nudos seguirán existiendo y no serás capaz de abrir tu ser para recibir el verdadero don que surge después de haberlos eliminado: el espacio lleno de paz y amor que hay detrás de cada bloqueo. Los alumnos perseverantes que practican yoga durante años se benefician de un flujo libre de energía espiritual que les proporciona un cuerpo luminoso, una mente clara y un corazón abierto.

EL RITUAL DE VINYASA

Los orígenes del sistema vinyasa se remontan a los antiguos rituales védicos que utilizan coreografías de movimientos para la consagración de un espacio sagrado. Al definir la respiración, el movimiento y el foco de atención adecuados para cada postura, la práctica del Ashtanga Yoga santifica el cuerpo para que pueda vivir la experiencia directa de la divinidad. Las posturas no son suficientes; la forma en que adoptas y deshaces cada postura determina la intención más profunda de tu práctica personal. La práctica del Ashtanga Yoga es un ritual diseñado para erigir un templo en el espacio interior de tu cuerpo, un lugar sagrado donde experimentas la magia de la transformación personal.

El propósito de la ofrenda de las asanas no es lavar los pecados del pasado sino eliminar los poderosos *samskaras* negativos que te envuelven con sus tentáculos, como cuerdas que te sujetan cada vez más fuerte mientras intentas liberarte. Cuanto más apasionado seas, más te oprimirán las cuerdas con la intención de sofocarte con su formidable fuerza. Cuando intentas combatirlos, los *samskaras* se disponen a matar como boas constrictoras, tiñendo tu futuro de muerte y oscuridad. Cuanto más luchas, más difícil te resulta liberarte, y el miedo, la ansiedad y la cólera solo consiguen empeorar la situación. De hecho, tu historia psicológica personal no hace más que alimentar los *samskaras* negativos, parecen salir a la superficie cuando menos lo esperas y, en general, repiten su patrón destructivo cuando estás convencido de que ya lo has superado. Aquí reside la magia del método vinyasa: a través de estas técnicas aprendes a rendirte, abandonarte, apartar la mirada y encontrar una fuente de sabiduría que te sirva de guía.

Los beneficios de las enseñanzas espirituales no suelen ponerse de manifiesto de inmediato. En algunas ocasiones, aprendes cosas que parecen completamente ilógicas, o más extravagantes que reales. Algunas enseñanzas espirituales no cobran ningún sentido hasta el momento en que descubres que estás atado por los nudos kármicos del pasado; pero cuando aplicas las lecciones aprendidas en tu práctica personal, una simple enseñanza puede parecer un conjuro mágico que te libera de los lazos de los *samskaras* negativos.

En lugar de luchar por liberarte de las cuerdas del pasado, sencillamente las atraviesas mediante la clara luz de tu propia conciencia. Esa es la bendición de encontrar la verdadera luz de un linaje espiritual auténtico. El conocimiento y la sabiduría son tan poderosos que pueden liberarte de varias vidas de sufrimiento como por arte de magia. Así como el brillo del sol se puede magnificar con la ayuda de un espejo, las enseñanzas espirituales se acrecientan gracias al poder y la precisión de tu presencia diaria en la práctica.

El método vinyasa persigue darle un carácter ritual a tu conducta, para ofrecerte una mayor oportunidad de recordar las enseñanzas espirituales en los momentos más conflictivos. Cuando miras hacia la luz y pides ayuda en el camino espiritual, siempre recibes una respuesta. Acaso se demore años, o incluso vidas, pero un día llegará, y tú la percibirás en forma de gracia, magia y libertad. Tómate el tiempo necesario para estudiar y aprender correctamente el método, porque nunca sabes en qué momento una determinada enseñanza puede resultar apropiada para abordar una situación difícil. Debes recordar lo máximo posible y almacenarlo en el disco duro de tu mente, tu conciencia y tu corazón. La enseñanza debe grabarse profundamente en tu ser para que borre por completo algunos viejos archivos.

En el interior del espacio sagrado del Ashtanga Yoga, construyes un altar para adorar a la autoridad superior: la conciencia divina y eterna. La tradición intemporal ha establecido los antiguos rituales de monjes y sacerdotes y, de forma semejante, los movimientos de esta práctica están determinados por sus raíces históricas. No podrás encontrar el templo que hay en tu interior si no realizas cuidadosamente los movimientos diseñados para adoptar y deshacer cada postura. La respiración, el movimiento y la mirada son los elementos constitutivos del espacio sagrado que hay en el interior del cuerpo. Una vez que alcances tu altar personal, habrá llegado la hora de bajar los brazos, renunciar a tus mecanismos de defensa y abrir tu corazón al poder de la gracia. Todos necesitamos un sitio de reposo para abandonar las armas de destrucción que hemos utilizado contra nosotros mismos y contra otras personas. Necesitamos un lugar para pedir perdón, y no solo ante los demás sino también ante el juez más severo: nosotros mismos. La verdadera salvación está en el altar interior.

Cuando diriges tu mirada hacia la luz de la conciencia espiritual, tu visión cambia, el paradigma de la vida se modifica y, a partir de entonces, tu camino se desvía definitivamente hacia una dirección más serena. Cuando miras atrás y ves la red de *samskaras* que te entrampaba, el poder de tu visión es como un rayo láser que corta las cuerdas del dolor y del sufrimiento. A medida que el cautiverio del sufrimiento se desvanece, empiezas a conquistar tu propia libertad bajo la luz de la sabiduría.

3

LA DIETA DEL ASHTANGA YOGA

La conexión entre la práctica física y la transformación espiritual es una de las experiencias más místicas del yoga. Es difícil definir exactamente cómo se unen el cuerpo, la mente y el alma en cada respiración para producir un cambio de vida trascendental; sin embargo, se trata de un proceso que experimentan los practicantes en todo el mundo. El alto nivel de dificultad del Ashtanga Yoga, combinado con la rapidez con que se realizan las posturas, suele calmar la mente de un modo radical. Después de muchos años de práctica, se crea un espacio de silencio en el corazón que abre la puerta a cambios vitales muy importantes. Jois rara vez nos aconsejaba explícitamente que modificáramos algún aspecto de nuestra vida; se limitaba a esperar pacientemente a que el yoga produjera efectos específicos en cada uno de sus alumnos y que nosotros formuláramos las preguntas. Dejaba que los estudiantes avanzaran a su propio ritmo hacia la transformación total en vez de aplicar un enfoque rígido o dogmático de los cambios que se producen inevitablemente en un estilo de vida centrado en el yoga.

En mis numerosos viajes a la India para asistir a las clases de Jois, observé que una de las preguntas más frecuentes de los alumnos se relacionaba con la dieta. Durante las sesiones de preguntas y respuestas, que nosotros llamábamos «conferencias», los novatos que empezaban a sentir los primeros signos de limpieza producidos por la práctica preguntaban a Jois qué alimentos debían tomar. Su respuesta era siempre la misma: una simple dieta vegetariana. Los alumnos podían modificar fácilmente sus hábitos alimenticios en la India, un país en el que alrededor del ochenta por ciento de la población es vegetariana. Una parte del efecto transformador que el viaje a Mysore produce en muchos practicantes se basa en el cambio considerable que supone abandonar de forma radical la dieta norteamericana media para adoptar una dieta basada exclusivamente en alimentos de origen vegetal.

Cuando comencé a practicar Ashtanga Yoga de manera habitual, también me cuestioné los alimentos que ingería. El maestro con el que estudiaba nunca había mencionado nada al respecto. Llevaba cinco meses practicando yoga y cierto día experimenté un efecto particularmente sanador durante una sesión; de pronto, los alimentos que consumía normalmente me parecieron artificiales y poco saludables. A partir de ese momento me dediqué a reflexionar sobre mi relación con la comida. El yoga me ayudó a percibir el trabajo interior de mi organismo y, como consecuencia, advertí claramente que algunos alimentos favorecían la flexibilidad de mi cuerpo y la serenidad mental. Así que comencé a ingerir alimentos más sanos y más equilibrados.

El yoga no es un mero ejercicio físico que requiere una cantidad adecuada de calorías, sino una técnica de conciencia corporal que te invita a sentir tu cuerpo en todos los niveles posibles. La capacidad de experimentar una profunda comunión con el flujo de energía sutil que recorre el organismo, genera una necesidad genuina de tomar alimentos que nutran el alma y descartar todos aquellos que perjudican el cuerpo con el paso del tiempo. Cuando tu práctica de yoga diaria te ayude a percibir los efectos nocivos de los alimentos que no son sanos, te sentirás motivado para cambiar tu alimentación.

EL PODER OCULTO DE LOS ALIMENTOS

Ashtanga Yoga invita a los practicantes a profundizar en su propio ser con el fin de identificar su naturaleza divina y eterna. Los alimentos que ingerimos tienen el poder de potenciar u obstaculizar este proceso de autodescubrimiento. Nada de lo que comas podrá dañar la divinidad que mora en tu interior, pero puede limitar la experiencia que tienes de ella bloqueando los canales energéticos de tu cuerpo físico. Aunque los alimentos no representan lo que eres en un nivel más profundo, definen tu forma de enfocar el mundo en el nivel físico. Una de las formas de comunicarte con el mundo es a través de la elección de los alimentos. La práctica del yoga fomenta una mayor toma de conciencia de todos los componentes que son necesarios para preparar un plato. Los practicantes de yoga modifican radicalmente su dieta cuando llegan a sentir que sentarse a comer es un acto de sagrada intimidad con el mundo externo.

El equilibrio y la alegría que nos brindan los alimentos son una celebración de la existencia. Existe un poder oculto en nuestra relación con los alimentos; en cada sabroso manjar que nos llevamos a la boca hay una afirmación sociopolítica latente. Los alimentos que eliges un día cualquiera de tu vida son una representación de tu visión del mundo. Cada vez que te sientas a comer, dices sí a una forma global de ser, alimentarte, vivir y sentir; al mismo tiempo, también dices no a una experiencia más amplia del mundo. Cuando el acto de comer se realiza con respeto, se convierte en una celebración dedicada a homenajear tu potencial superior para la salud y el bienestar.

Las enseñanzas del Ashtanga Yoga definen muy claramente el camino hacia una paz duradera como un viaje largo y heroico que abarca el curso de muchas vidas. Nada de lo que comas podrá llevarte hasta allí en un instante, pero hay alimentos que pueden facilitar el viaje. Como es evidente, el hecho de que una persona prefiera comer manzanas y otra se incline por los filetes no significa que una de ellas sea mejor yogui que la otra. Ashtanga Yoga enseña que todos formamos parte del mismo mundo, estamos hechos de la misma sustancia interior divina y compartimos el mismo corazón humano angélico. Tu dieta y el estado general de tu salud son una parte fundamental de tu aspiración de llevar una vida espiritual. No obstante, el factor más importante a la hora de determinar tu relación con lo divino es respetarte a ti mismo, respetar el mundo natural y mantener un contacto constante con las fuerzas inefables que unen toda la creación. Comer una manzana o un filete no es lo decisivo. Si practicas las asanas y llevas una dieta vegetariana, pero eres una persona mezquina que vive sin tener en cuenta lo divino, la tradición Ashtanga Yoga no te considera un verdadero yogui. Por el contrario, estás más cerca de la esencia de la tradición si eres una persona amable y compasiva comprometida con el camino espiritual, aunque de vez en cuando tomes un filete.

El objetivo del yoga es desarrollar una sabiduría refinada para poder ver claramente la realidad, de modo que un practicante debe saber qué significa la comida en nuestro mundo posmoderno del siglo XXI. Si practicas yoga, no puedes ignorar las prácticas agrícolas y ganaderas que producen los alimentos que ingieres. Los yoguis están potenciando el consumo consciente y abriendo un nuevo nicho de mercado que afecta a las industrias alimenticias de todo el mundo. Resulta fácil y ciertamente reduccionista afirmar que estamos aportando algo bueno al mundo por el mero hecho de comprar en tiendas de alimentos biológicos o comer en restaurantes vegetarianos. La elección de nuestros alimentos es una extensión de nuestros valores, principios y conocimientos.

Lo fundamental es que, como practicante de yoga, eres responsable de todo lo que ingieres. Y lo eres no solo en un nivel personal, por los efectos de los alimentos en tu propio cuerpo, sino también en un nivel local, nacional y global, por los efectos que se producen en la sociedad, la naturaleza y la cultura. El yoga te invita a ser honesto, reflexionar qué tipo de sistemas apoyas y asumir conscientemente todo aquello en lo que crees. A medida que empiezas a sentir más empatía por el mundo que te rodea, tu conciencia evoluciona y te conecta con todos los seres sensibles. La dieta se convierte en una parte de la relación pacífica que tienes con el mundo.

AHIMSA: LA DIETA YÓGUICA DE LA NO VIOLENCIA

Como ya comenté en el capítulo 2, uno de los conceptos más importantes de los Yoga Sutras es la noción de *ahimsa*, que se traduce literalmente como «no violencia», un concepto que es el primer miembro del camino de los ocho miembros del Ashtanga Yoga. De esos ocho miembros, *ahimsa* es también el primero de los *yamas*, o preceptos sociales, que contribuyen a la interacción ideal del practicante con el mundo. En sánscrito, una letra que se coloca por delante de una palabra altera radicalmente el significado original, convirtiéndolo en su opuesto. Así, *himsa* significa «violencia» o «daño», y *ahimsa* quiere decir «no violencia»; no obstante, también deviene en el significado radicalmente opuesto de violencia, el respeto por la vida. Según la filosofía tradicional, los practicantes de yoga deben defender el principio de *ahimsa* cada día de su vida. La filosofía asume también que todos los seres sensibles tienen alma, y el hecho de hacer daño a otro ser por cualquier motivo se considera un acto violento. Cuando aplicas el concepto de *ahimsa* a la producción de alimentos, resulta fácil decidir ser vegetariano por cuestiones éticas.

> Detrás de la fuerza del cuerpo hay una energía espiritual que nos mantiene vivos. Para acceder a la espiritualidad, debes primero entender el plano físico. Este cuerpo es nuestro templo, y en ese templo está Atman, Dios.
>
> SRI K. PATTABHI JOIS

Es esencial comprender que la opción de llevar una dieta yóguica es una cuestión moral. Esta afirmación procede de los Yoga Sutras y se plasma en el principio de *ahimsa*. *Ahimsa* es mucho más que el mero hecho de no hacer daño; el concepto se puede ampliar para señalar que los practicantes de yoga deben ser una fuerza activa de sanación en el mundo. *Ahimsa* es lo que Patanjali denomina un *mahavrtam* (o «gran juramento»), del que nadie está excluido, independientemente de la clase social, el sexo, el tiempo o el espacio. Esta noble proclamación alienta a los practicantes a trasladar el concepto de no violencia a otro nivel, y realmente hace que el mundo sea un lugar mejor.

La opción ética de llevar una dieta vegetariana pretende ser un reflejo de una forma de vida centrada en el corazón, que cada practicante de yoga consigue finalmente alcanzar.

Ahimsa solo es legítimo como un método completo de interactuar con el mundo circundante. Ser vegetariano no produce ningún efecto si eres una persona violenta que hace daño al mundo.

Y, por otra parte, puedes estar cometiendo un acto de violencia sutil contra ti mismo si te obligas a llevar una dieta vegetariana demasiado estricta. No tiene ningún sentido forzarte a ser vegetariano ni a hacer ninguna otra cosa. El camino del yoga espera con paciencia que llegue el día en que sientas verdaderamente el deseo de cambiar tu estilo de vida para mantener una relación más plácida contigo mismo y con el planeta.

Si se te rompe el corazón al ver que los animales son tratados como meros productos que han nacido para ser cebados y sacrificados, la opción ética de llevar una dieta vegetariana será un cambio acertado. Pero si nunca has pensado en ello, el yoga de cualquier modo te acepta tal cual eres y te ofrece el espacio para ser quien eres.

El compromiso sincero de no hacer daño a otras personas no significa que jamás tendremos un pensamiento negativo ni perpetraremos ningún otro tipo de acto violento. El juramento atemporal de *ahimsa* surge del reconocimiento esencial de que podemos elegir cómo vivir nuestra vida. El consejo que Jois daba insistentemente a sus alumnos era que adoptaran una simple dieta vegetariana y evitaran hacer daño a otras personas.

Los practicantes de yoga reciben el consejo de ser plenamente conscientes de las consecuencias kármicas de cada acción. Cuando se matan animales para el consumo humano, cada consumidor carga con el karma negativo asociado con su muerte. Cuando comes un animal, compartes la responsabilidad de su sacrificio. Si amas a los animales, la única causa posible para aceptar desaprensivamente que se conviertan en productos alimenticios es que no los consideras seres sensibles. Ashtanga Yoga exige que los alumnos piensen en su conexión con todas las formas vivientes y, a la vez, sientan realmente dicha conexión desde lo más profundo de su ser. Después de esta poderosa toma de conciencia, la ilusión de que los animales no son sensibles cae por su propio peso, y se hace evidente la necesidad de llevar *ahimsa* hasta su conclusión más natural, que es una dieta vegetariana.

DAR PREFERENCIA A LOS PRODUCTOS ORGÁNICOS Y LOCALES

Como ya ha quedado claramente de manifiesto, todo el proceso del yoga implica cultivar la propia conciencia interior, y para ello es necesario que seas consciente de tu estilo de vida y del impacto que tiene en el mundo que te rodea. Como consumidor, eliges los productos a los que quieres brindar tu apoyo y que deseas formen parte de tu vida. Todos los alimentos que ingieres han pasado por numerosas manos, han atravesado países enteros y varios sistemas socioeconómicos. Si comes una manzana, ha sido cosechada por un agricultor o una máquina. Si tomas carne, alguien ha matado al animal o ha puesto en marcha una máquina para que lo hiciera. Si tomas mantequilla, ha sido procesada por una máquina o una persona. Por otra parte, existe un sistema de distribución que lleva los alimentos a las tiendas o los supermercados donde tú los compras. Toda la energía y el tiempo que se requieren para producir los alimentos que consumes dejan una marca en la Tierra. Cada producto que adquieres constituye una declaración de lo que tú consideras valioso.

La práctica del yoga debería aclarar tu criterio para que puedas reconocer cuál es el camino que mejor se alinea con *ahimsa*.

PAUTAS AYURVÉDICAS

Jois nos enseñaba que el yoga conduce al autoconocimiento. Cuando observaba que los alumnos ya estaban preparados, les recomendaba que estudiaran ayurveda, un sistema hindú de salud y sanación que tiene mucho en común con la filosofía del Ashtanga Yoga. También decía que el Ashtanga Yoga y el ayurveda eran «amigos». Ambos se remontan a más de cinco mil años de antigüedad. El estudio profundo del ayurveda excede el ámbito y la intención de este libro, pero compartiré algunos aspectos claves de este sistema que ofrecen información sobre las pautas dietéticas de la práctica tradicional del yoga.

El ayurveda afirma que todos los seres humanos se encuentran entre dos fuerzas poderosas: por debajo la tierra y por encima el cosmos, o el plano solar. Los alimentos son una manifestación de la unión de esas dos energías y abarcan dos espectros: pueden estar cerca de la tierra o próximos al sol, cerca de la fuente o lejos de ella. Por ejemplo, los alimentos más densos son terrenales e incluyen productos animales, como la carne y los productos lácteos, pero también las hortalizas de raíz que crecen por debajo de la tierra. Los alimentos más ligeros, como las hortalizas para ensaladas y las de hoja verde que crecen por encima del suelo, las frutas y los zumos de frutas y de hortalizas verdes, están más cerca del sol. Dichos alimentos llegan a ti prácticamente sin procesar y retienen la energía solar. Los productos muy procesados, como las conservas y los alimentos congelados, están muy alejados de su fuente original natural. En la tradición ayurvédica, los alimentos que han estado almacenados durante intervalos prolongados se consideran una causa de desequilibrio, debido a la cantidad de tiempo que ha transcurrido desde que fueron separados de su fuente original.

> **LOS TRES *GUNAS***
> - *Sattva* (pureza)
> - *Rajas* (pasión)
> - *Tamas* (inercia)

Algunos alimentos fomentan el equilibrio corporal y otros, en cambio, producen desequilibrio. Por ejemplo, el café acelera la actividad cerebral y desequilibra la mente. Lo mismo sucede con las cebollas y los ajos, que, aunque son alimentos terrenales, en ocasiones pueden potenciar el deseo y la codicia.

La mejor dieta para los practicantes de yoga tiene como principal objetivo la realización espiritual; en la tradición ayurvédica se la denomina dieta sátvica. El ayurveda establece que el universo material tiene tres cualidades llamadas *gunas*. Se las conoce como *sattva* (pureza), *rajas* (pasión o cambio) y *tamas* (oscuridad o inercia).

Los alimentos sátvicos son los más puros y adecuados para un practicante comprometido, porque nutren el cuerpo y serenan la mente. Estos alimentos son básicamente productos vegetarianos suaves, como los cereales, las frutas y las hortalizas frescas, los productos lácteos orgánicos, las legumbres, los frutos secos, las semillas, la miel y las infusiones. Los alimentos sátvicos no solo se limitan a los que proceden de una fuente vegetal incluyen también productos frescos, orgánicos e integrales. No obstante, me parece conveniente señalar que, en realidad, lo más importante es que la comida se prepare con amor.

La segunda categoría, *rajas*, contiene alimentos que preparan el cuerpo y la mente para la guerra y el deseo. En la antigua cultura hindú se asociaba a las clases guerreras, gobernantes y comerciantes. Incluye sabores picantes, amargos, agrios, secos, salados y especiados, además de cafeína, pescado, huevos, sal y chocolate. Comer rápidamente también se considera rajásico.

La tercera categoría, *tamas*, comprende la carne roja, el pollo y el cerdo; el alcohol, la cebolla y el ajo; los alimentos fermentados, muy procesados, en conserva, rancios, duros y muy fritos, y también los aceites rancios. Se considera que los alimentos tamásicos merman la fuerza física, la conciencia mental y la concentración en el plano espiritual. Comer en exceso es una conducta tamásica, y ciertos trastornos alimenticios también se incluyen en esta categoría.

Es importante considerar esta filosofía alimenticia en el contexto de la cultura y la historia de la India. Tal como sucede con cualquier información nueva, debes apelar a tu propio sentido común para valorar hasta qué punto la dieta yóguica es adecuada para ti.

Además de los alimentos, existen ciertas actividades y acciones que ponen en marcha los *gunas*. Estas tres manifestaciones de la forma física son fluctuantes y nuestras acciones, pensamientos, emociones, hábitos alimenticios y conciencia afectan a las sensaciones de nuestro cuerpo. Realizar nuestras actividades diarias con prisa estimula *rajas*, las postergaciones son un efecto de *tamas* y el equilibrio perfecto es una expresión de *sattva*.

Los practicantes de yoga aspiran a dominar el flujo inevitable de los tres *gunas* y una de las formas más sencillas de influir directamente en ellos es modificar la dieta. El método Ashtanga Yoga empieza pidiéndote que inicies el proceso de autodescubrimiento prestando especial atención a la conciencia interior. No puedes adoptar pautas alimenticias que recibes del exterior sin comprender primero quién eres realmente en tu interior. Una vez que hayas alcanzado un conocimiento sólido de ti mismo, podrás comenzar a integrar eficazmente la dieta ayurvédica en tu estilo de vida. La capacidad de controlar tus hábitos alimenticios se menciona reiteradamente en los textos clásicos de Hatha yoga, donde se describe como un componente clave del poder que ostenta una mente yóguica entrenada.

LIMPIEZA Y PURIFICACIÓN

Cuando el cuerpo está desequilibrado durante un periodo de tiempo prolongado, las toxinas y los materiales sin digerir se acumulan y bloquean el sistema. En principio, esto suele manifestarse en forma de digestiones lentas, pero también como tensión, rigidez o debilidad muscular. Tras años de consumir alimentos desequilibrados que no son sanos, el cuerpo puede enfermar y la mente embotarse y tornarse imprecisa. Ashtanga

Yoga limpia cuidadosamente los diferentes sistemas orgánicos para que el cuerpo recupere un nivel básico de fuerza, flexibilidad y equilibrio. De cualquier modo, en algunos casos excepcionales, puede ser necesario recurrir a otro método de desintoxicación.

El ayuno es una de las formas más fáciles de ayudar al cuerpo a purificarse naturalmente. Existen muchos tipos de ayunos que pueden colaborar en la limpieza de diferentes sistemas orgánicos y energéticos. Lo ideal es que elijas uno que sea el más adecuado para tu dieta habitual. Por ejemplo, no deberías hacer un ayuno total si tu dieta incluye carne, porque esto significaría un impacto demasiado fuerte para tu organismo; podrías simplemente dejar de comer carne o productos lácteos durante un día a la semana. Un solo día sin ingerir dichos alimentos será un punto de partida para sentir tu cuerpo, y puede ser una motivación para producir un cambio más permanente en tu dieta. Después de haber prescindido temporalmente de algunos alimentos y haber cambiado tu dieta por otra en la que abundan los alimentos de origen vegetal, quizás estés preparado para afrontar una limpieza completa del sistema digestivo con un ayuno total para que tu cuerpo se libere de las toxinas que ha acumulado durante mucho tiempo. Aunque hay muchos ayunos beneficiosos, te aconsejo que cuando te decidas a probar esta experiencia lo hagas bajo la supervisión de un nutricionista diplomado. A continuación, presento un ayuno que es fácil de realizar.

Se trata de una limpieza de ocho días, e incluye dos días de ayuno completo. A lo largo de estos ocho días puedes beber tanta agua y zumos frescos como te apetezca pero debes renunciar a las bebidas que contienen azúcar refinado, cafeína y chocolate. El primer día no tomes ningún producto lácteo ni alimento de origen animal. El segundo día no tomes cereales e ingiere exclusivamente hortalizas y fruta. El tercero toma únicamente fruta. El cuarto y quinto come fruta fresca y bebe solo agua e infusiones. El sexto toma solo fruta. El séptimo fruta y hortalizas. El octavo día puedes volver a tomar cereales.

Cuando hayas completado esta limpieza, pregúntate si te apetece volver a incluir productos lácteos y cárnicos en tu dieta. Si la respuesta es afirmativa, procede con precaución y conciencia; comienza tomando cantidades muy pequeñas de esos alimentos y apunta en una libreta el efecto que tienen en tu cuerpo. Por ejemplo, puedes comparar el estado emocional, el nivel de energía y las sensaciones físicas que tenías antes y después de consumir productos lácteos y alimentos de origen animal. Escribe un diario durante y después de la limpieza describiendo el efecto de los diferentes alimentos sobre tu mente y tu cuerpo. También apunta cómo se cultivaron y procesaron los alimentos, y si se produjeron de una forma no violenta.

La práctica del yoga comprende también otras técnicas de limpieza conocidas como *kriyas*, que liberan al cuerpo de los residuos acumulados. Algunos alimentos muy procesados y cargados de sustancias químicas no se digieren adecuadamente y pueden crear una arenilla que se estanca en el tracto intestinal, reduciendo la capacidad de absorber los nutrientes y demorando el proceso digestivo. Uno de los *kriyas* (*nauli kriya*) implica amasar los músculos abdominales de una forma específica para masajear los órganos internos y los intestinos; estos últimos se tornan más flexibles y elásticos y liberan todos los materiales residuales que se han acumulado en ellos. Otra técnica (*neti kriya*) consiste en irrigar las fosas nasales para eliminar las mucosidades y otros residuos alojados en la cavidad nasal. Es muy útil para personas que sufren trastornos crónicos como sinusitis, jaquecas, tos, congestión y asma. La práctica de *kriya* también es aconsejable si sufres congestión nasal y consumes grandes cantidades de alimentos que generan mucosidades en el organismo, como son los productos lácteos fríos. Jois nunca recomendaba practicar los *kriyas* a los alumnos curiosos que querían experimentarlos por el mero interés de conocerlos, sino exclusivamente a las personas que estaban realmente enfermas.

Cuanto más cerca esté tu dieta de los principios sátvicos, menos necesidad tendrás de recurrir a la limpieza de tu cuerpo. Prácticamente todo el mundo puede beneficiarse de un periodo de limpieza y ayuno. Una ayuda inestimable para la evolución de la conciencia, que es la clave para el camino del yoga, es desarrollar una mayor sensibilidad en relación con el proceso de la digestión y la asimilación.

PRACTICA YOGA, CURA EL PLANETA

Aunque lo que introduces en tu cuerpo no es todo lo que eres, así como tu ropa o tu trabajo tampoco constituyen la naturaleza esencial de tu ser, los alimentos que ingieres son una especie de extensión de tu ser en el mundo. Los productos que eliges reflejan las estructuras sociopolíticas que apoyas con el dinero que gastas en la tienda de comestibles o en el supermercado, además de crear los cimientos de tu cuerpo físico. Cuando los alimentos pasan a través de la membrana permeable de tus intestinos, tu boca o tu estómago, en un sentido puramente físico, te conviertes en lo que comes. Aunque tu espíritu y tu ser no están compuestos por esa materia física densa, el origen del cuerpo es terrenal y está muy influenciado por los productos que consumes. Por lo tanto, tu espíritu se expresa en tu organismo, y su manifestación recibe la influencia de los alimentos que ingieres.

Aunque no siempre lo parezca, tú decides absolutamente qué entra en tu vida. Eres responsable de todas tus decisiones, especialmente de las que se refieren a la alimentación. Solo tú tienes en cada momento el poder para que un estilo de vida equilibrado sea tu mayor prioridad. Ningún hábito relacionado con la comida, ni de cualquier otro tipo, es más fuerte que tú. Los alimentos son mucho más que calorías, grasas y proteínas. La salud es mucho más que ejercicio físico. La felicidad es el escurridizo elixir de la vida que siempre has perseguido, y el yoga es el verdadero camino para llegar hasta ella. A través de los alimentos que eliges puedes descubrir exactamente cuánto valoras tu existencia y ver con claridad hasta qué punto te permites nutrirte, rejuvenecer y celebrar la vida, en el sentido más profundo del ser. Eres un ser poderoso que crea conscientemente su vida. Al asumir la responsabilidad de los alimentos que ingieres, recuperas la experiencia directa de tu poder personal en el momento presente.

Cuanto más consciente eres de los alimentos que consumes, adquieres una perspectiva más amplia del estilo de vida que propone el yoga. La idea es tener una vida más feliz y más sana, y ser mejor persona. La opción de ser vegetariano (o de no serlo) se debe integrar cada día de tu vida en una comprensión más amplia del tipo de persona que quieres ser. El poder de tus decisiones no recae en los alimentos, sino en tu estado mental y en tu manera equilibrada (o desequilibrada) de enfocar la vida. Los alimentos que decides consumir nunca deberían provocarte la sensación de estar solo en el mundo. Existe una forma de sostener tu intención de llevar una vida espiritual y, al mismo tiempo, disfrutar de la cena de los domingos en la casa de tu madre, con o sin carne. Vivir de acuerdo con *ahimsa* significa también eliminar de tu diálogo epicúreo el sentido de lo justo y de lo recto. El fin del Ashtanga Yoga es enseñar el equilibrio y no la división. Si existe una voz en tu cabeza que separa el mundo en bueno y malo según las opciones alimenticias, todo el camino sanador del yoga habrá fracasado. El objetivo del yoga es vivir de una manera pacífica y equilibrada y, por ello, todos tenemos que superar cualquier división rígida y aprender a llevarnos bien con todas las personas que nos rodean. Situarse en el corazón del mundo espiritual no significa montarse en un caballo de buen porte y predicar sobre lo que deben o no deben hacer los demás. Cuando juzgas a otras personas porque consideras que sus elecciones son inferiores a las tuyas, pierdes la relación que mantienes con ellas. Cuando te apartas de su vida argumentando que ellas están equivocadas y tú transitas por el camino correcto, te comportas de una forma hostil, señalando una separación que no se diferencia de una guerra personal. La rivalidad y la hostilidad no forman parte de una vida espiritual.

La mejor enseñanza de Jois es el ejemplo que nos ofreció en cada momento de su vida. La sensación de paz que lo rodeaba era como un aura de bondad y gratitud. Y aunque llevaba una dieta vegetariana (como la mayoría de las familias hindúes espirituales) y también la recomendaba, no era solamente el alimento lo que le proporcionaba su aura. Había algo más; los alimentos eran una mera expresión y extensión de su pacífico mundo interior.

En un sentido, los alimentos realmente solo pueden nutrirte en la medida en que estés abierto a ser nutrido por ellos. La salud es equilibrio y el yoga enseña al cuerpo y a la mente a reconquistar su estado natural de armonía. La salud es un equilibrio dinámico que incluye los alimentos, las funciones orgánicas, las cualidades físicas, las emociones, los pensamientos, el trabajo, el amor, las relaciones y las diversiones en un ámbito que oscila de forma constante. La idea subyacente de equilibrio se refuerza mientras aprendes a mantener el cuerpo y la mente unidos en las desafiantes posturas del yoga. A medida que consigues mantener la estabilidad en las posturas, tienes que aprender a acercarte a tu cuerpo de un modo nuevo y más equilibrado. Los cambios en la vida comienzan a producirse a través de esta nueva forma de movimiento. Cuando aprendes a tratar tu cuerpo de una manera diferente durante la práctica, también aprendes a tratarlo de otro modo fuera de la sala de yoga. Ashtanga Yoga inspira a los practicantes el deseo de tomar conciencia de su alimentación para adoptar una forma iluminada de alimentarse. Sin embargo, el yoga por sí mismo no es una solución mágica; te ayuda a transformar tu vida siempre que estés dispuesto a aplicar las lecciones que aprendes sobre la esterilla en todas tus experiencias diarias. Ashtanga Yoga enseña a los alumnos a considerar los alimentos desde una perspectiva que implica un estilo de vida yóguico. Si te sientes más a gusto consumiendo alimentos orgánicos de origen vegetal para disfrutar de un estilo de vida equilibrado, puedes considerar que la práctica de yoga está resultando efectiva.

4

EL VIAJE ESPIRITUAL DE LAS ASANAS: EL YOGA MÁS ALLÁ DE LAS FLEXIONES

A primera vista, el yoga puede parecer una buena forma de doblar y girar tu cuerpo para mejorar tu forma física y conseguir mayor flexibilidad. Muchas personas se deciden a practicarlo al ver los cuerpos esbeltos, firmes y delgados de los instructores de yoga y los alumnos que llevan años en el camino, con la esperanza de llegar a tener una figura similar. Y, aunque algunos llegan a él simplemente por una cuestión física, la esencia del yoga es una investigación espiritual honesta del ser interior. Su potencial superior es una conexión constante con la mayor fuente de la divinidad que podemos conocer y experimentar. Si practicamos con diligencia durante varios años, el yoga nos conecta con un lugar interior imperturbable y eternamente sereno. Pero si lo practicamos sin la intención de alcanzar una verdadera paz interior, se utiliza la apariencia exterior del cuerpo como un fin en sí mismo, y esto tiene más que ver con los deportes y la gimnasia que con el yoga tradicional.

A mí me encantan los deportes y la gimnasia y creo que los atletas más competentes son personas profundamente espirituales y muy conectadas consigo mismas. No obstante, aunque el cuerpo puede realizar hazañas atléticas a través de la práctica del yoga, la distingo claramente del atletismo. Resulta tentador crear una rutina de ejercicios basada en las técnicas de yoga con el objetivo de estirar y fortalecer el cuerpo; pero no hay que olvidar que es imposible separar los beneficios más profundos del yoga de la verdadera intención que hay tras ellos: el objetivo de alcanzar la paz interior. El hecho de tonificar el cuerpo o perfeccionar el rendimiento físico nunca representa un fin en sí mismo. El yoga realmente te enseña a liberarte de los apegos y de la identificación con tu propio cuerpo, tu mente y tus emociones, y te ayuda a aprender a identificarte con el asiento interior del alma. Al aceptar el desafío de traspasar los límites conocidos del cuerpo, aprendes que no estás atado a tu forma física. Cuando te enfrentas a tus límites mentales y emocionales para trascenderlos («no puedo hacerlo» o «esta postura es demasiado difícil»), consigues una experiencia directa de tu potencial ilimitado para la grandeza y la excelencia. El yoga es un camino para liberarte de tu apego a la mente y a lo material; es una puerta que conduce al mundo interno y a una vida consagrada a la paz interior.

La forma física y las posturas resultan muy útiles a lo largo del camino, pero no son el objetivo final. Si no eres una persona de bien, sencillamente no tiene ninguna importancia que los tendones de tus pantorrillas sean largos y flexibles o que tu cuerpo esté en excelente forma física. Y a la inversa, una persona que practica el nivel más básico de yoga pero tiene una intención sincera de llevar una vida más compasiva y pacífica puede ser un yogui consumado. En Mysore, cuando algún alumno entusiasta traía fotos de contorsionistas o de personas extremadamente flexibles para mostrárselas a Jois y a su nieto Sharath, Jois se dedicaba a mirar detenidamente la imagen mientras fruncía el ceño. Luego relajaba el entrecejo y decía: «Eso no es yoga. Son meras flexiones. Yoga significa autoconocimiento».

> El yoga sin la filosofía de la liberación que lo sustenta no es más que meras flexiones.

ESTIRAR LA MENTE

Aun cuando los alumnos parezcan estar subyugados únicamente por la apariencia de una postura, suelen expresar silenciosamente un profundo anhelo interior. Algunos sistemas culturales consideran inaceptable dedicarse al estudio de lo espiritual bajo una religión «alternativa», pero pueden permitir (o incluso alentar) que sus seguidores trabajen y hagan ejercicio físico para estar más sanos y sentirse mejor. El yoga es adecuado porque se trata de un sistema no religioso y aconfesional que potencia la salud del cuerpo, la paz mental y la ecuanimidad de las emociones. Además, ofrece una herramienta inapreciable para contribuir a que los seguidores de todas y cada una de las religiones alcancen el noble objetivo que tienen en común: vivir su vida bajo la luz de Dios y reconocer la divinidad interior diariamente. Este es el objetivo de todos los practicantes comprometidos con el yoga, y se consigue mediante una investigación constante del ser interior a través de la experiencia directa diaria.

Cuerpo y mente son las dos caras del espíritu humano. Los practicantes de yoga mantienen un cuerpo sano con la misma intención con que los monjes barren el templo para que el espíritu pueda vivir en un espacio limpio y claro. Es un error pensar que el único objetivo de las *asanas* de yoga es llegar a tener un cuerpo fuerte y flexible. Como es evidente, llegarás a tenerlo si practicas yoga pero si te concentras exclusivamente en la agilidad que aspiras alcanzar, perderás el verdadero regalo del yoga: la paz interior basada en la conciencia eterna de tu verdadera identidad como ser espiritual. La transformación física que se produce gracias al yoga no es el resultado de técnicas de tonificación específicas; se origina cuando disuelves y superas patrones emocionales y psicológicos profundamente arraigados. Tu cuerpo cambia a medida que tu mente evoluciona.

Como es natural, la relación es recíproca. Las actitudes dictatoriales rígidas, los sistemas de creencias que no aceptan dudas ni modificaciones, los prejuicios y las ideas preconcebidas, los resentimientos, los insultos y los daños que no han sido perdonados, las emociones no contenidas que dan lugar a explosiones, todo ello suele ponerse de manifiesto como tensión y rigidez corporal. Hay diversas formas de liberarse de este tipo de patrones y del estrés: a través de la liberación emocional, de los actos de perdón, de la comprensión intelectual, del silencio profundo y reposado de la meditación o del camino del yoga. Todos estos métodos tienen un requisito común —el coraje— porque cuando las creencias antiguas comienzan a resquebrajarse y el estrés empieza a desaparecer, suelen emerger imágenes y emociones que no resultan muy agradables. R . Sharath Jois solía decir: «Una persona valiente es un yogui que interioriza todos los sentidos e intenta percibir la pureza interior. Cuando nos dedicamos a mirar a los demás, nos hemos perdido a nosotros mismos y también hemos perdido nuestra pureza interior. Con la práctica del yoga conseguirás lentamente separarte de todo y mirar dentro de ti para intentar alcanzar la forma más pura».

El fin del yoga es que tu mente sea fuerte y constante, y que esté concentrada en un único foco de atención. La intensa concentración que exigen las difíciles posturas del yoga te pone a prueba y, a la vez, entrena tu mente y tu voluntad espiritual. Cuando tu mente es fuerte y clara, puedes acometer cualquier tarea que te propongas; pero si tu mente es débil, flaqueará y retrocederá ante el primer signo de adversidad. Recorrer el camino completo hacia la realización espiritual requiere algo más que una mente fuerte; también es necesario un corazón valiente capaz de soportar las pruebas del alma.

Los practicantes espirituales a menudo sienten una conexión íntima con su maestro, y su sola presencia los hace sentir mejores personas. Se dice que la presencia de un verdadero maestro inspira a los discípulos a dirigirse hacia la grandeza que hay más allá de los límites de todo lo que ellos reconocen como verdadero y real. Cuando conocí a Jois, mi corazón se abrió, permitiendo que me dedicara más profundamente al camino del yoga y estabilizando mi práctica en los momentos de duda. Esa fe devocional que fluye desde el centro del corazón es lo que te permite creer en la práctica cuando las cosas se tornan difíciles. El corazón estabiliza la mente y otorga sentido a la necesidad de permanecer centrado.

El yoga es un camino de autorealización que únicamente se puede lograr mediante la unión de cuerpo, mente y alma. La mente ilumina el camino, el cuerpo da los pasos y el corazón valiente abre todas las puertas necesarias para conquistar el resultado imperecedero de la paz interior. El corazón templa la fuerza con compasión, la sabiduría mediante el apoyo y la flexibilidad con equilibrio. Sin una intensa conexión con el corazón, el camino espiritual permanece vacío. Nuestra capacidad de empatizar con otras personas, de cuidarlas en tiempos de necesidad y de estar cerca de nuestros prójimos ejemplifica lo mejor de la naturaleza humana. El propósito del camino del yoga es llevarnos a lo más profundo de este delicado espacio interior.

TRANSITAR EL CAMINO ESPIRITUAL

Una vida dedicada a la autoinvestigación espiritual puede parecer la antítesis de todo aquello que nos han enseñado. Introducir cambios que conducen a un estilo de vida más equilibrado supone el riesgo real de enemistarse con las personas que has dejado atrás. Pero el camino no te pide que juzgues a los que siguen un recorrido diferente al tuyo; el yoga te invita a que tengas el coraje de sentir cuál es la senda que te lleva a tus propios sueños y, al mismo tiempo, a dar espacio a los demás para que ellos también puedan alcanzar los suyos. Cuando eliges por ti mismo, eso es exactamente lo que haces: elegir para ti. Sin embargo, cuando intentas elegir para otros, obligándolos a recorrer tu propio camino, una pequeña parte de ti considera que ellos están equivocados, simplemente porque son diferentes. Por el contrario, la aceptación significa mantener todo dentro de un campo de amor y comprensión. El yoga exige que los practicantes más comprometidos lleguen a tener un corazón más compasivo.

Los verdaderos yoguis aman la vida y son una fuerza de cambio positivo en el mundo. Sus propias vidas están inspiradas por la integridad y la intención; nunca exigen a los demás que imiten su camino y, en cambio, celebran la maravillosa diversidad de la vida. En cierto sentido, toda la práctica es una gran preparación para el momento en que llegues a amar todo tu ser, incluidas las inseguridades, los defectos y demás. El yoga es efectivo cuando consigue que tu corazón sea lo suficientemente fuerte como para ver la belleza que hay en las grietas del barniz de la felicidad, amar las imperfecciones de la humanidad y, literalmente, contener la dolorosa tristeza del mundo en el centro de tu ser. En algún punto del horizonte de una vida dedicada a la práctica del yoga hay un momento de libertad absoluta donde percibes que todo está realmente bien, aunque parezca estar mal; es un instante en el que eres uno con el pulso del amor como latido eterno del universo, y en el que existe una bienaventuranza infinita en la que te disuelves en pura presencia y paz. Todo lo que debes hacer hasta que llegue ese momento, e incluso a partir de entonces, es sencillamente practicar.

LECCIONES VITALES EN LA SUPERAUTOPISTA DEL YOGA

La iconografía del mundo del yoga transporta a los practicantes potenciales a una escena idílica de lotos en flor y estuarios en los que el agua fluye suavemente. La promesa de una práctica de yoga devota es ese reino paradisíaco de paz interior, que algún día conquistarán todos aquellos que se comprometen honestamente con este camino. Sin embargo, el yoga «real» a menudo se siente más como un espejo descarnadamente sincero de nuestra experiencia vital que como un paseo feliz por el parque. Llega un momento en que todos los practicantes de yoga se enfrentan con conflictos, obstáculos y dolores que les impiden experimentar la gracia y la paz de la vida que hay al otro lado del espejo. La búsqueda del santuario interior es un camino serpenteante que atraviesa directamente el caos, el descentramiento, el sufrimiento pasado y los traumas que creímos haber dejado definitivamente atrás cuando decidimos aventurarnos en el mundo apacible de la espiritualidad. Pero no hay forma de escapar. No podemos buscar la infinitud aparentemente impenetrable fuera de nosotros mismos, debemos dirigir la mirada hacia el interior. El único destello duradero de efervescencia es el paisaje de nuestra propia alma, descubierto y experimentado de primera mano a través de la dedicación diaria y una práctica espiritual honesta. Solo los buscadores más meritorios pueden cruzar el puente que nos lleva a ese mundo tan escurridizo y, a la vez, abrumadoramente ordinario de la paz imperecedera.

Mientras que en la vida real tenemos trabajo, familia y actividades que nos distraen de nuestros demonios latentes, en el silencio del yoga solo nos tenemos a nosotros mismos, y contamos con nuestra respiración y nuestro cuerpo para dirigirnos directamente al corazón de nuestra propia oscuridad. Los mayores desafíos de la práctica del yoga nos ayudan a seguir siendo compasivos independientemente de los resultados, a observar el juego apasionado de nuestra vida sin juzgarlo y a recorrer el camino del medio entre el apego y la hostilidad. El yoga enseña las habilidades necesarias para dominar la mente, de modo que, cuando te encuentres al pie de una montaña aparentemente imposible de escalar, tendrás la fortaleza necesaria para hallar la forma de alcanzar la cumbre.

La vida es como una universidad donde aprendemos diversas áreas de especialización, basadas en nuestros intereses y necesidades de aprendizaje. El yoga se puede entender como un programa de enseñanza que requiere talento, porque nos induce a profundizar en los temas fundamentales. Las lecciones se magnifican sobre la esterilla, hasta que encontramos el corazón valiente que es capaz de afrontarlas. El yoga es un vehículo rápido para el aprendizaje. Cuando sentimos una determinada emoción mientras hacemos una postura difícil, a menudo se desencadena un estado emocional que se repite periódicamente en nuestra vida. Mientras estamos sobre la esterilla de yoga, nos sumergimos en un aislamiento emocional que nos motiva a asumir la responsabilidad de nuestros sentimientos. Cuando no existe nadie a quien culpar y los ciclos emocionales dolorosos del pasado vuelven a manifestarse provocando angustia, la única salida es apuntar el dedo directamente hacia nosotros mismos. En general, resulta más fácil hacerse amigo de los traumas cuando estos reaparecen en el microcosmos de las asanas. En vez de volver a repetir el ciclo de conductas que se ha arraigado profundamente a lo largo de nuestra vida, tenemos la oportunidad de liberarnos del pasado. Si nos concentramos en la respiración, la postura y el foco de atención interior, seremos capaces de permanecer en el momento presente, cultivar una mente equilibrada y desprendernos de las conductas que nos hacen daño.

Durante la tarea de realizar una postura física «imposible» recurrimos a una parte de nosotros mismos que está más allá de lo físico. Después de tocar ese lugar interior eterno, resultará más fácil creer en nosotros mismos la próxima vez que afrontemos situaciones aparentemente imposibles de resolver. Los pequeños momentos y los logros personales nos brindan la prueba empírica de que somos más grandes y poderosos de lo que imaginamos. El yoga nos ofrece la posibilidad de confiar plenamente en nosotros mismos por medio de una serie de movimientos complicados que llegaremos finalmente a realizar con gracia y facilidad.

Siempre habrá posturas y movimientos que supongan un reto, independientemente de cuál sea el nivel de tu práctica. Mientras estaba aprendiendo la cuarta serie en Mysore, nunca pensé que llegaría a realizar una secuencia de movimientos llamada Parivrttasana A y B (postura de torsión alrededor de la columna). Este movimiento, que es digno de un número de circo, incluye una serie de posturas sobre las manos, flexiones hacia atrás, torsiones y flexiones espinales, una detrás de otra; cada vez que lo intentaba me bloqueaba de tal modo que me resultaba imposible efectuar fluidamente la serie completa. Recuerdo que Sharath me decía que siguiera moviéndome a pesar de todo y, sin que yo supiera qué era lo que estaba sucediendo, mi cuerpo finalmente reaccionó a sus consejos y enseñanzas. Y aunque hubo momentos en los que no estaba muy segura de qué era arriba y qué era abajo, cuál era la izquierda y cuál la derecha, dónde estaba delante y dónde detrás, la postura comenzó a fluir a través de mí. Este movimiento que inicialmente me parecía imposible de realizar llegó a ser posible gracias a la enorme fe que tenía en mi maestro y en el método Ashtanga Yoga.

A lo largo del camino que promueve nuestra capacidad de adoptar posturas imposibles, el yoga nos enseña que la imposibilidad real que nos esforzamos por superar no es meramente física, sino un estado de paz interior completamente imperturbable. La conciencia de la paz eterna es la comprensión paradójica de que el verdadero objetivo

Aprendemos a tener vidas más conscientes e iluminadas practicando yoga en el campo de pruebas de nuestro propio cuerpo.

es inherente al viaje en sí mismo. Para «llegar» a cualquier punto del camino espiritual del yoga que dura toda la vida, debemos aprender una de las lecciones más básicas: que, en realidad, no hay que ir a ningún lugar. Esto inicia el proceso de liberarse de los apegos y del deseo, un recorrido que te proporcionará un estado mental relajado y en paz.

PONER DE MANIFIESTO EL VERDADERO SER

El yoga te muestra el camino, y la comunidad espiritual de amigos y maestros ilumina ese camino, pero eres tú quien debe dar cada uno de los pasos para recorrerlo. Cada paso procede de tu propia fortaleza interior. Cada postura difícil que pone a prueba tus límites no es más que una oportunidad para flexibilizar tu músculo espiritual y potenciar tu iniciativa, con el fin de imaginar una vida que supera todo lo que has conocido hasta el momento.

El progreso a lo largo del camino se pone de manifiesto cuando pagas el peaje y avanzas por la autopista, atravesando el desfiladero de la mente humana. Tú pagas con la moneda de tu propio cuerpo y tu respiración para acceder a la energía ilimitada, al verdadero poder y a la sabiduría compasiva. Tu historia personal deja de ser una tragedia para transformarse en el viaje de un héroe. La práctica del yoga produce la magia de moldear tu vida bajo la nueva luz de la presencia total y te libera de los sufrimientos del pasado. La clara luz de la autoconciencia te permite verte como el ser libre, feliz y sereno que eres.

Si realizas el trabajo diario de manera constante y diligente, llegarás a darte cuenta de que has desempeñado un papel fundamental en tu propia transformación. Los maestros, los guías y los amigos espirituales hacen posible el viaje, pero ni siquiera la mejor de las enseñanzas puede ayudarte si tú no aprendes a integrar las lecciones en tu vida. Recordarás aquellos años en que sudabas copiosamente sobre la esterilla y reconocerás lo lejos que has llegado. Este progreso no se medirá por el grado de perfección de las asanas, sino por tu empeño en conquistar una vida de paz. Quizás no haya mejor manera de promover la autoconfianza que el hecho de saber que eres lo suficientemente fuerte como para afrontar cualquier desafío que se te ponga por delante.

EL VIAJE ESPIRITUAL DE LAS ASANAS

Antes de empezar a practicar yoga no creía en mí misma, ni tenía ninguna forma real de medir mis éxitos o fracasos. Me juzgaba basándome en mi capacidad de obtener resultados externos, y me sentía frustrada cuando no podía conseguir rápidamente lo que creía desear. Después de comenzar con el yoga, fui dándome cuenta de que era dueña de mi propio destino y que mis pensamientos creaban realmente mi experiencia de la realidad, definiendo no solo mi práctica yóguica diaria sino también mi vida. Tuve que aprender a creer en mí antes de conseguir algún logro. Ningún esfuerzo puede producir los resultados deseados si no creemos profundamente en los propios méritos. El obstáculo que se interpone entre tú y tus sueños suele ser la falta de confianza en tu propia persona.

La práctica te devuelve todo lo que has invertido en ella. Si entras en el mundo del yoga con una actitud derrotista, solo conseguirás acumular más derrotas. Si, por el contrario, te acercas a él con una disposición alegre, disfrutarás de una felicidad creciente. Como un microcosmos de la misma vida, el yoga se entiende mejor como un patio de juegos donde pones a prueba las creencias más férreas que tienes sobre tu propia persona y observas qué tipo de resultados obtienes con tu forma de pensar. La práctica habitual te brinda una confianza en ti mismo que supera con creces la autoconfianza que te reporta tu habilidad para acometer determinadas tareas. El yoga te ayuda a conectar con una parte de ti que está más allá de lo físico, un sitio eterno donde se asienta la fe en ti mismo. Todas las posturas empiezan a cobrar sentido únicamente cuando tocas el terreno interior estable de la autorrealización infinita. En cuanto percibes directamente la profundidad de tu alma a través del vehículo del yoga, comprendes de verdad lo que has estado haciendo durante muchos meses y años. El viaje espiritual de las asanas llega finalmente a fructificar cuando experimentas la paz interior duradera.

Siempre sentí que la energía de mi ser se movía de un modo radicalmente distinto cuando Jois me alineaba físicamente y corregía mis movimientos. Era como si las ataduras kármicas del pasado se estuvieran disolviendo. En algunas ocasiones se produjeron cambios físicos reales y medibles, y en otras, cambios energéticos que no soy capaz de describir. Ninguna otra persona consiguió ajustar mis flexiones hacia atrás como él lo hacía y, probablemente, nadie podrá hacerlo jamás. Él me guiaba sin ningún tipo de esfuerzo hacia más allá de mis límites mentales, justo hasta el borde de mis límites físicos; sin embargo, nunca sentí agujetas ni dolores musculares después de las sesiones. La mera presencia de Jois en la sala hacía que todos mis dolores desaparecieran, que todo fuera más suave y más factible.

Quizás no haya mejor manera de promover la autoconfianza que el hecho de saber que eres lo suficientemente fuerte como para afrontar cualquier desafío que se te ponga por delante.

TEORÍA

Si enfocas tu práctica con la intención de realizar la asana perfecta, antes o después fracasarás. Incluso la persona más fuerte y flexible puede lesionarse y, además, llegará el día en que se haga mayor. Con el tiempo, habrá una nueva generación de alumnos más fuertes y más flexibles, pero esto no implica que haya llegado el momento de abandonar la práctica ni de castigarte. Los momentos en que percibimos que hemos fallado, a menudo son aquellos en los que el yoga se manifiesta con mayor intensidad. Algunas veces luchamos por conseguir el cuerpo yóguico perfecto y las posturas perfectas, solo para «perderlos» más tarde debido a una lesión o la edad. Esto nos permite percatarnos de que el verdadero sentido del viaje no tiene realmente nada que ver con las asanas. El yoga te pide que te conectes con una parte de ti mismo que confía en resultados que no se manifiestan de forma inmediata. El único modo de permanecer sereno en las dificultades del presente es tener una fe plena en tu capacidad de alcanzar tu objetivo último, la paz interior. El yoga te muestra cómo creer realmente en ti mismo.

En yoga, nunca te «corriges» ni «mejoras»; lo que haces es revelar tu verdadera naturaleza. El corazón tierno y cálido de la compasión que late intensamente por debajo de cualquier barniz de cinismo, ira o miedo nunca muere. De hecho, permanece contigo más allá de tu forma física y te conduce hacia la siguiente repetición de tu vida. El corazón del yoga es realmente la naturaleza eterna del espíritu humano, y si te conectas con ella cada día, el viaje que has emprendido ya está dando sus frutos.

SANACIÓN PLENA

Acaso hayas decidido incorporarte al mundo del yoga únicamente para mejorar tu forma física o tu salud, pero es probable que antes de que pase mucho tiempo comiences a experimentar el poder transformador de esta antigua ciencia espiritual que trabaja en un nivel profundo de tu ser. No debe sorprenderte que el yoga introduzca cambios en tu vida que superen con creces el aspecto físico. Ashtanga Yoga inicia la transformación del espíritu humano por el cuerpo y, a través de él, llega a la mente y al alma.

Cada persona se acerca al yoga desde un lugar diferente. Es posible que ya estés trabajando con una o varias técnicas con el propósito de mejorar tu vida: la meditación, el vegetarianismo, un programa de mantenimiento físico, taichi o chi kung. O acaso el yoga sea tu primera aventura en el camino de la evolución consciente. En cualquier caso, introducirte en el mundo del yoga es un paso importante para conseguir una vida más centrada, más serena y más gozosa. La fase de iniciación del viaje es tu oportunidad para sentir tu poder mientras creas tu vida momento a momento y vives cada día con tu potencial superior.

El yoga es una invitación abierta a aventurarse en el camino espiritual. No es una servidumbre ni un cautiverio, sino una vía de liberación, un camino que se basa en el conocimiento directo y no en reglas y mandatos. Cuando comienzas a practicar yoga, tu cuerpo desarrolla una mayor sensibilidad y luego te pide que cambies tu estilo de vida por otro más puro. Los códigos éticos y morales tradicionales del estilo de vida yóguico invitan a los practicantes a ser un instrumento de bondad, compasión y sanación en el mundo. El propósito de llevar una vida caracterizada por la paz es comportarse de un modo sincero y espontáneo, algo que los practicantes sienten dentro de sí mismos antes de ponerlo en práctica. Tú no cambias porque tu maestro te lo diga, sino porque el yoga te abre la puerta a una nueva forma de ser que deseas vivir alegre, fácil y relajadamente. El viaje hacia el corazón de loto del yoga es una práctica espiritual que dura toda la vida y produce flores en esta vida y en el más allá. Los pequeños tesoros aparecen cuando intentas realizar posturas complicadas que parecen imposibles, pero que consigues ejectuar con dedicación, con ayuda y con el paso del tiempo.

Se requiere una mente amplia para ver unidad donde hay división, y una perspectiva realmente iluminada para ver paz donde hay guerra. Es necesario tener un coraje inconmensurable para ver sanación donde hay sufrimiento o dolor, y un espíritu noble para ver esperanza donde hay desesperación. Y también es preciso tener un poder ilimitado para ver amor a tu alrededor. El yoga te otorga el poder para llegar a ser esa fuerza de sanación en el mundo.

Segunda parte

LA PRÁCTICA

5

SURYA NAMASKARA (SALUDO AL SOL):
DONDE EMPIEZA TODO

Esta serie de posturas conocidas como Surya Namaskara (saludo al sol) es una introducción al corazón del linaje físico y espiritual del yoga. En un nivel físico, estos movimientos están dirigidos a encender el fuego interior de la purificación (*agni*). Cuando *agni* comienza a arder, la postura y la respiración se combinan para eliminar las toxinas acumuladas en el cuerpo y los pensamientos dañinos. El yoga comienza a obrar su magia transformadora solamente cuando se enciende el fuego interior. El objetivo de la serie de posturas que componen Surya Namaskara es estimular el sistema cardiovascular, calentar los músculos y las articulaciones y dirigir el foco de atención hacia el interior.

En la tradición del Ashtanga Yoga existen dos variantes de Surya Namaskara: Surya Namaskara A y Surya Namaskara B. La serie A es más fácil que la serie B; se puede considerar que realizar cinco repeticiones de cada serie es una práctica completa de yoga. El Hatha yoga tradicional recomienda practicar Surya Namaskara antes del amanecer, o lo más cerca posible de la salida del sol, siempre mirando hacia el este. Dado que el yoga utiliza la respiración, la postura y la mirada para unificar y estabilizar el cuerpo y la mente, el mejor momento para realizar todas las asanas es a primera hora de la mañana, antes de desayunar y de que empiece el bullicio de la vida diaria y las actividades cotidianas. En ese momento, la mente se halla más tranquila y el cuerpo se encuentra en un estado puro tras el descanso nocturno; por otra parte, el aire está más limpio porque los árboles lo han oxigenado durante la noche.

El momento que se dedica a la práctica física diaria es también un reconocimiento del universo heliocéntrico del pasado de la India. Los grandes sabios (*rishis*) de la tradición yóguica colocaron la magnífica presencia del sol en el centro de su comprensión del cosmos. Cada Surya Namaskara es un saludo al ciclo solar constante que da vida a la Tierra y sus habitantes. De todos modos, el simbolismo del elemento *surya* de la práctica no se limita a la mera manifestación física del sol es también una metáfora de la luz interior que adquieren los practicantes que perseveran en la práctica del yoga. Cada Surya Namaskara es una oración destinada a que el practicante desarrolle el brillo interno de la realización espiritual.

El fuego interior de la purificación crea las condiciones perfectas para eliminar toxinas e impurezas del cuerpo y de la mente, y este trabajo de limpieza se equilibra mediante una actitud sátvica o pacífica. El propósito del Ashtanga Yoga es restablecer la salud y equilibrar el cuerpo; Surya Namaskara requiere que los practicantes sean fuertes y flexibles al mismo tiempo. Así se equilibran los aspectos solar y lunar del cuerpo y de la mente.

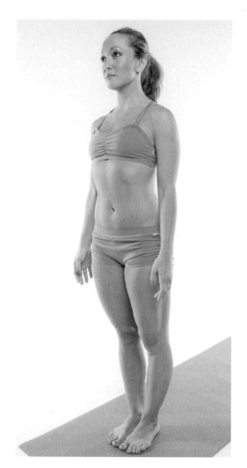

Figura 5.1

SAMASTHITI
Postura erguida
Drishti: abierto

Esta es una postura de pie neutral en la que empiezan y terminan todas las posturas cuando practicas el método vinyasa más tradicional. Cuando se adopta la postura Samasthiti, con las manos en posición de oración y los ojos cerrados, hay que vocalizar los mantras de apertura y cierre (ver el apéndice A). Cada vez que retornas a Samasthiti, vuelves a conectar con el trabajo interior de la práctica, recuperas la compostura mental e inicias la siguiente serie de movimientos desde un lugar de equilibrio. Aunque en otros estilos de yoga la postura erguida se conoce como Tadaasana, en Ashtanga Yoga esta es una postura diferente que forma parte de la cuarta serie y utiliza una rotación externa de las articulaciones de las caderas de ciento ochenta grados, tal como sucede en la primera posición del ballet clásico.

Ponte de pie en la parte anterior de la esterilla con los dedos gordos y los talones de ambos pies en contacto (ver la figura 5.1). Siente la base del dedo gordo y del dedo pequeño y deja que el talón presione naturalmente sobre el suelo, distribuyendo tu peso corporal de manera uniforme sobre los dos pies. Eleva ligeramente la rótula junto con los cuádriceps, evitando la hiperextensión de las rodillas. Contrae la parte inferior del abdomen y el suelo pélvico. Mantén la curvatura natural de la espina dorsal pero evitando que la postura sea rígida. Sube el pecho levemente para que el centro del esternón se eleve y los omóplatos desciendan. Los brazos deben colgar flojos en una posición neutral a ambos lados del cuerpo. Eleva el cuello de forma natural, iniciando el movimiento desde la parte superior de la cabeza. Alinea la columna vertebral. Intenta encontrar la combinación perfecta entre fuerza y relajación. No contraigas ni tenses los músculos; limítate a permanecer en un estado de buena disposición para iniciar la práctica o la postura. Si sientes que tu cuerpo está demasiado tenso, respira profundamente para relajarte.

SURYA NAMASKARA A

El alumno debe fluir a través de cada uno de los movimientos, coordinándolos con la inhalación y la exhalación. La postura del perro con el hocico hacia abajo es la única postura de esta serie que se mantiene durante cinco respiraciones.

Saludo al sol A

El flujo del saludo al sol es rápido y requiere un alto nivel de control. A continuación presento algunos de las posturas más básicas con todo detalle, para ayudarte a comprender la alineación correcta mientras haces y deshaces cada postura. Estas posturas contienen los fundamentos técnicos y anatómicos básicos para otras asanas que son mucho más complejas. Es importante aprenderlas correctamente antes de seguir adelante con el resto de la primera serie.

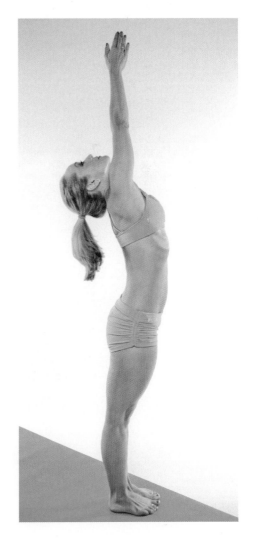

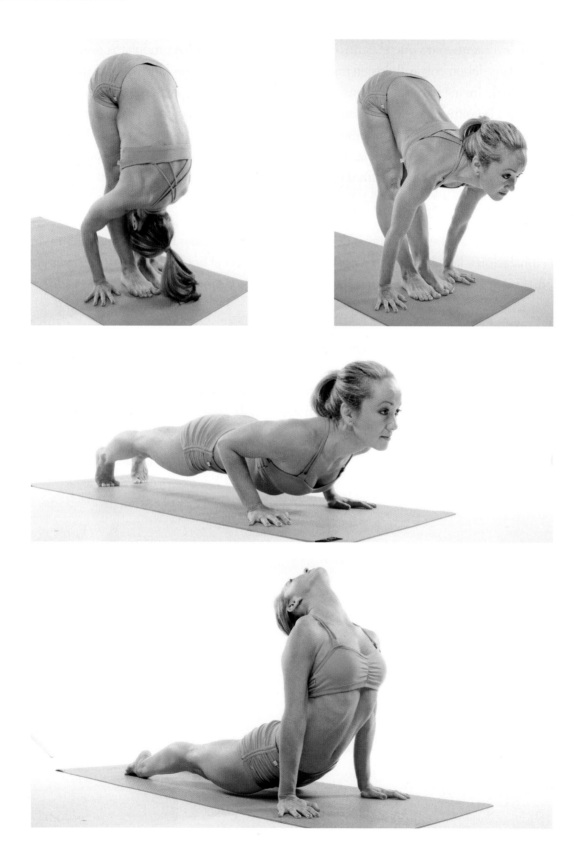

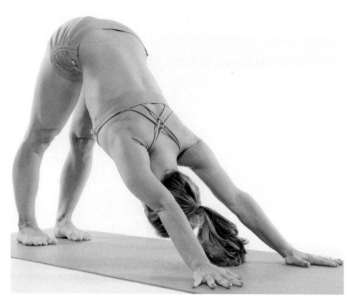

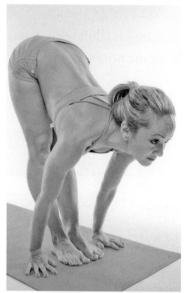

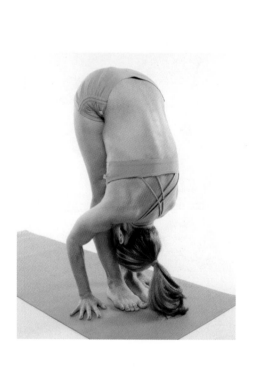

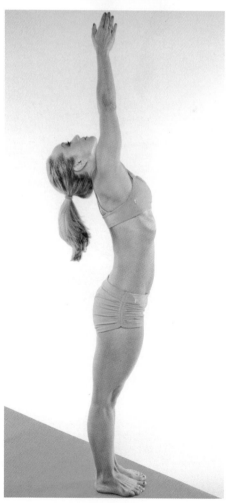

SURYA NAMASKARA B

Intenta fluir entre todas las posturas que componen Surya Namaskara A. Mantén la última postura, el perro con el hocico hacia abajo, durante cinco respiraciones.

Saludo al sol B

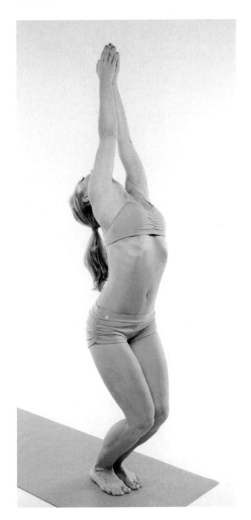

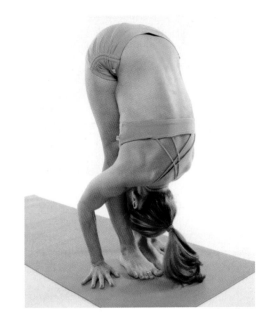

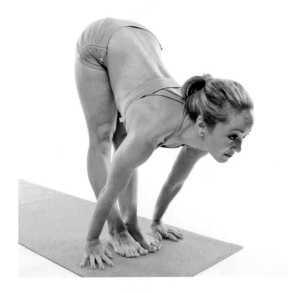

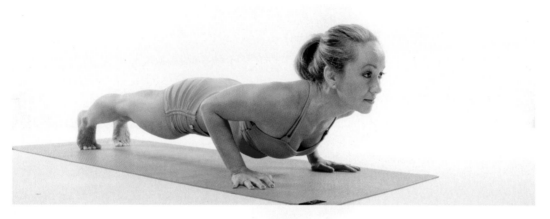

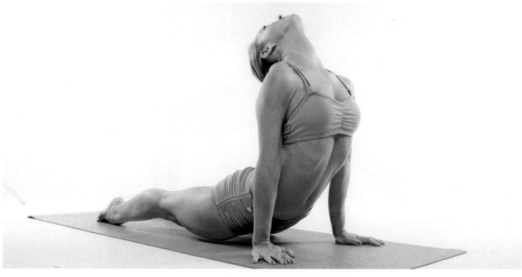

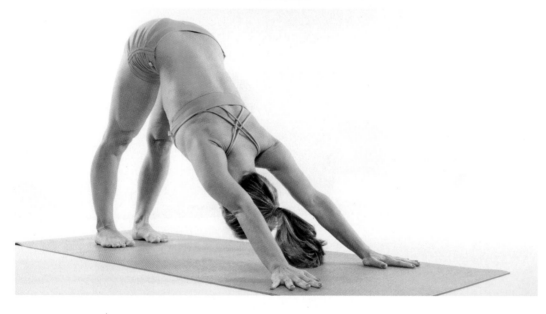

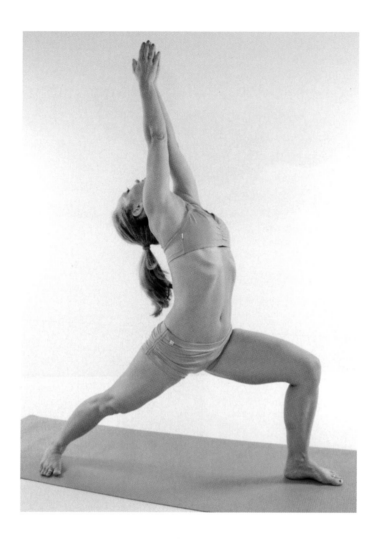

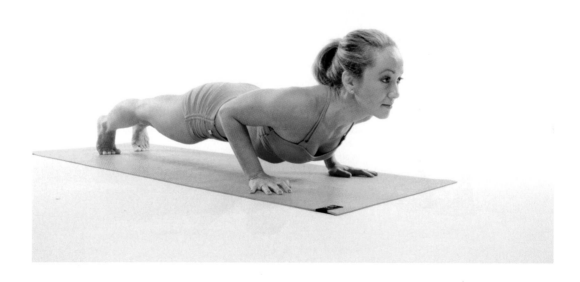

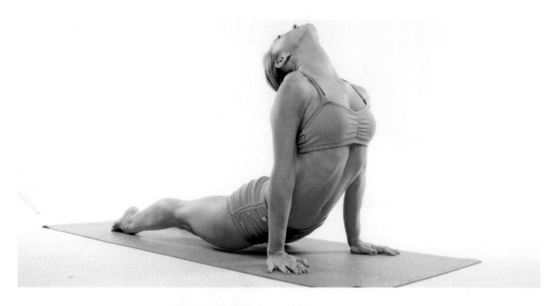

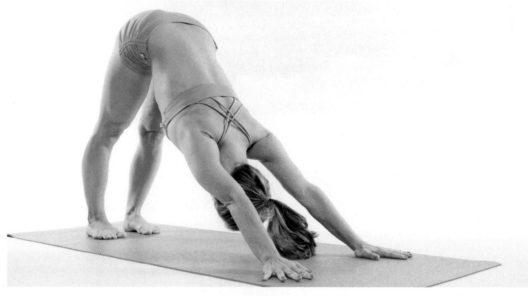

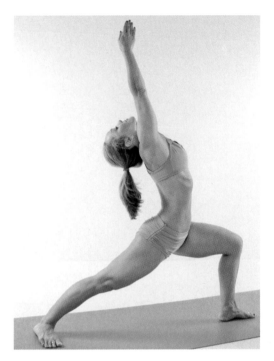

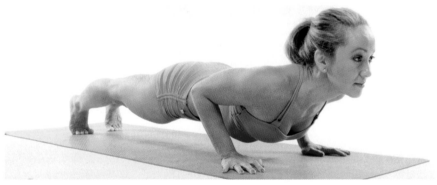

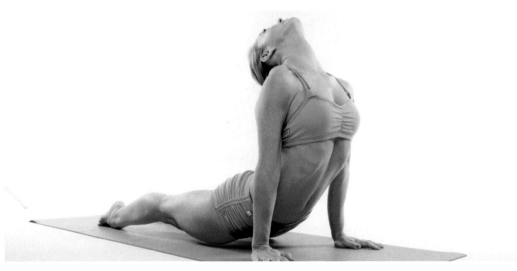

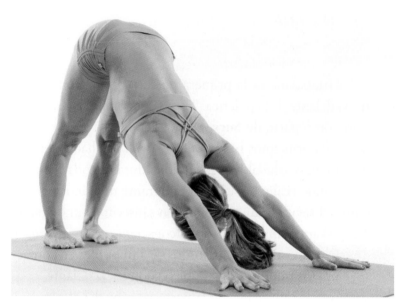

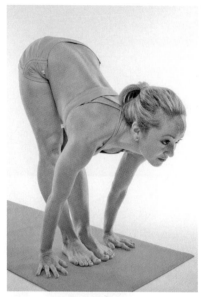

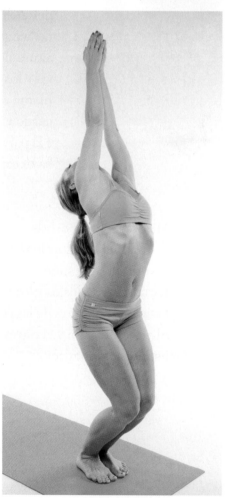

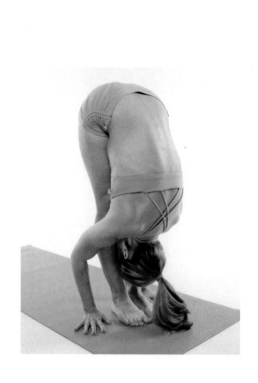

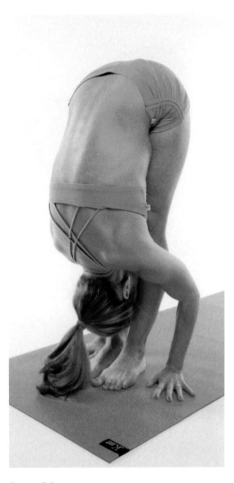

Figura 5.2

UTTANASANA
Flexión de pie hacia delante
Drishti: nasagrai (nariz)

Uttanasana es la primera postura de pie con flexión hacia delante de la práctica. Tradicionalmente se realiza tan solo como parte de Surya Namaskara. Esta postura establece los principios básicos de las flexiones hacia delante, que son muy saludables e ineludibles durante toda la práctica. Cuando realices esta postura durante tu práctica diaria, como el segundo movimiento (en sánscrito *dwe*) de Surya Namaskara A, iníciala de forma consciente y con paciencia.

De pie con los dedos gordos de ambos pies en contacto, eleva los isquiones y haz una flexión hacia delante, contrayendo los músculos de la parte inferior del abdomen y del suelo pélvico y alargando al mismo tiempo los músculos de la espalda. Toca el suelo con los dedos de las manos, a la altura de los dedos gordos. Alarga los tendones de las corvas y los músculos de las piernas, mientras presionas firmemente contra el suelo la base del dedo pequeño, del dedo gordo y del talón de cada pie. Traslada el peso de tu cuerpo a la parte central de la planta de los pies, poniendo a prueba tu capacidad de mantener el equilibrio desde el interior.

Beneficios

- Mejora la osteoporosis
- Estimula el hígado y los riñones
- Favorece la digestión
- Fortalece los muslos y los tobillos
- Estira los tendones de las corvas, pantorrillas y espalda
- Alivia la atención y el estrés
- Estimula la circulación

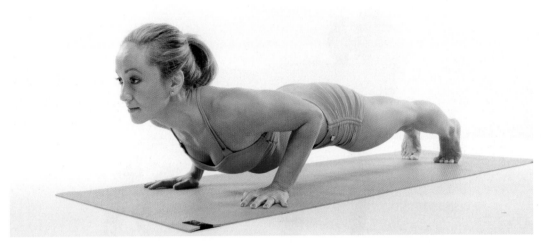

Figura 5.3

CHATURANGA DANDASANA
Postura del bastón de cuatro patas
Drishti: nasagrai (nariz)

Chaturanga Dandasana es una postura básica para desarrollar fuerza, que se repite en ambas series de Surya Namaskara y en el movimiento realizado entre las posturas sedentes. Los principios de alineación establecidos en Chaturanga Dandasana determinarán tu capacidad de realizar posturas mucho más difíciles, como las que implican mantener el equilibrio sobre los brazos y las inversiones. Una alineación deficiente no solo te impedirá desarrollar la fuerza que necesitas, también te predispondrá a lesionarte.

El principal apoyo estructural para esta postura procede de la fuerza de la cintura escapular y de la parte inferior de tu cuerpo. Observa que los músculos de la parte anterior de tu cuerpo intervienen en la postura para soportar tu peso corporal, mientras que los músculos de la espalda colaboran con la alineación (ver la figura 5.3).

Cuando realices el saludo al sol, adopta esta postura saltando directamente hacia atrás, o a partir de la postura de la tabla (ver la figura 5.4) desde *trini*, la tercera respiración y el tercer movimiento del saludo al sol. Si saltas directamente hacia la postura, debes aterrizar en la postura completa con una exhalación. Si llegas a *Chaturanga Dandasana* adoptando primero la postura de la tabla, debes descender hasta la postura completa durante la exhalación. Los pies han de quedar aproximadamente a la misma distancia que las caderas.

Flexiona los pies y coloca los dedos directamente debajo de los talones; evita la tentación de inclinarte demasiado hacia delante sobre la parte anterior de los dedos. Utiliza los músculos de los cuádriceps a modo de soporte estructural para la parte baja de las piernas. Contrae fuertemente el estómago, de manera que los músculos del suelo pélvico intervengan de la forma más activa posible en la postura. Lleva el cóccix ligeramente

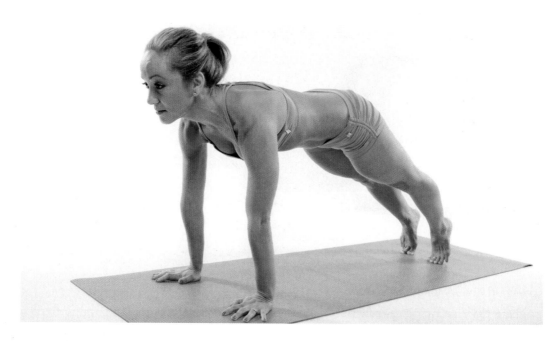

Figura 5.4

hacia abajo para ofrecerle a tu cuerpo un apoyo desde la parte inferior y contrae la caja torácica para que trabajen los músculos que soportan la parte superior del torso, los omóplatos y el resto de tu cuerpo desde la parte inferior. Alinea las puntas de los dedos con la parte superior del esternón y las palmas con la parte inferior. Lleva los omóplatos hacia abajo. El punto donde se unen el omóplato, el brazo y la clavícula es el acromion, la protuberancia que hay en la parte superior del hombro. Esta articulación no soporta ningún peso, salvo cuando está orientada hacia abajo como en esta posición; por lo tanto, debes intentar que apunte directamente hacia delante, manteniendo los hombros en ángulo recto y el pecho abierto.

Es fundamental que desarrolles fuerza en la parte superior del torso en torno a los músculos dorsal ancho (a ambos lados de la región media y baja de la espalda) y serrato anterior (a ambos lados del cuerpo, alrededor de las costillas superiores y por debajo de los brazos) para soportar la cintura escapular en esta posición y evitar así lesionarte los hombros. También deben intervenir los músculos pectorales (que conectan el pecho con el hombro y el brazo) para crear una mayor estabilidad en la parte superior del cuerpo. Finalmente, los músculos deltoides de los hombros deben servir de apoyo para estos últimos. Alarga el cuello de manera que la clavícula se mantenga abierta y la parte media del pecho sobresalga ligeramente hacia delante.

Si eres principiante y no puedes mantener una alineación adecuada en la postura completa, comienza simplemente con la postura de la tabla (ver la figura 5.4). Sigue las mismas instrucciones que he dado para Chaturanga Dandasana, pero mantén los brazos rectos. Puedes llegar a la postura Urdhva Mukha Svanasana directamente desde la anterior o intentar realizar Chaturanga Dandasana completa, después de perfeccionar la alineación mediante este movimiento preparatorio.

Beneficios

♦ Alarga los brazos, las muñecas, los hombros, el abdomen, las piernas y todo el cuerpo

♦ Mejora la atención y la concentración

♦ Perfecciona la postura

♦ Estimula la fuerza central corporal y los *bandhas*

♦ Estimula los órganos abdominales y la digestión

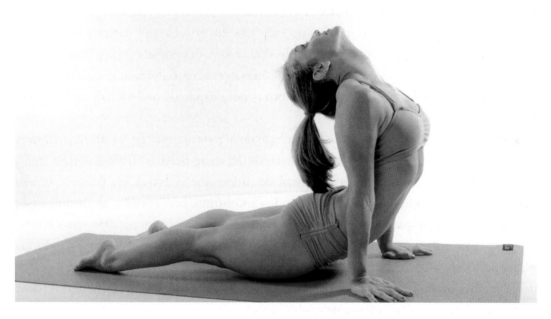

Figura 5.5

URDHVA MUKHA SVANASANA
Postura del perro con el hocico hacia arriba
Drishti: urdhva (hacia arriba)

Tradicionalmente, se llega a esta postura desde Chaturanga Dandasana, y se repite a lo largo de toda la práctica como parte de los vinyasas entre las posturas. Urdha Mukha Svanasana es la primera postura que te ayudará a desarrollar la técnica, la fuerza y la alineación necesarias para las posturas de flexión hacia atrás.

Es muy importante comprender que esta postura aparentemente simple es básica para desarrollar tu habilidad y trabajar más profundamente con la columna vertebral en asanas que presentan un mayor grado de dificultad. Todas las posturas repetitivas contienen los elementos clave de un enfoque sano y equilibrado y forman la estructura necesaria para prolongar la práctica del yoga durante toda la vida. Como en todas las flexiones hacia atrás, aquí lo fundamental no es concentrarse en flexionar la espalda, sino en elevar y extender cada músculo y articulación del cuerpo para facilitar la flexión hacia atrás.

Alinea los hombros por encima de las palmas de las manos y mantén los pies separados a la misma distancia de las caderas. Comienza por presionar la base del dedo gordo contra el suelo. Imagina que tu cuerpo se alarga a través de las plantas de los pies, para que tu energía se extienda hacia el exterior y la parte inferior del cuerpo se estire. Haz que los músculos de las piernas intervengan en el movimiento para que el estiramiento sea mayor.

Cuando estos músculos se activan y se conectan con el flujo de energía, las rótulas se elevan de forma natural, las piernas se conectan con el suelo pélvico y los muslos y la pelvis se elevan. Mantén el cuerpo separado del suelo. Concéntrate en la pelvis y empújala suavemente hacia delante mientras la inclinas ligeramente, teniendo cuidado de no aplanar la columna lumbar. Este movimiento genera espacio en el sacro y en la región inferior de la espalda.

Una vez que hayas conseguido que la base de la postura esté en las piernas, lleva el estómago hacia dentro para activar los músculos del suelo pélvico. Trabaja con los músculos de la espalda sin acortar la columna, de modo que la activación genere espacio entre las vértebras mientras elevas y extiendes la columna hacia arriba, alejándola de la cintura. Baja los omóplatos para estabilizar los brazos. Activa los músculos dorsal ancho y serrato anterior, mientras presionas con las palmas sobre la esterilla, aplanando los nudillos y cogiéndote suavemente al suelo con los dedos. A medida que los omóplatos descienden, el esternón se eleva; desplaza el pecho hacia delante y ligeramente hacia arriba para conseguir esta elevación energética.

Deja que la energía se dirija a la parte superior de la cabeza, extendiendo la columna y el resto del cuerpo. Ten cuidado de mantener el cuello en su sitio cuando estás mirando hacia arriba. Trata el cuello como una parte de la espina dorsal y deja que la elevación y la extensión que causa la flexión hacia atrás llegue a cada una de las articulaciones de tu cuerpo (ver la figura 5.5).

Cuando se hace correctamente, Urdhva Mukha Svanasana favorece que la energía ascienda por la columna vertebral y que se dirija a la cúspide espiritual del cuerpo y del alma, que está en el centro de tu cabeza. La activación neuromuscular necesaria para dar soporte al cuerpo en esta postura crea la base estructural que permite hacer flexiones posteriores más intensas en niveles más avanzados de la práctica.

Beneficios

- ◆ Fortalece la columna vertebral y los músculos de la espalda
- ◆ Mejora la postura
- ◆ Estira el pecho
- ◆ Expande los pulmones, los hombros y el abdomen
- ◆ Estimula los órganos abdominales
- ◆ Mejora la digestión
- ◆ Alivia los síntomas de asma, ciática y cansancio

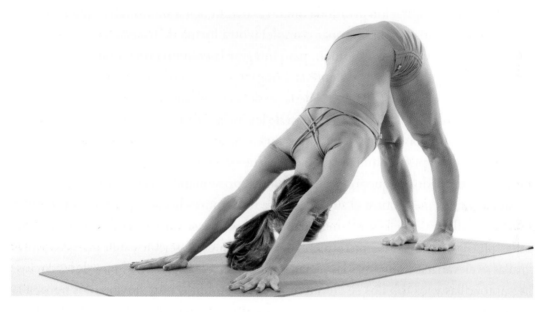

Figura 5.6

ADHO MUKHA SVANASANA
Postura del perro con el hocico hacia abajo
Drishti: nabi chakra (ombligo)

Esta postura se debe sostener durante cinco respiraciones en la serie Surya Na-maskara, y debe realizarse repetidamente a lo largo de la práctica del yoga. Acaso sea la postura más omnipresente de todas las que existen. Su importancia se puede atribuir a sus potentes efectos sanadores. La práctica reiterada ayuda a los alumnos a conseguir un alineamiento más sano de los hombros, potencia el trabajo de los músculos abdomina-les inferiores y de la evasiva región del *bandha*, coloca suavemente la columna vertebral en una semiinversión y estira los tendones de las corvas y la parte inferior de las piernas.

Realiza esta postura directamente después de la del perro con el hocico hacia arri-ba. Para obtener mejores resultados, las manos deben estar separadas aproximadamente a la altura de los hombros y los pies a la misma distancia que las caderas. Lleva los omóplatos hacia abajo y sepáralos lo máximo posible, para crear una sensación de amplitud alrededor del cuello. Afloja los músculos trapecios de la parte superior de la espalda. Distribuye tu peso de manera uniforme sobre el torso, para que los músculos dorsal ancho y serrato anterior le sirvan de apoyo; esto ayuda a mantener los brazos integrados con el torso. Mantén las costillas en una posición neutral para crear un soporte estructural desde la parte inferior y superior del cuerpo. No comprimas ni llenes de aire la caja torácica. Contrae la parte inferior del abdomen para que los músculos del suelo pélvico intervengan en la postura.

Practicar la respiración profunda mientras mantienes la alineación requiere aprender a utilizar la capacidad pulmonar completa; otra forma de hacerlo es simplemente respirar llevando el aire al abdomen, para integrar la columna vertebral. Libera la columna alejándola de la pelvis y siente la elongación que se produce entre cada una de las articulaciones. Las articulaciones de las caderas constituyen el punto de apoyo para la flexión. Profundiza la flexión a la altura de los huesos de la cadera para conseguir una postura más perfecta. Eleva los isquiones para apartarlos de los talones y estira las piernas. Lleva todo el peso de tu cuerpo hacia el suelo, en dirección a la base de los dedos gordos, de los dedos pequeños y de los talones presionando con los pies en el suelo. Presiona con los pies contra el suelo y acerca los fémures hacia la pelvis, para sentir la energía que fluye desde la parte más profunda de esta y se dirige hacia el suelo a través de las piernas. Si todos los movimientos que acabo de describir están integrados, las rótulas se elevan naturalmente, las piernas están más rectas y los tendones de las corvas, las pantorrillas y los tobillos se elevan. Mantén los tobillos muy flexionados pero, a la vez, relajados; el cóccix debe estar en una posición neutral, es decir, sin apuntar hacia abajo ni sobresalir hacia arriba (ver la figura 5.6).

Beneficios

- Alivia el estrés
- Mejora la digestión
- Ayuda a combatir los síntomas de la alta tensión sanguínea, el asma, los pies planos y la ciática
- Fortalece los brazos, las manos, los hombros y las piernas
- Estira los hombros, los tendones de las corvas, las pantorrillas y los tobillos

6

POSTURAS DE PIE:
CREA TU PROPIA BASE

Las posturas de pie de la primera serie del Ashtanga Yoga consolidan la base estructural y los principios de alineación para toda la práctica. Podría decirse que estas asanas conforman el grupo más sanador. Son a la vez fáciles y beneficiosos para casi todos los cuerpos, y puedes dominarlos bastante rápidamente si los practicas de forma continua. Estas posturas, que incluyen flexiones hacia delante de pie torsiones de pie, y rotaciones internas y externas de la cadera, pueden ayudar a curar lesiones crónicas porque estiran y fortalecen todo el cuerpo.

Las posturas de pie desarrollan el sentido del equilibrio, fortalecen las piernas y su conexión con el suelo y fomentan una rotación suave de las caderas. Requieren que el cuerpo se mueva y flexione de diferentes formas para llegar a los puntos de fuerza que hay en el interior de la pelvis, colaborando de este modo en el proceso digestivo y estimulando los órganos abdominales. Esta serie relativamente sencilla de movimientos permite que incluso los principiantes se beneficien del enfoque sanador del yoga. Al adoptar estas posturas durante al menos cinco respiraciones profundas, el cuerpo tiene la oportunidad de volver a nivelar su conciencia neuromuscular. Con el paso del tiempo, las posturas de pie desarrollan un cuerpo sano y equilibrado, fomentan el estiramiento y la apertura de las articulaciones de las caderas, alargan el cuello y la columna y ofrecen un apoyo desde la cintura escapular.

En estas posturas es esencial tener conciencia de la posición de los pies, porque son tu conexión con la esterilla y con la Tierra. Imagina que cada pie está conectado al suelo a través de tres puntos principales: la base del dedo gordo, la base del dedo pequeño y el talón. Cuando presionas con estos tres puntos de manera uniforme sobre el suelo, se crea un trípode sobre el que puedes estar de pie firme y equilibradamente: los bordes externos de los pies establecen un contacto cómodo con el suelo y el arco del pie se eleva de forma natural; en consecuencia, el equilibrio se consigue con menos esfuerzo. Toma conciencia de las acciones que conectan tus piernas con tus pies. Por ejemplo, cuando presionas hacia abajo con la base de cada uno de los dedos gordos, imagina que la energía que proyectas hacia el exterior se desplaza hacia el centro de la Tierra y luego vuelve a ascender en dirección a tu cuerpo.

Deja que ese flujo ascendente de energía se desplace desde los pies hacia el suelo pélvico, a través del borde interior de los cuádriceps (músculos de la parte anterior de los muslos). Es así como las posturas de pie fomentan la fuerza, la flexibilidad y la conexión a tierra. Mi marido, Tim Feldmann, merece un reconocimiento por haber puesto a mi disposición los principios anatómicos de las flexiones hacia delante que se explican en este libro.

A medida que trabajas más profundamente con los principios básicos de las beneficiosas flexiones hacia delante, comprendes mejor su dinámica física. Lo ideal es que todas las flexiones se originen en el interior de la pelvis —el punto de equilibrio está formado por los huesos isquiones, situados en la parte posterior del cuerpo, y las articulaciones de las caderas en la parte anterior—. Los tendones de las corvas se alargan y los músculos de la espalda se liberan de tensión para producir una flexión lo más plana posible. La sensación de elongación y amplitud de las articulaciones es más importante que el hecho de que la cabeza llegue a tocar las piernas.

Para tomar conciencia de la profundidad de las flexiones hacia delante, intenta imaginar que todos los puntos a lo largo de la parte posterior de tus piernas, desde los isquiones hasta los talones, están conectados en una larga línea de energía. De este modo, cuando elevas los isquiones apartándolos de los talones, la parte posterior de las piernas se estira con facilidad. Al plantar los talones firmemente sobre el suelo, creas una base segura para flexionar el cuerpo hacia delante. Contrae la parte inferior del abdomen y el suelo pélvico para crear el soporte y el espacio necesarios alrededor de las articulaciones de las caderas, los isquiones y la región pélvica para generar un movimiento completo hacia delante. Esta conexión entre los isquiones y los talones, facilitada por el trabajo interior del suelo pélvico y el abdomen, te ofrece una imagen anatómica sencilla para que te concentres en ella y utilices el cuerpo de forma más efectiva en todas las flexiones hacia delante.

PADANGUSTHASANA
Postura del dedo gordo
Drishti: nasagrai (nariz)

De pie, con los pies separados a la misma distancia que las caderas, eleva el esternón para alargar la columna vertebral durante una inhalación; esto es *ekam*, la primera respiración de la postura. Sigue elevando el esternón mientras exhalas en *dwe*, la segunda respiración, y comienza a flexionar el torso en dirección a los muslos. Contrae el estómago, inicia el movimiento hacia delante desde las articulaciones de las caderas hasta que llegues a coger los dedos gordos y sujétalos firmemente durante toda la postura. Esta flexión anterior básica utiliza la gravedad para ayudarte a llegar más lejos en la postura.

Los tres efectos importantes de todas las flexiones hacia delante son: la elongación de los tendones de las corvas, la elongación de los músculos de la espalda y la sensación de apoyo y descarga en la parte interior de la pelvis. El punto de equilibrio para la flexión está en la región más profunda de la pelvis, junto a los isquiones. El hecho de contraer el estómago durante la flexión evita que los tendones se lesionen y facilita que la pelvis se libere de la tensión. Sin deshacer la postura, eleva los isquiones, contrae un poco más el estómago y empuja el hueso púbico hacia atrás con el fin de crear una base sólida para el suelo pélvico. Asegúrate de no estirar excesivamente las uniones de los isquiones ni los tendones de la corva.

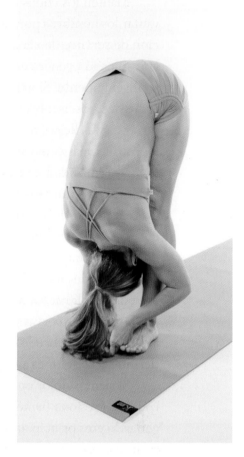

Figura 6.1

Una vez que hayas percibido que el origen de la flexión está en la pelvis, comienza a alargar los tendones de las corvas y a aflojar los músculos de la espalda. Empuja firmemente con los pies contra el suelo para conseguir el trípode de apoyo (base del dedo gordo, base del dedo pequeño y talón) para cada pie. Cuando sientas que tu conexión con el suelo es firme, deja que esa sensación se desplace a lo largo de las piernas, activando los cuádriceps y elevando las rótulas. Como los músculos cuádriceps son antagonistas de los tendones de las corvas (cada uno de ellos se opone a las acciones del otro), sentirás que la parte posterior de las piernas se afloja y estira a medida que estabilizas la parte anterior del cuerpo. Presta atención a los músculos de la espalda y deja que la gravedad los relaje y estire mientras prolongas la flexión en dirección a los muslos (ver la figura 6.1).

Mantén los codos alineados con los hombros, y estos últimos relajados. Evita levantar los hombros por encima de la cabeza y la línea del cuello. No caigas en la tentación de servirte de ellos para llegar más lejos en la flexión; por el contrario, deja que la respiración genere espacio en las articulaciones y abandónate a la postura paciente y diligentemente. Si mantienes los omóplatos relajados y el cuello libre de tensión (no redondees los hombros ni los proyectes hacia delante), la espina dorsal y los tendones de las corvas llegarán a soltarse, permitiendo que las costillas entren en contacto con los muslos, alargando así la flexión. No esperes alcanzar este nivel de flexibilidad cuando inicias tu andadura con el yoga ni intentes forzar tu cuerpo para lograrlo; dedícate a practicar durante toda la vida y disfruta del viaje.

Las fibras de los músculos de las piernas, en particular las de los tendones de las corvas, acumulan toxinas. Si has experimentado episodios reiterados de enfermedades, alergias u otros estados, probablemente sientas los tendones de las corvas rígidos y doloridos después de la sesión de yoga. Puedes continuar con tu práctica diaria siempre que el dolor se manifieste en la parte profunda del músculo, y no en la unión de los tendones de las corvas con los isquiones. Sin embargo, si el dolor está localizado en la articulación, retrocede ligeramente y redondea la pelvis para modificar la flexión hacia delante; si el dolor es agudo, puedes flexionar las rodillas hasta que se cure la lesión.

Si sientes dolor en las corvas, debes observar si estás extendiendo demasiado las rodillas. Presiona firmemente la base de los dedos gordos contra el suelo para protegerlas. Si eres principiante, es probable que las piernas te tiemblen levemente mientras realizas esta postura. Respira hondo e intenta relajarte. Mantén la postura durante cinco respiraciones y luego continúa inmediatamente con la siguiente.

Beneficios

- Combate la osteoporosis
- Estimula el hígado y los riñones
- Mejora la digestión
- Fortalece los muslos y los tobillos
- Estira los tendones de las corvas, las pantorrillas y la espalda
- Descarga la tensión y el estrés
- Estimula la circulación

PADAHASTASANA
Postura de las manos en los pies
Drishti: nasagrai (nariz)

Adopta esta postura directamente desde Padangustha-sana. Mantén los pies separados a la misma distancia que las caderas. Mientras inhalas y elevas el pecho durante la primera respiración del movimiento, coloca ambas manos debajo de las plantas de los pies; si puedes, con los dedos de los pies en contacto con las muñecas y los dedos de las manos extendidos para que los pies queden completamente apoyados sobre las manos. Aplica los mismos principios que para Padangusthasana: comienza la postura con una exhalación, eleva los isquiones para hacer la flexión hacia delante, alarga los tendones de las corvas, lleva los omóplatos hacia abajo y relaja los músculos de la espalda. Si al principio los tendones de las corvas o los músculos de la espalda son demasiado cortos, puedes flexionar las rodillas para poder colocar las manos debajo de los pies. En ese caso, estira las rodillas lo máximo posible mientras mantienes la postura, tomando conciencia de contraer la parte inferior del abdomen para no cargar los músculos de la región inferior de la espalda. Una vez que las piernas estén completamente rectas, puedes profundizar la postura trasladando la mayor

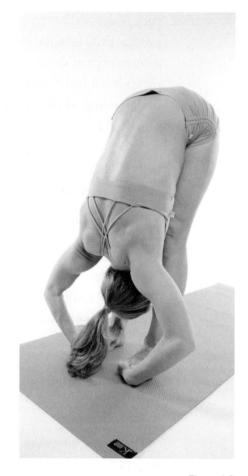

Figura 6.2

cantidad posible de tu peso hacia la parte anterior de los pies y presionando las bases de los dedos gordos contra el suelo (ver la figura 6.2). Cuando llevas el peso del cuerpo hacia delante, al mismo tiempo estiras las muñecas, activas la fuerza central del cuerpo y desarrollas una mayor sensación de equilibrio desde tu centro de gravedad natural. Presiona los pies contra las manos para crear una base sólida utilizando los tres puntos de cada pie, como si estuvieran planos sobre el suelo. Los cuádriceps deben intervenir en la postura para liberar aún más los tendones de las corvas. Mantén el cuello y los brazos relajados mientras continúas con la flexión.

Esta postura fomenta una sensación de orientación espacial que te permitirá sentirte más cómodo cuando practiques posturas de inversión. Si aprendes a trasladar el peso del cuerpo desde los talones hasta la parte anterior de los pies, podrás movilizar la pelvis en el espacio utilizando su propia red de soporte. Es posible que el hecho de llevar el peso del cuerpo hacia delante para estirar más los tendones despierte ciertos temores, pero es esencial que seas capaz de plantarles cara en las flexiones hacia delante para poder realizar en el futuro posturas aún más complejas, como las posturas sobre la cabeza. Evita la tentación de usar los brazos para llegar más lejos; dedícate simplemente a llevar el peso de tu cuerpo a la parte anterior de los pies, mantener los talones bien plantados sobre el suelo y los isquiones elevados y dejar que los músculos de la espalda se alarguen gradualmente. Mantén la postura durante cinco respiraciones; luego inhala, mira hacia arriba y vuelve a Samasthiti.

Beneficios

- ◆ Combate la osteoporosis
- ◆ Estimula el hígado y los riñones
- ◆ Mejora la digestión
- ◆ Fortalece los muslos y los tobillos
- ◆ Alarga los tendones de las corvas, las pantorrillas y la espalda
- ◆ Descarga la tensión y el estrés
- ◆ Estimula la circulación

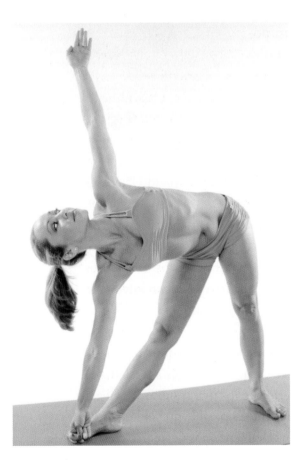

Figura 6.3

UTTHITA TRIKONASANA/ TRIKONASANA A
Postura del triángulo extendido
Drishti: hastagrai (dedos de la mano)

Adopta la postura desde Samasthiti. Mientras inhalas, separa los pies aproximadamente unos noventa centímetros, gira el pie derecho a noventa grados y orienta el izquierdo ligeramente hacia dentro. Para calcular exactamente lo separados que deben estar los pies, extiéndelos lo suficiente como para que el pie que está por delante quede alineado con la cabeza cuando inicies la flexión desde la cintura, de manera que puedas extender los brazos en ambas direcciones sin perder la alineación con los hombros.

Si eres principiante, alinea el talón derecho con el izquierdo. Si eres un practicante avanzado, alinea el talón derecho con el arco del pie izquierdo. Extiende los brazos a la altura de los hombros. Inicia la postura con la pelvis situada al mismo nivel y, mientras exhalas, estira la columna desde la articulación de la cadera derecha separándola de la pelvis, mientras giras hacia el exterior la cavidad de la cadera derecha. Estira el torso durante el resto de la exhalación, extiende el brazo derecho e inicia la flexión lateral desde la articulación de la cadera hasta que la mano entre en contacto con la pierna derecha. La cadera izquierda se elevará y la derecha descenderá, y el cóccix se desplazará ligeramente hacia el talón izquierdo mientras sigues bajando hasta coger el dedo gordo del pie derecho. Si eres un practicante avanzado, o eres muy flexible, puedes coger directamente el dedo gordo desde que haces la flexión a la derecha, sin necesidad de poner la mano sobre la pierna.

Sujeta firmemente el dedo gordo, separa el cuerpo del suelo y deja que la cintura escapular sirva de apoyo para la parte superior de la espalda. Luego deja que los omóplatos desciendan y estira la mano izquierda hacia el cielo raso. Contrae suavemente el estómago y las costillas inferiores de modo que el suelo pélvico participe en la postura, evitando así que la columna vertebral se arquee en exceso. Respira profundamente sintiendo los pulmones y la caja torácica, y deja que la respiración se desplace a lo largo de la espina dorsal pero sin llegar al vientre. Presiona con las piernas hacia el suelo mientras separas los dedos de los pies y mantienes los bordes externos de ambos pies presionados firmemente contra la esterilla (para que ambos pies se mantengan en contacto con el suelo, recuerda el trípode: la base del dedo gordo, la base del dedo pequeño y el talón). Enfoca tu mirada en los dedos de la mano derecha (ver la figura 6.3). Después de cinco respiraciones *ujjayi* prolongadas, como mínimo, presiona firmemente con los pies en el suelo, inhala y vuelve a elevarte hasta llegar a una posición neutral. Exhala mientras cambias de lado y repites la postura hacia la izquierda. Esmérate en integrar el suelo pélvico en la postura mientras subes el cuerpo. Abandónala con el mismo nivel de integridad estructural con que la iniciaste.

Utthita Trikonasana es una postura fundamental que equilibra el cuerpo y la mente. Es beneficiosa para alumnos de todos los niveles. La poderosa conexión con la tierra que se produce al activar intensamente el suelo pélvico y las piernas aumenta la sensación de serenidad. A medida que adquieres fuerza y estabilidad en esta postura, tu nivel de ansiedad desciende y se restituye el equilibrio emocional.

Acércate a esta postura con la mente abierta, no te obligues a realizar versiones más avanzadas y, en cambio, concéntrate en escuchar tu respiración y tu cuerpo.

Beneficios

- Mejora la digestión y estimula los órganos abdominales
- Aumenta la flexibilidad de la columna y las articulaciones de las caderas
- Corrige la alineación de los hombros y del cuello

- Mejora la circulación
- Tonifica los ligamentos de las piernas, los hombros y la columna vertebral
- Fortalece los tobillos, los músculos del centro del cuerpo y las piernas
- Alivia los síntomas del estrés
- Reduce los síntomas de ansiedad, ciática, dolor de cuello y pies planos
- Calma el dolor de espalda

PARIVRTTA TRIKONASANA/TRIKONASANA B
Postura del triángulo invertido
Drishti: hastagrai (dedos de la mano)

Inhala mientras llevas el cuerpo a la posición neutral después de haber hecho Utthita Trikonasana. Coloca los pies paralelos y separados a la misma distancia que en la postura anterior. Gira los pies hasta que el izquierdo se encuentre frente a la parte posterior de la esterilla y el derecho aproximadamente a unos cuarenta y cinco grados. Si puedes, alinea el pie izquierdo con el arco del pie derecho; de lo contrario, alinea los talones. Mira hacia delante y organiza la pelvis, las caderas y el pecho, manteniendo el torso alineado con el hueso púbico. Exhala para realizar la segunda respiración del movimiento mientras flexionas el cuerpo hacia delante, desde las articulaciones de las caderas, y elevas los dos isquiones al unísono. Luego gira la columna vertebral para colocar la mano derecha sobre el suelo junto a la parte exterior del pie izquierdo, de manera que los dedos de las manos queden alineados con los dedos de los pies. Si no eres capaz de colocar la mano plana sobre el suelo, pon los dedos de la mano cerca del pie y la mano sobre la espinilla izquierda, o apóyala sobre un bloque que previamente habrás colocado junto al pie.

Presiona el talón de la mano, los nudillos y las puntas de los dedos firmemente contra el suelo, como si estuvieras en una postura de inversión apoyado sobre las manos. Si necesitas una respiración adicional para obtener la alineación necesaria

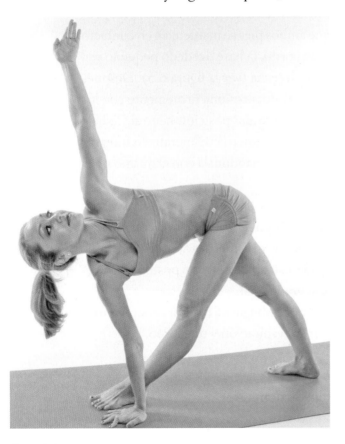

Figura 6.4

108

para realizar la flexión hacia delante, debes asegurarte de hacer el resto de la postura durante una exhalación. En cuanto sientas que estás firmemente conectado con el suelo a través de las piernas y la mano derecha, gira un poco más la columna y estira el brazo izquierdo hacia arriba, manteniéndolo alineado con el brazo derecho. Deja que los omóplatos desciendan mientras respiras sintiendo los pulmones y estirando la columna en una torsión completa. La columna debe formar una línea clara que fluye desde el cóccix y atraviesa cada una de las vértebras hasta llegar a la parte superior de la cabeza (ver la figura 6.4). Mantén las caderas niveladas, como si quisieras formar una superficie plana con el sacro (ver la figura 6.5). Dirige suavemente la mirada hacia la punta de los dedos de la mano izquierda. Sentirás que la parte inferior del cuerpo y las piernas ofrecen una base sólida para la parte superior del cuerpo y el torso.

Después de respirar cinco veces, inhala y vuelve a una posición neutral. Repite la postura del otro lado. Cuando hayas acabado con el lado derecho, vuelve a la postura de pie y, situándote en la parte anterior de la esterilla, mantente en Samasthiti mientras exhalas (ver la figura 5.1).

La primera parte de esta postura es una flexión hacia delante con las piernas en una posición asimétrica. Estabilizar la postura descargando equitativamente el peso corporal sobre los tres puntos de apoyo de cada pie ayuda a elevar las rótulas y activa vigorosamente las piernas. Debes contraer el abdomen para mantener el espacio entre las articulaciones de la cadera y crear amplitud en el interior de la pelvis, de manera que la flexión hacia delante descargue los músculos de la espalda. Cuando hayas conseguido una flexión más profunda, la parte superior de la columna será más flexible y la mano que sirve de apoyo descansará plana sobre el suelo, proporcionando una base sólida para que la torsión sea saludable. Cuando

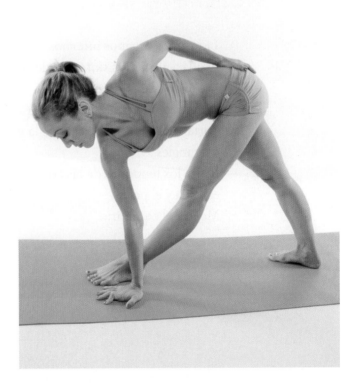

Figura 6.5

tengas la sensación de controlar el movimiento desde la pelvis, serás capaz de estabilizar las articulaciones de las caderas y flexionar el cuerpo desde el interior sin comprometer la integridad estructural de la postura.

La segunda parte de esta postura es una torsión que se extiende a lo largo de toda la columna vertebral. Todos los movimientos de torsión deben estar apoyados por la elongación de los músculos posturales de la espalda, el cuello y la columna. Es esencial contraer el estómago y la caja torácica para tener el apoyo estructural necesario para la flexibilidad espinal. Debes crear espacio en cada una de las articulaciones de la columna respirando profundamente y con la intención de estirarlas en vez de aplastarlas, además de mantener los omóplatos bajos y el cuello relajado para sostener la parte superior de la espalda y estimular los músculos que facilitan la flexión de la espina dorsal superior. Empuja ambas piernas a la vez contra el suelo para estabilizar la pelvis.

Parivrtta Trikonasana pone a prueba tu sentido del equilibrio y, por ello, puede fomentar la aparición de conflictos o temores. Muchos practicantes se sienten frustrados porque sus manos no llegan al suelo en el primer intento. Utiliza la respiración para mejorar la postura y liberar los tendones de las corvas y la columna con cada exhalación, así conseguirás llegar un poco más lejos. La respiración es la clave para calmar el sistema nervioso y dominar la mente y el cuerpo.

Beneficios

- Limpia los órganos internos
- Ayuda a aliviar los síntomas del asma
- Estimula la digestión
- Abre el pecho y mejora la respiración
- Fortalece la parte inferior de la espalda, la columna, los hombros, las piernas y las ingles
- Estira los tendones de las corvas, la columna, las caderas, la parte baja de la espalda y el pecho
- Mejora el equilibrio

UTTHITA PARSVAKONASANA/
PARSVAKONASANA A
Postura del ángulo lateral extendido
Drishti: hastagrai (dedos de la mano)

Desde Samasthiti, inhala mientras das un paso amplio de entre noventa y ciento veinte centímetros, dependiendo de tu altura y de las proporciones de tu cuerpo. Extiende los brazos hacia los lados mientras giras el pie derecho a unos noventa grados y alineas el talón derecho con el arco del pie izquierdo. Presiona firmemente las piernas contra el suelo mientras exhalas y flexiona la rodilla derecha hasta que se encuentre situada directamente sobre el tobillo derecho, con el muslo derecho paralelo al suelo y la espinilla derecha perpendicular al suelo.

Agáchate, dando incio al movimiento desde el interior de la articulación de la cadera derecha, y lleva el torso hacia delante en dirección al suelo sobre el lado derecho, mientras bajas la mano derecha hasta tocar el suelo. La rodilla derecha presiona el

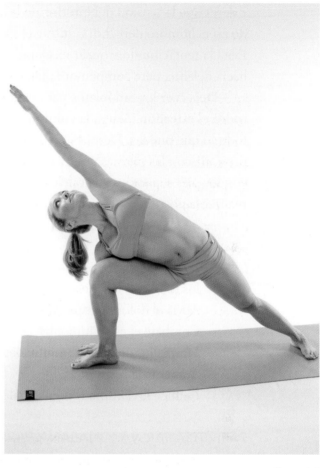

Figura 6.6

brazo derecho mientras extiendes el izquierdo por encima de la cabeza; lleva los omóplatos hacia abajo y dirige la mirada hacia los dedos de la mano izquierda, que están por encima de la cabeza. Si no puedes tocar el suelo cómodamente con la mano derecha, coloca el antebrazo derecho sobre el muslo derecho y presiona firmemente hacia abajo, mientras liberas la articulación de la cadera derecha lo máximo posible. Mantén la postura durante cinco respiraciones y comprueba si puedes llegar hasta el suelo con los dedos de la mano derecha o incluso colocar la palma plana sobre el suelo.

Empuja firmemente con las piernas hacia el suelo para que te sirvan de soporte y de conexión a tierra. Este movimiento debería elevar la rótula izquierda. Ten cuidado de no agacharte demasiado sobre las articulaciones de las caderas, permitir que las rodillas sobrepasen el nivel de los dedos de los pies, perder la sensación de fuerza en las piernas o dejarte caer suavemente sobre la rodilla izquierda. Los practicantes avanzados pueden desplazar la rodilla hacia la parte central del pie. Mantén la postura estirando la cadera izquierda, la caja torácica y la axila hacia el cielo raso mientras realizas la flexión y descargas la tensión del interior de la articulación de la cadera derecha, fortaleciendo así el hombro derecho. Contrae el abdomen y siente cómo se eleva el suelo pélvico. Evita la tentación de arquear exageradamente la espalda o de girar la cadera izquierda hacia delante, para compensar la falta de flexibilidad.

Deja caer los omóplatos para crear espacio en torno al cuello y abrir la zona que rodea el esternón. Alarga la columna mientras mantienes el cuello alineado y estíralo todo lo que puedas. Después de hacer cinco respiraciones profundas, como mínimo, presiona con las piernas contra el suelo e inhala mientras vuelves a la posición de pie, con los pies separados y paralelos. Vuelve a bajar el torso durante una exhalación para realizar la postura del otro lado.

Beneficios

- Fortalece las piernas, la espalda, el abdomen, los hombros, las ingles, los tobillos y los pies
- Alivia el dolor de espalda
- Combate el estreñimiento
- Limpia los órganos abdominales
- Aumenta la resistencia
- Reduce los síntomas menstruales

PARIVRTTA PARSVAKONASANA/PARSVAKONASANA B
Postura del ángulo lateral invertido
Drishti: hastagrai (dedos de la mano)

Adopta esta postura directamente desde Utthita Parsvakonasana. Mantén la postura relativamente amplia, separando los pies a una distancia aproximada de un metro o un metro veinte, dependiendo de tu altura y de tus proporciones corporales.

Inhala mientras estiras los brazos lateralmente hasta que estén paralelos al suelo, gira el pie derecho unos noventa grados hacia el exterior, coloca el pie izquierdo a unos pocos grados en dirección al derecho y, finalmente, alinea el talón izquierdo con el arco del pie derecho.

Si estás haciendo esta postura por primera vez, exhala mientras bajas hacia la rodilla izquierda y, al mismo tiempo, giras sobre la parte anterior (metatarso) del pie izquierdo (ver la figura 6.8; la postura que muestra la figura está orientada hacia el lado izquierdo para ilustrar mejor la conexión que existe entre el torso, la rodilla flexionada, el brazo que está junto a la pierna y la ubicación de la mano). Gira el torso hacia delante sobre la pierna derecha. Dobla la rodilla derecha hasta que se encuentre aproximadamente por encima del tobillo derecho; el muslo derecho debe estar paralelo al suelo.

Ahora agárrate la rodilla derecha con la mano derecha y tira de ella en dirección al centro del torso, girándola ligeramente hacia el interior desde la articulación de la cadera. Exhala y contrae el estómago (sin generar tensión); extiende el brazo izquierdo lo máximo posible para rodear la rodilla derecha dirigiendo el movimiento con el codo. Cuando el brazo izquierdo haya pasado por encima de la rodilla derecha, presiona con la mano derecha firmemente contra el suelo, apoyando las puntas de los dedos y también las palmas.

En cuanto sientas que estás estable en esta posición, coloca la mano derecha sobre el sacro y estira la pierna izquierda durante una inhalación. Encuentra y mantén el equilibrio y estira el brazo derecho por encima de la cabeza hasta que sea una extensión de la línea de tu cuerpo. La mirada se dirige a las puntas de los dedos.

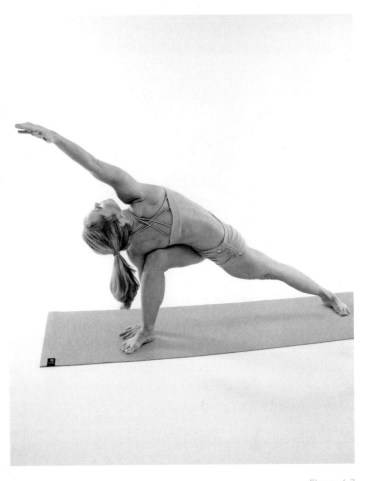

Figura 6.7

Continúa empujando la rodilla derecha hacia delante para mantener el contacto con el brazo derecho (ver la figura 6.9). Si sigues sintiéndote cómodo en la postura y el brazo izquierdo sigue en contacto con la rodilla derecha, lleva el tobillo izquierdo hacia el suelo mientras giras el muslo izquierdo hacia fuera para adoptar la postura completa (ver la figura 6.7).

Evita la tentación de aflojar la flexión de la rodilla derecha y el giro espinal cuando estiras la pierna izquierda y colocas el tobillo izquierdo sobre el suelo. Recuerda que, por encima de todo, esta es una postura de torsión. Deja caer los omóplatos mientras abres espacio entre las vértebras de la columna. Intenta girar un poco más el torso con cada exhalación, contrayendo las costillas inferiores y respirando con toda tu capacidad pulmonar. Después de haber respirado cinco veces en la postura, inhala y vuelve a una posición neutral con las piernas abiertas. Abandona la postura de la misma forma en que la has iniciado. Exhala y repite del otro lado, y luego vuelve a Samasthiti.

Los practicantes avanzados deben intentar realizar la postura sin bajar primero las rodillas y hacer la torsión con los dos talones bien plantados sobre el suelo. Esta es la primera postura en que se empieza a trabajar la sensación de «ligadura» en una posición de torsión. Al bloquear el brazo contra la rodilla flexionada se liberan las articulaciones de los hombros y las caderas, lo que facilita torsiones más profundas como, por ejemplo, Marichasana C y D. Si esta postura no te resulta cómoda, respira más frecuentemente en cada etapa para mejorar tu capacidad de torsión.

Beneficios

◆ Fortalece las piernas, la espalda, el abdomen, las ingles y los pies
◆ Alivia el dolor de espalda y la ciática
◆ Combate el estreñimiento
◆ Limpia los órganos abdominales
◆ Estira los flexores de las caderas, los hombros y la columna
◆ Mejora la digestión y la eliminación
◆ Fomenta la sensación de equilibrio

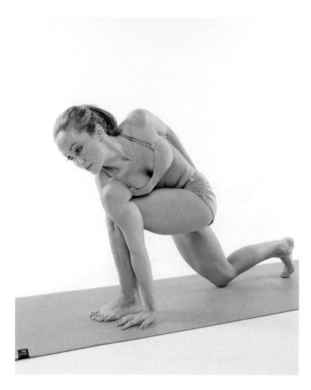

Figura 6.8

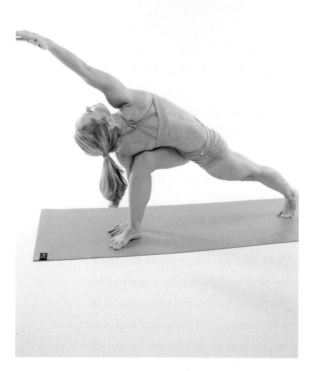

Figura 6.9

PRASARITA PADOTTANASANA A
Flexión hacia delante con piernas abiertas A
Drishti: nasagrai (nariz)

De pie en Samasthiti en la parte anterior de la esterilla, inhala mientras das un paso hacia la derecha y colocas los pies a una distancia aproximada de entre noventa y ciento veinte centímetros, dependiendo de tu altura (las personas más bajas deben mantener la postura más estrecha, mientras que las más altas pueden hacer una postura más ancha). Mantén los pies paralelos y alinea los talones. Estira los brazos lateralmente. Coloca las manos en la cintura para prepararte para iniciar el movimiento. Asegúrate de alinear la flexión hacia delante presionando firmemente con los pies sobre el suelo en los tres puntos de apoyo principales y con la participación de las piernas. Con las manos en la cintura, eleva la columna vertebral e intenta sentir que la energía vital se proyecta hacia el exterior a través de la parte superior de la cabeza; presta atención para no

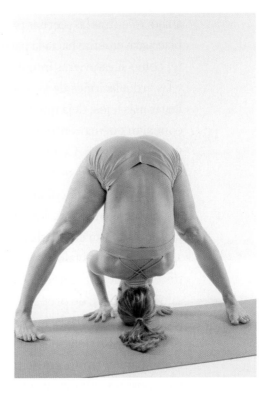

Figura 6.10

extender exageradamente la espalda. Exhala e inicia el movimiento desde la parte más profunda de las articulaciones de las caderas y, a medida que flexionas el cuerpo hacia delante, eleva los isquiones para separarlos de los talones. Coloca las manos firmemente sobre el suelo y mantenlas alineadas con los dedos de los pies. Si fuera necesario, los principiantes pueden ampliar la postura. Elimina la tensión de los músculos de la espalda, alarga los tendones de las corvas y todos los músculos de la parte posterior de las piernas mientras estabilizas la parte anterior de las mismas, contraes suavemente el abdomen y elevas el suelo pélvico.

Inhala una vez más mientras diriges la mirada hacia arriba para estirar la columna y crear más espacio entre las vértebras. Por último, exhala y adopta la postura completa colocando la coronilla sobre el suelo mientras llevas los omóplatos hacia abajo. Es esencial que coordines los movimientos descendentes con las exhalaciones y los movimientos ascendentes con las inhalaciones, para controlar el sentido del equilibrio y evitar los mareos.

Todos los pasos que constituyen la postura completa (ver la figura 6.10) tienen como objetivo organizar sus principios de alineación. Recuerda que debes trabajar con los tres puntos principales de la flexión hacia delante: alargar la espalda, estirar la parte posterior de ambas piernas y contraer el abdomen, para contar con un buen apoyo estructural. Al realizar la postura debes mantener una alineación adecuada y llevar los omóplatos hacia abajo, mientras las piernas presionan activamente sobre el suelo. Deja que tu peso se desplace suavemente hacia la parte superior de la cabeza mientras giras la pelvis hacia delante, como si estuvieras intentando realizar una postura sobre la cabeza. Afloja los flexores y las articulaciones de las caderas para poder situar el torso entre los muslos; si quieres llegar más lejos, deja que la energía ascienda por la parte interior de los muslos. Siente la conexión que hay entre las bases de los dedos gordos, la parte interior de los cuádriceps y el suelo pélvico. Cuanto más trabajes esta línea interior de energía, más fácil te resultará relajar los flexores de la cadera y otros músculos externos que hay alrededor de las caderas, que pueden dificultar las flexiones hacia delante.

Es probable que los practicantes avanzados necesiten situar las manos un poco más atrás, hasta colocarlas entre los pies, de modo que las puntas de los dedos queden alineadas con los talones y no con los dedos de los pies. La localización de los tres puntos esenciales para que las flexiones hacia delante en Prasarita Padottanasana resulten saludables sirve de preparación para otras posturas con flexión hacia delante donde las piernas están todavía más separadas, como por ejemplo Upavistha Konasana, Supta Konasana y Kurmasana. Cuando las articulaciones de las caderas se relajan lo suficiente como para permitir que el torso se sitúe entre los muslos, también te estás preparando para posturas más avanzadas en las que las piernas se sitúan por encima de la cabeza, como Supta Kurmasana.

Esta flexión hacia delante es mucho más fácil para los principiantes que Padangusthasana o Padahastasana, porque en esta postura puedes abrir las piernas a una distancia que permite llevar la cabeza cerca del suelo. Además, esta asana es una buena sustituta para Padangusthasana o Padahastasana durante el embarazo.

Respira cinco veces en la postura completa, luego inhala y mira hacia arriba mientras mantienes las manos sobre el suelo. Exhala mientras llevas el peso del cuerpo hacia las articulaciones de las caderas e inhala a medida que vuelves a la postura recta neutral; lleva las manos hacia la cintura mientras subes el torso.

Beneficios

- Combate las jaquecas, el cansancio y la depresión
- Estimula el cerebro, el hígado y los riñones
- Mejora la digestión
- Fortalece la espalda, la parte interior de los muslos y los tobillos
- Estira los tendones de las corvas, las pantorrillas y la espalda
- Alivia la tensión y el estrés
- Estimula la circulación
- Tonifica los órganos y músculos abdominales

PRASARITA PADOTTANASANA B
Flexión hacia delante con piernas abiertas B
Drishti: nasagrai (nariz)

En la secuencia del Ashtanga Yoga, las cuatro posturas de Prasarita Padottanasana se suceden una tras otra. Después de completar la postura A, mantén los pies y las piernas en la misma posición y luego inhala mientras extiendes los brazos lateralmente para hacer la primera respiración de la postura B. Organiza la alineación de la flexión hacia delante presionando firmemente los pies contra el suelo, de manera que los tres puntos de apoyo principales de cada pie estén bien plantados; asegúrate de que las piernas intervienen en el movimiento y dirige la mirada hacia delante. Exhala mientras colocas las manos sobre las caderas. Mira hacia arriba e inhala otra vez creando espacios entre las vértebras de la columna, luego exhala mientras llevas el torso hacia delante desde el interior de la pelvis; las manos sujetan firmemente las caderas mientras elevas los isquiones. Relaja los músculos de la espalda, alarga los tendones

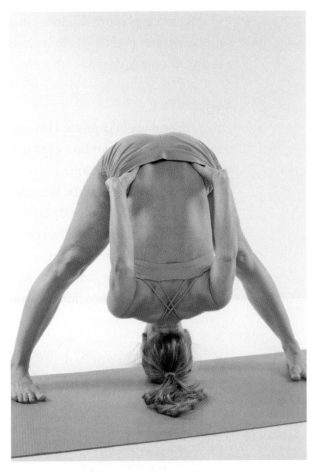

Figura 6.11

de las corvas y todos los músculos de la parte posterior de las piernas y estabiliza la parte anterior de estas; contrae suavemente el abdomen y eleva el suelo pélvico (ver la figura 6.11). A medida que alargas la flexión, las manos se deslizan hacia la parte posterior de la pelvis para facilitar el movimiento.

Dado que en esta postura las manos permanecen sobre las caderas en vez de situarse sobre el suelo, el asana supone un desafío para la sensación de equilibrio. Muchos practicantes creen estar a punto de caerse hacia delante y, en consecuencia, no pueden tomar conciencia de su verdadera flexibilidad. Lo ideal es que tu cabeza esté en la misma posición que en el resto de las posturas Prasarita, aunque sin el apoyo de las manos. La postura requiere que la pelvis se sostenga a sí misma mientras el peso corporal se desplaza hacia delante, lo que supone un reto para el equilibrio y la orientación espacial. Si consigues mantener el equilibrio de forma saludable, la postura B te ayuda a desarrollar la fuerza central y la conciencia de la espalda —ambas facilitan inversiones sencillas y potencian la resistencia durante la práctica.

Mantén la postura durante cinco respiraciones y, a continuación, inhala mientras subes el cuerpo manteniendo las manos sobre las caderas; exhala a medida que vuelves a la postura vertical.

Beneficios

- Combate la jaqueca, el cansancio y la depresión
- Estimula el cerebro, el hígado y los riñones
- Mejora la digestión
- Fortalece la espalda, la parte interior de los muslos y los tobillos
- Estira los tendones de las corvas, las pantorrillas y la espalda
- Alivia la tensión y el estrés
- Estimula la circulación
- Tonifica los órganos y los músculos abdominales
- Potencia la sensación de equilibrio

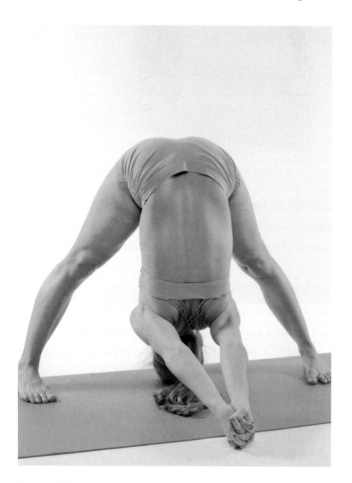

Figura 6.12

PRASARITA PADOTTANASANA C
Flexión hacia delante con piernas abiertas C
Drishti: nasagrai (nariz)

Después de terminar la postura Prasarita Padottanasana B, mantén los pies en la misma posición e inhala a medida que extiendes los brazos hacia los lados. Organiza la alineación de la flexión hacia delante y exhala con los dedos entrelazados y colocando las palmas una contra la otra detrás de la espalda (cerca del sacro). Mantén los dedos entrelazados, mira hacia arriba y estira el cuerpo en la misma dirección, sin arquear excesivamente la espalda. Exhala, eleva los isquiones para separarlos de los talones y flexiona el torso hacia delante hasta que tu cabeza quede firmemente apoyada sobre el suelo; mueve las manos en dirección al suelo por encima de la cabeza. Quizás te sirva de ayuda redondear ligeramente la espalda para alcanzar con más comodidad el suelo;

llegará un día en que serás capaz de hacer la postura manteniendo la columna vertebral recta (ver la figura 6.12).

Lleva el peso corporal hacia delante en dirección a la parte anterior de los pies y deja que los hombros se abran por la acción de la gravedad. No caigas en la tentación de forzar el movimiento y juntar los omóplatos. Por el contrario, estos deben estar relajados y desplazados ligeramente hacia abajo.

Un buen consejo para los principiantes es que dejen caer el cuello en dirección al suelo (siempre que la cabeza no toque la esterilla) o lo redondeen para que la cabeza llegue al suelo con mayor comodidad. De este modo, el cuello se alarga y se relaja, facilitando así una buena apertura de los hombros.

Prasarita Padottanasana C es una postura esencial para cualquier practicante del Ashtanga Yoga porque genera en los hombros la amplitud necesaria para la mayor parte de las posturas sedentes. Si no eres capaz de dejar caer los hombros con la ayuda de la gravedad, te resultará más difícil todavía cuando estés sentado. Estirar los hombros por encima de la cabeza en dirección al suelo enseña al cuerpo a realizar la misma rotación que se requiere para las secuencias de Marichasana y Kurmasana.

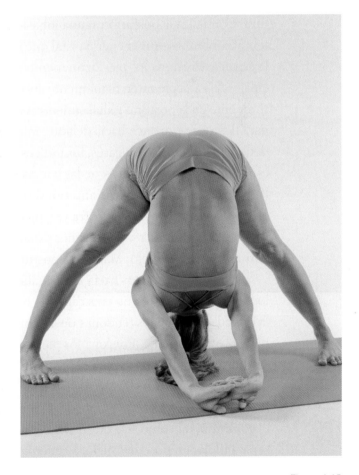

Después de respirar cinco veces en la postura, probablemente desees probar la versión avanzada completa (ver la figura 6.13). Mantén la flexión hacia delante con los dedos entrelazados. Flexiona los codos, gira las articulaciones de los hombros hacia delante, lleva las manos hacia fuera y estira los brazos una vez más. La postura puede resultar ligeramente incómoda. Presta más atención al giro y a las articulaciones de los hombros que al hecho de llevar los brazos más cerca del suelo. Respira cinco veces más. Cuando consigas controlar el movimiento, podrás realizar una versión un poco más difícil y omitir la más sencilla. Inhala a medida que vuelves a la posición vertical, trasladando el peso corporal hacia los talones. Luego exhala y coloca las manos en la cintura.

Figura 6.13

Beneficios

- Combate la jaqueca, el cansancio y la depresión
- Estimula el cerebro, el hígado y los riñones
- Mejora la digestión
- Fortalece la espalda, la parte interior de los muslos y los tobillos
- Estira los tendones de las corvas, las pantorrillas y la espalda
- Alivia la tensión y el estrés
- Estimula la circulación
- Tonifica los órganos y los músculos abdominales
- Potencia la sensación de equilibrio

PRASARITA PADOTTANASANA D
Flexión hacia delante con piernas abiertas D
Drishti: nasagrai (nariz)

Cuando termines de hacer Prasarita Padottanasana D, mantén las manos en la cintura. Comienza la postura con una inhalación, mira hacia arriba y eleva la columna vertebral e intenta sentir la energía vital que se proyecta a través de la coronilla sin arquear la espalda. Presiona los pies firmemente contra el suelo, para que los tres puntos principales de cada pie estén firmemente apoyados en el suelo y las piernas intervengan activamente en la postura. Exhala mientras elevas los isquiones y los separas de los talones para flexionar el tronco hacia delante, iniciando el movimiento desde la pelvis; coge los dedos gordos con los pulgares, los índices y los dedos corazón. Relaja los músculos de la espalda, alarga los tendones de las corvas y todos los músculos de la parte posterior de las piernas, estabiliza la parte anterior de cada pierna, contrae suavemente el abdomen y eleva el suelo pélvico. Inhala otra vez, dirige la mirada hacia arriba, sube la cabeza, alarga y estira la columna y, por último, exhala mientras completas la postura colocando la coronilla sobre el suelo. Mantén la postura durante cinco respiraciones.

Lleva los omóplatos hacia abajo y alinea los codos con las muñecas y la cabeza con los arcos de los pies. Si no eres capaz de tocar el suelo con la cabeza, limítate a dejar que la gravedad alargue los tendones de las corvas y los músculos de la espalda mientras respiras profundamente. Presiona los pies contra el suelo mientras la fuerza de las piernas se convierte en un apoyo para la postura. Los brazos deben intervenir solo lo suficiente como para servir de soporte para los omóplatos y evitar que se acumule tensión en el cuello (ver la figura 6.14). Asegúrate de no presionar los dedos gordos contra la esterilla; por el contrario, tal como sucede en Trikonasana A, tira de ellos suavemente con las manos, separándolas un poco del suelo. Recuerda que la fuerza, la estabilidad y la apertura de la flexión hacia delante procede del interior de la pelvis y no de los brazos. Esta postura te permite combinar la sensación de soporte de A con la sensación de ausencia de soporte de B. La acción de liberar las articulaciones de las caderas y los tendones de las corvas mientras contraes el abdomen facilita la integración de la fuerza y la flexibilidad.

Abandona la postura durante una inhalación y sigue mirando hacia arriba sin soltar aún los dedos gordos. Exhala a medida que llevas el peso corporal hacia las articulaciones de las caderas. Inhala mientras vuelves a la postura vertical y llevas las manos hacia arriba; exhala y vuelve a Samasthiti.

Beneficios

- ◆ Combate la jaqueca, el cansancio y la depresión
- ◆ Estimula el cerebro, el hígado y los riñones
- ◆ Mejora la digestión
- ◆ Fortalece la espalda, la parte interior de los muslos y los tobillos
- ◆ Estira los tendones de las corvas, las pantorrillas y la espalda
- ◆ Alivia la tensión y el estrés
- ◆ Estimula la circulación
- ◆ Tonifica los órganos y los músculos abdominales

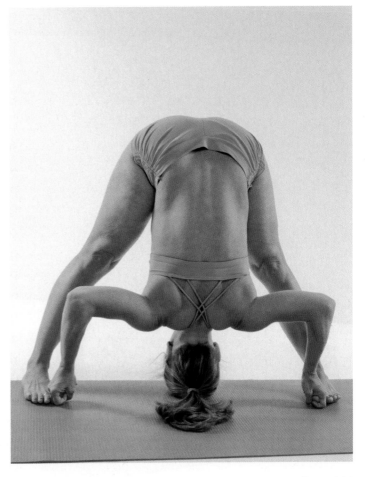

Figura 6.14

121

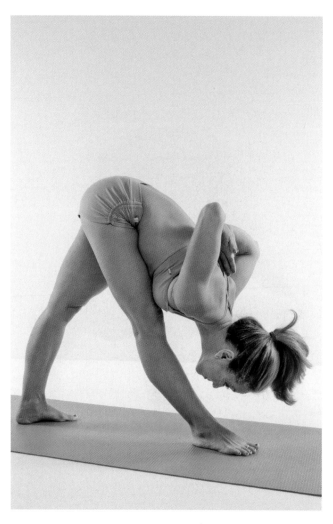

Figura 6.15

PARSVOTTANASANA
Postura de estiramiento lateral intenso
Drishti: padhayoragai (dedos del pie)

Comienza la postura en Samasthiti en la parte anterior de la esterilla, sujetando los codos por detrás de la espalda. Si esto te resulta muy sencillo, une todos los dedos al mismo tiempo junto a la parte baja de la espalda hasta que las manos puedan adoptar la postura de oración. Presiona la columna con los bordes externos de las manos y arquea suavemente la espalda para generar espacio para las manos. Inhala mientras das un paso a la derecha, girando el pie derecho hasta que apunte a la parte posterior de la esterilla. Gira el pie izquierdo hacia el interior, en un ángulo de entre cuarenta y cinco y sesenta grados. Alinea el talón derecho con el arco del pie izquierdo y orienta la pelvis hacia la parte posterior de la esterilla, del lado derecho, hasta que quede alineada con el pie. Exhala mientras flexionas el torso iniciando el movimiento desde los isquiones y estira el pecho hacia delante alargando la espalda y los tendones de las corvas, mientras estabilizas el peso corporal en la pelvis para adoptar la postura (ver la figura 6.15).

Contrae el abdomen y eleva los isquiones a medida que te inclinas hacia delante; presiona firmemente las piernas contra el suelo y recuerda que los tres puntos principales de apoyo de cada pie deben estar bien asentados mientras haces la postura. Mantén la pelvis y el sacro al mismo nivel y evita girar el cuerpo hacia uno de los lados para llegar a la postura. A medida que inclinas el cuerpo hacia delante, gira ligeramente el muslo derecho hacia el interior y activa enérgicamente la parte interior de la pierna derecha, sintiendo que el movimiento arranca en la base del dedo gordo y, pasando por la cara interior del cuádriceps, llega hasta el suelo pélvico. Mantén el esternón alineado con el hueso púbico y la rodilla derecha. Levanta los codos y junta vigorosamente ambas manos para que el estiramiento de los codos sea más intenso; mantén el pecho abierto (ver la figura 6.16).

La ligera rotación interior de la pierna derecha favorece que la flexión de las caderas y el torso sea más profunda. Cualquier tipo de torsión requiere la misma precisión y, aunque esta postura no es realmente una torsión, constituye una forma fácil y segura de mejorar la flexibilidad en la base de la pelvis, que es necesaria para lograr una torsión profunda. De igual modo, presionar las manos una contra otra ayuda a girar los hombros y prepara al alumno para movimientos que son necesarios en las posturas sedentes.

Si eres un practicante avanzado, Parsvottanasana puede mejorar tu capacidad de mantener el equilibrio sobre los brazos, porque fomenta una flexión dorsal de las muñecas más amplia. Después de respirar cinco veces del lado derecho, incorpórate durante una inhalación asegurándote de que el suelo pélvico participa activamente en el movimiento. Gira los pies y repite la postura del lado izquierdo durante otras cinco respiraciones. Inhala mientras te incorporas para volver a Samasthiti.

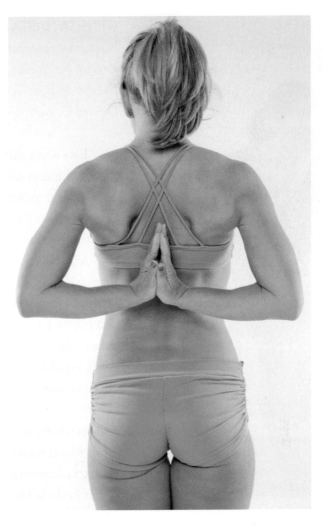

Figura 6.16

Beneficios

- ♦ Fortalece la espalda, la columna y las caderas
- ♦ Estira los tendones de las corvas, los hombros y las muñecas
- ♦ Alivia los síntomas de los pies planos
- ♦ Mejora la digestión
- ♦ Enseña a mantener el equilibrio
- ♦ Estimula los órganos abdominales
- ♦ Tranquiliza el cerebro

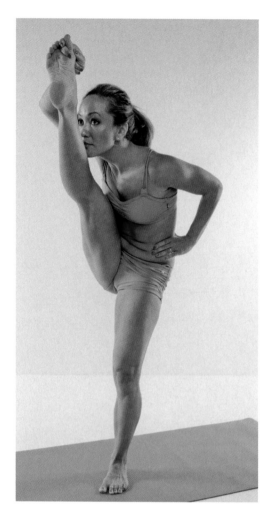

Figura 6.17

UTTHITA HASTA PADANGUSTHASANA A, B Y C

Postura extendida de la mano en el dedo gordo

Drishti A : padhayoragrai (dedos del pie)

Drishti B: parsva (lateral)

Drishti C: padhayoragrai (dedos del pie)

Esta serie dinámica de tres posturas encadenadas indica el inicio oficial de la primera serie del Ashtanga Yoga. La he incluido entre las posturas de pie porque Utthita Hasta Padangusthasana y las posturas que la suceden inmediatamente se inician desde la posición de pie, de modo que en esta asana también se aplica la información técnica y anatómica de las posturas previas. Utthita Hasta Padangusthasana se entiende más como una postura de equilibrio que de estiramiento. La clave para realizarla bien es mantener una sensación adecuada de equilibrio físico y mental. De pie en Samasthiti, elige un punto cualquiera que haya frente a ti para concentrar tu atención. Cuanto más pequeño sea el punto, más fácil te resultará mantener el equilibrio. Una vez establecido el foco de atención, traslada el peso del cuerpo hacia la pierna izquierda y comienza a elevar el pie derecho de la forma más natural posible. Estabiliza las articulaciones de las caderas y la pelvis y mantén ambos isquiones a la misma altura. Inhala a medida que levantas la pierna derecha, iniciando el movimiento desde el centro del cuerpo, y coge el dedo gordo con los primeros tres dedos de la mano derecha. Para asegurarte de que el cuádriceps de ambas piernas interviene en la postura, empuja la pierna izquierda hacia el suelo y estira hacia delante la derecha, alejándola del cuerpo. Eleva la pierna hasta donde lo permita la flexibilidad de los tendones de las corvas, sin elevar las caderas ni desestabilizar la pelvis para intentar llegar más lejos. Mientras sujetas firmemente el dedo gordo, probablemente percibas que es más fácil estirar la rodilla derecha si empujas el dedo gordo hacia el interior de la mano.

Contrae el estómago para que trabaje el suelo pélvico y exhala mientras alargas la columna y te inclinas hacia delante sobre la pierna derecha. Cuando sientas que controlas perfectamente el equilibrio y que los tendones de las corvas están relativamente abiertos, puedes intentar inclinarte hacia delante un poco más. Si eres capaz de mantener el equilibrio pero te falta flexibilidad, lleva el torso hacia delante lo máximo que te resulte posible, iniciando la flexión frontal desde el interior de la pelvis. Si eres un alumno avanzado, toca la espinilla derecha con el mentón y dirige la mirada hacia los dedos del pie derecho. Los practicantes avanzados son capaces de realizar este *drishti* en cuanto adoptan la postura (ver la figura 6.17).

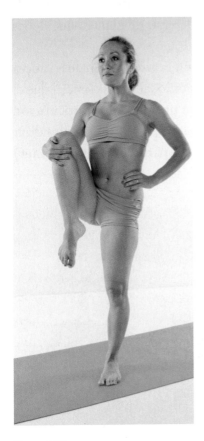

Figura 6.18

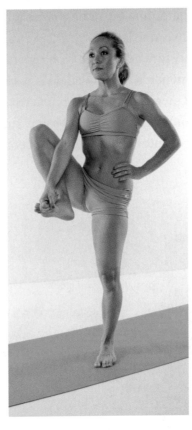

Figura 6.19

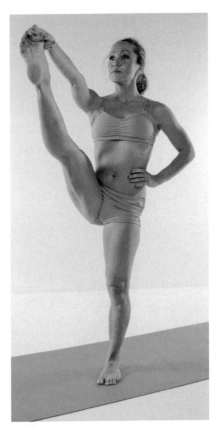

Figura 6.20

Los principiantes suelen comentar que no es fácil hacer la versión completa de esta postura. Si no llegas a coger el dedo gordo, puedes intentarlo con la rodilla, o bien flexionar la pierna para llegar hasta los dedos del pie (ver las figuras 6.18 y 6.19). Si puedes mantener el equilibrio mientras sujetas el dedo gordo del pie derecho con la pierna flexionada, intenta estirarla al máximo pero no te inclines hacia delante hasta que estés seguro de que no perderás el equilibrio (ver la figura 6.20).

Mantén cada una de las posturas que forman esta secuencia durante cinco respiraciones. Pasa directamente de Utthita Hasta Padangusthasana A a B; continúa en el mismo nivel, independientemente de que seas un principiante que realiza la postura modificada o un practicante avanzado que adopta la postura completa. Antes de empezar a mover la pierna derecha en sentido lateral, gira la cabeza y encuentra un nuevo punto a la izquierda para enfocar la mirada. Exhala mientras mueves la pierna derecha hacia el exterior (ver la figura 6.21). Contrae los músculos del suelo pélvico para crear una base sólida en la pelvis, luego gira la articulación de la cadera hacia el exterior para desplazar la pierna lateralmente durante una exhalación. Es bastante frecuente que la pierna intente arrastrar la cadera en su desplazamiento lateral, de manera que debes evitar elevar una cadera más que la otra.

El objetivo de esta postura no es girar la pelvis sino girar la articulación de la cadera y, simultáneamente, mantener la estabilidad de la pelvis. Por lo tanto, es esencial que el movimiento lateral de la pierna se origine en una rotación profunda de la articulación de la cadera, sin comprometer la integridad estructural de la pelvis. Para profundizar la postura, deja caer el trocánter mayor derecho (cerca de la parte superior del fémur)

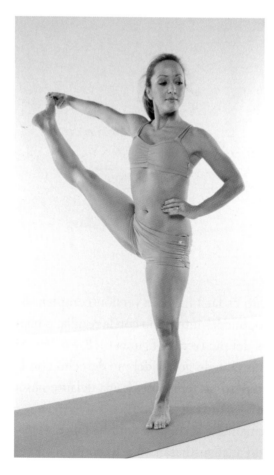

Figura 6.21

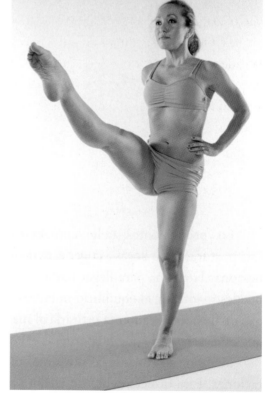

Figura 6.22

y desplaza la cabeza del fémur (el hueso del muslo) hacia el interior de la cavidad de la cadera. Este movimiento permite realizar una rotación externa más profunda y, finalmente, eleva un poco más la pierna derecha. Pero recuerda que el propósito de la postura es alcanzar la estabilidad.

Inicia Utthita Hasta Padangusthasana C directamente desde la postura B. Inhala mientras llevas nuevamente la pierna derecha hacia el centro con un movimiento suave, sin soltar el dedo del pie y controlando el movimiento desde el interior de la articulación de la cadera.

Exhala a medida que te inclinas hacia delante una vez más y, a continuación, inhala mientras sueltas el dedo gordo y mantienes el equilibrio con las manos en la cintura; la pierna derecha está extendida hacia delante (ver la figura 6.22). Esta es la primera postura que te enseña cómo elevarte y estirarte mientras participas activamente en el movimiento.

La pierna debe mantenerse en su sitio mediante su propia fuerza y, al mismo tiempo, permanecer conectada con la pelvis y los músculos centrales del cuerpo. La articulación de la cadera de la pierna extendida debe conservar la fuerza y la amplitud. El tendón de la corva debe extenderse mientras el cuádriceps sirve de apoyo para la pierna. Como la pierna derecha se eleva gracias a la presión que la izquierda ejerce contra el suelo, el hecho de elevar la derecha también te ayudará a sentir el efecto de la gravedad.

La pierna se levantará un poco más si llevas la cabeza del fémur hacia la cavidad de la cadera. Respira cinco veces. Esta postura es crucial para desarrollar la fuerza que se requiere para realizar los demás asanas de la primera serie del Ashtanga Yoga con total seguridad. Cuando termines, exhala y vuelve a Samasthiti; luego repite las tres posturas del lado izquierdo.

Beneficios

- Mejora el equilibrio
- Fortalece las piernas, los tobillos y los músculos centrales del cuerpo
- Estira la parte posterior de las piernas
- Desarrolla la concentración mental

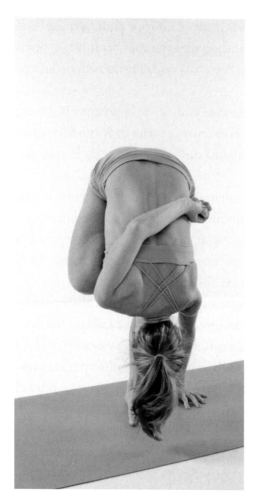

Figura 6.23

ARDHA BADDHA PADMOTTANASANA
Postura en medio *loto* atado con flexión hacia delante
Drishti: nasagrai (nariz)

Ardha Baddha Padmottanasana es esencialmente una postura de equilibrio destinada a enseñarte a mantener la estabilidad mientras mueves tu cuerpo en el espacio. La parte más dura de esta postura es encontrar la forma de adoptar la posición de medio loto antes de inclinarse hacia delante. Muchos alumnos se apresuran a realizar la postura y terminan lesionados. Como es la primera vez que la práctica exige a tu cuerpo que adopte la posición del loto, trabaja lentamente a fin de generar el espacio necesario para poder relajarte y abrirte a la postura.

Si eres principiante o tus caderas están un poco rígidas, comienza realizando una postura modificada en la que te mantienes de pie presionando la planta del pie contra la parte interior del muslo de la pierna que te sostiene. Se trata de Vrksasana, o la postura del árbol (ver la figura 6.24). Adopta la postura del árbol desde Samasthiti (ver la figura 5.1); flexiona la rodilla derecha, traslada el peso corporal al lado izquierdo y gira la cadera derecha hacia el exterior. Lleva las manos hacia abajo para coger el pie derecho y colocarlo lo más cerca posible de la ingle. De este modo, realizas un suave movimiento hacia el exterior que utiliza la fuerza de la gravedad de la rodilla doblada para profundizar la postura del loto.

Antes de intentar hacer una postura de medio loto sedente es recomendable practicarla de pie, porque cuando estás de pie la gravedad abre las articulaciones de las caderas sin activar los músculos; además, hay más espacio alrededor de las articulaciones de las caderas, lo que te da más libertad para «negociar» el movimiento con la pelvis. Si realizas la postura modificada, debes mantenerla durante al menos cinco respiraciones, para que la articulación de la cadera se abra antes de adoptar la posición de medio loto. Acaso te sirva de ayuda mantenerte de pie en medio loto y respirar algunas veces más, antes de probar la postura completa.

Independientemente de tu nivel de experiencia, siempre debes iniciar la posición del loto con una rotación externa de la articulación de la cadera para evitar lesionarte las rodillas. Realiza una rotación completa de cadera para liberar espacio en la pelvis y tener amplitud suficiente para inclinarte hacia delante. No debes comenzar la flexión anterior hasta que la rodilla que está en la posición de medio loto apunte hacia el suelo.

Con el fin de adoptar la postura de medio loto con total seguridad mientras permaneces de pie, gira la articulación de la cadera derecha hacia el exterior. Siente el movimiento que se produce en esta articulación, tanto en la cabeza del fémur como en la cavidad de la cadera. Puedes realizar este movimiento mientras levantas la pierna y desplazas lateralmente la rodilla, intentando que el movimiento llegue hasta el pie. También puedes hacer la posición de medio loto desde la postura del árbol y bajar las manos para sujetar la parte superior del pie derecho. En medio loto, intenta dirigir la parte superior del pie hacia la cresta ilíaca y realiza una rotación completa de la cadera.

Si eres relativamente flexible, quizás puedas adoptar la postura de medio loto directamente durante la primera inhalación, sujetando el pie derecho con la mano derecha por detrás de la espalda (ver la figura 6.25). Una vez que hayas adoptado la posición de medio loto atado completa, exhala y haz una flexión anterior, mientras elevas los isquiones y contraes el abdomen para estabilizar la pierna izquierda. Coloca la mano izquierda sobre el suelo y alinea los dedos de la mano con los dedos del pie (ver la figura 6.23). Intenta mantener la integridad estructural del cuerpo equilibrando las caderas y llevando el mentón hacia la espinilla izquierda. Si pierdes el equilibrio, o no puedes realizar la postura del loto atado, coloca ambas manos sobre el suelo.

Mantén la postura durante cinco respiraciones. Inhala mientras miras hacia arriba y luego exhala manteniendo la posición hasta que el peso corporal vuelva a estar sobre

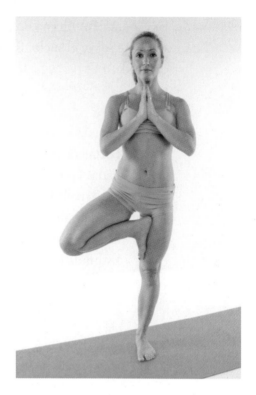

Figura 6.24

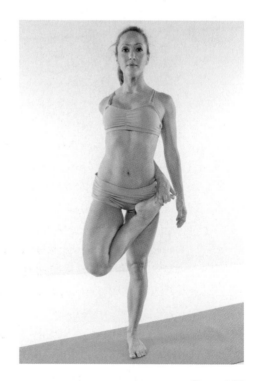

Figura 6.25

las caderas. Por último, inhala y vuelve a la posición de pie apoyando el pie derecho nuevamente sobre el suelo. Repite la postura con la pierna izquierda en la posición de medio loto.

Beneficios

- Enseña a mantener el equilibrio
- Fortalece las piernas, los tobillos y los músculos centrales del cuerpo
- Estira las caderas y los tobillos
- Desarrolla la concentración mental
- Ayuda a aliviar los síntomas de los pies planos
- Mejora la digestión
- Estimula los órganos abdominales

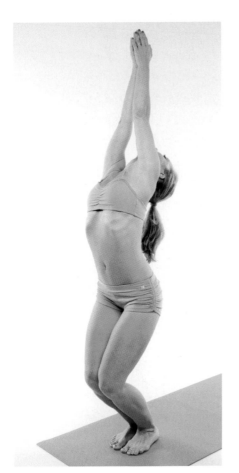

Figura 6.26

UTKATASANA
Postura de la silla
Drishti: angustha ma dyai (pulgares)

Al iniciar la siguiente serie de posturas, deberás fluir a través de una secuencia semejante al saludo al sol para hacer y deshacer las asanas. Por primera vez experimentarás plenamente el poder dinámico del método vinyasa, que consiste en coordinar la respiración con el movimiento para iniciar una postura. Tal como sucede en Surya Namaskara, fluirás a lo largo de una serie de posturas enlazadas mediante la respiración, que únicamente retendrás en momentos específicos.

Comenzando en Samasthiti, inhala y eleva las manos igual que en Surya Namaskara A; exhala e inclina el torso hacia delante. Inhala y mira hacia arriba; exhala y pasa a Chaturanga Dandasana dando un pequeño salto hacia atrás. Inhala y haz la postura del perro con el hocico hacia arriba, exhala y adopta la postura del perro con el hocico hacia abajo; por último, inhala mientras das un pequeño salto hacia delante para colocar los pies directamente entre las manos y hacer la postura Utkatasana. Mantenla durante cinco respiraciones.

Ponte de pie con los pies juntos, de manera que las bases de los dedos gordos y los talones de ambos pies se toquen. Los brazos están en alto y alineados con las articulaciones de los hombros, que se dirigen hacia abajo mientras la columna se estira hacia arriba. La columna está ligeramente extendida, pero no debe arquearse demasiado. Si sientes presión en la parte baja de la espalda, eso significa que el arco es muy pronunciado y es preciso estirarla un poco más. Dobla las rodillas hacia la parte anterior de los pies. Trata de hacer una flexión lo suficientemente profunda como para que los muslos lleguen a estar paralelos al suelo, pero presta mucha atención a la posición de la columna y no separes los talones del suelo. No intentes llegar más allá de tus posibilidades y mantén la columna relativamente erguida y recta. No arquees de forma exagerada la espalda para compensar la flexión de las rodillas. El objetivo de esta asana es desarrollar fuerza en los muslos y en los músculos de la espalda y de los hombros, mientras mantienes el cuerpo correctamente alineado. Tu deseo de conseguir un buen resultado final no debería comprometer la integridad estructural de la postura.

Contrae el estómago para profundizar la flexión en el interior de la articulación de las caderas y contribuir a que tu cuerpo se encuentre más cómodo. Mantén los isquiones en posición neutral, o incluso ligeramente hacia dentro, para crear una sensación de apoyo desde la pelvis. Eleva los brazos, presiona un codo contra el otro y lleva los omóplatos hacia abajo para generar espacio alrededor del cuello y ofrecer el apoyo estructural necesario desde la parte superior de la espalda y la cintura escapular. Mediante esta acción se alinea correctamente la parte superior del cuerpo (ver la figura 6.26).

La tradición de enfocar la mirada en los pulgares, situados por encima de la cabeza, tiene como objetivo que experimentes la sensación de elevarte durante toda la postura y que conduzcas la energía en sentido ascendente a lo largo de la columna. Tu cuerpo no debería hundirse sino, por el contrario, elevarse. Piénsalo de este modo: el hecho de presionar los pies contra el suelo provoca que la energía se proyecte hacia la tierra. Con una fuerza opuesta de la misma magnitud, la tierra empuja la energía nuevamente hacia tu interior y, como tú estás bien plantado en el suelo, consigues una elevación natural. Una vez que esta energía comienza a fluir, lo único que tienes que hacer es dejarla ascender de forma natural a través de tu cuerpo correctamente alineado. Cualquier obstáculo que se interponga en tu sistema energético detendrá el flujo de la energía, de modo que es importante mantener una alineación lo más correcta posible y relajarse en la postura para que la energía pueda fluir libremente. Levantar ambos brazos por encima del corazón supone un desafío para el sistema cardiovascular y estimula la circulación en todo el cuerpo. Realiza esta postura cuidadosa y reflexivamente para no forzar la espalda pero, al mismo tiempo, con la intención de traspasar tus propios límites en la medida justa para no interrumpir el proceso y conseguir un progreso constante.

Después de respirar cinco veces en la postura, exhala y lleva las manos al suelo mientras mantienes las rodillas flexionadas. El método tradicional para abandonar la postura es colocar las manos firmemente sobre el suelo y elevar las piernas manteniéndolas suspendidas en el aire (ver la figura 6.27). Esto requiere mucha fuerza; me llevó muchos

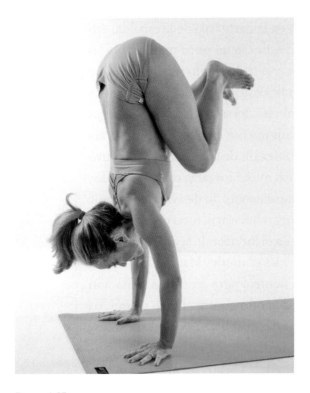

Figura 6.27

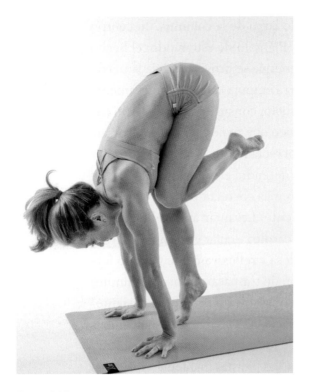

Figura 6.28

años integrar esta asana en mi práctica debido a su dificultad. Un paso intermedio es llevar una rodilla hacia el pecho, manteniendo la otra pierna apoyada sobre el suelo, y luego saltar con la otra en dirección al pecho durante una inhalación (ver la figura 6.28).

Mantener el equilibrio en una postura suspendida en el aire no es fácil y requiere mucha práctica. La pelvis debe estar equilibrada y sostenida sólidamente por los brazos y el suelo pélvico debe trabajar activamente para levantar el peso de todo el cuerpo. Cuando intentes realizar este movimiento levantando una rodilla en dirección al pecho y dando un salto con el pie hasta mantenerlo en el aire, traslada el peso corporal hacia las manos. Activa el deltoides, el dorsal largo, el serrato anterior y el suelo pélvico para que participen en el movimiento y respira profundamente. Dirige la mirada hacia la esterilla. Esta postura se mantiene durante una sola respiración, de manera que no te esfuerces demasiado. Si no consigues hacerla en un primer intento, vuelve al suelo y continúa con la práctica.

Independientemente de que para realizar la postura hayas elevado el cuerpo o saltado hacia arriba con uno de los pies, exhala mientras vuelves a Chaturanga Dandasana, inhala mientras haces Urdhva Mukha Svanasana y exhala para adoptar Adho Mukha Svanasana y completar la secuencia de movimientos.

Beneficios

- Fortalece las rodillas, las pantorrillas, los tobillos y la columna vertebral
- Estira el tendón de Aquiles
- Estimula la digestión, la circulación y el sistema cardiovascular

- Eleva los arcos de los pies
- Alinea la pelvis con la columna
- Aumenta la conciencia de la articulación de las caderas

VIRABHADRASANA A Y B
Postura del guerrero I y II
Drishti: hastagrai (dedos de la mano)

Inmediatamente después de respirar una vez, pasa a Adho Mukha Svanasana, iniciando la postura del lado derecho, igual que en Surya Namaskara B. Comienza por la postura del perro con el hocico hacia abajo, mientras haces una rotación externa con la articulación de la cadera izquierda y giras el pie izquierdo hacia fuera entre cuarenta y cinco y noventa grados (dependiendo de la flexibilidad de tus caderas). Da un paso hacia delante con el pie derecho hasta colocarlo entre las manos y, si te resulta posible, alinea el talón derecho con el arco del pie izquierdo (si eres principiante, alinea los talones de ambos pies). Cuando las piernas estén en posición, eleva el torso hasta que esté por encima de la cavidad pélvica, levanta los brazos por encima de la cabeza, deja caer los omóplatos y fija tu mirada en los dedos de las manos. Este movimiento completo se debe realizar durante una inhalación prolongada, pero si lo necesitas puedes respirar con más frecuencia; recuerda que debes coordinar la respiración con el movimiento en todo momento.

Virabhadrasana A es una postura idónea para desarrollar la capacidad de alineación y la fuerza necesarias para realizar flexiones hacia atrás y preparar las articulaciones de las caderas para la rotación externa que facilita la

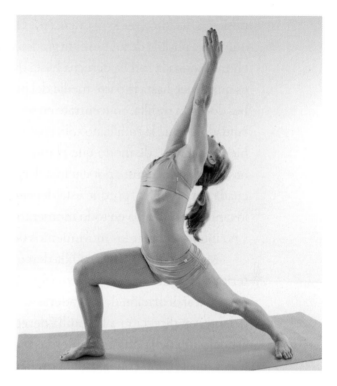

Figura 6.29

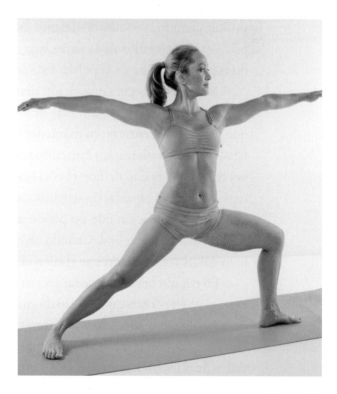

Figura 6.30

133

posición del loto (ver la figura 6.29). Gira el pie izquierdo hacia el exterior, lo más cerca que te sea posible de los noventa grados y alinea el talón izquierdo con el arco del pie derecho. Flexiona la rodilla derecha hasta que se sitúe por encima del tobillo, aunque lo ideal es que llegue hasta la parte media del pie. Si no te resulta fácil reconocer hasta dónde debes doblar la rodilla, concéntrate en sentir las piernas y fortalecer los cuádriceps teniendo cuidado de que la rodilla no sobrepase el nivel de los dedos del pies. Los pies deben estar bien separados, de modo que el muslo quede paralelo al suelo cuando doblas la rodilla hasta que se encuentre por encima del pie. Cada persona debe encontrar la distancia adecuada para los pies, porque esta depende de la altura y las proporciones corporales. Por lo tanto, comprueba en todo momento si la distancia es apropiada para tu propio cuerpo y no intentes copiar los movimientos de tu profesor ni de ninguno de los otros alumnos.

Mientras flexionas la rodilla derecha, gira ligeramente la pierna derecha hacia el interior y la izquierda hacia el exterior. Recuerda que debes mantener la pierna izquierda recta y la articulación de las caderas al mismo nivel. La pelvis ha de estar orientada hacia delante, en dirección a la rodilla derecha lo máximo posible para asegurarte de que la articulación de la cadera izquierda rota realmente hacia el exterior. Ten cuidado de no hacer una torsión con la rodilla izquierda y evita que el pie gire demasiado hacia fuera. Presta atención al alcance del movimiento en la articulación de la cadera. Asegúrate de que los arcos de ambos pies están elevados. Llevar las caderas hacia el centro lo máximo posible cuando la rodilla de delante está profundamente flexionada estira los músculos psoas (a ambos lados de la parte baja de la espalda) y los flexores de la cadera, elevando la parte anterior de la pelvis. Esta apertura es esencial para las flexiones posteriores.

Mantén el cóccix en posición neutral y resiste la tentación de llevarlo hacia atrás y arquear demasiado la región baja de la espalda. Esta es una oportunidad excelente para que tu cuerpo se entrene en mantener el cóccix en posición neutral mientras se abren los flexores de las caderas, los músculos psoas y las articulaciones de las caderas. Con el paso del tiempo, el hecho de que el cóccix esté «volteado hacia fuera» produce presión en la región baja de la espalda, las articulaciones sacroilíacas y la parte posterior de la pelvis; por tanto, es una posición que no puede sostenerse a largo plazo porque no sirve de apoyo para la columna vertebral. Cuando un determinado patrón de movimiento genere dolor, lo mejor es volver a entrenar al cuerpo para que utilice un patrón motriz más adecuado.

En cuanto percibas que las piernas te ofrecen una base sólida, contrae el abdomen y eleva el suelo pélvico mientras lo desplazas ligeramente hacia dentro. Activa los músculos de la espalda (erectores de la columna) para que colaboren en la elevación de cada una de las vértebras, con la intención de separarlas de la pelvis. No debes depender de la extensión y flexibilidad natural del área lumbar, sino desarrollar la fuerza necesaria para crear espacio en cada articulación, levantando activamente la espina dorsal para apartarla de la pelvis, mientras contraes el estómago para apoyar el movimiento desde la parte anterior del cuerpo. Este patrón muscular ayuda realmente a desplazar la energía en sentido ascendente a lo largo de la columna y el canal central del cuerpo, aumentando así la energía espiritual de la postura. Si practicas este movimiento, desarrollarás la fuerza que requieren las flexiones hacia atrás más intensas de la práctica avanzada.

Cuando sientas que la energía llega al pecho, lleva los omóplatos hacia abajo y sepáralos entre sí, levantando los brazos sobre la cabeza, abriendo la cintura escapular y generando espacio en torno al cuello. Mantén la columna en la posición más natural posible y no arquees la parte superior de la espalda. Eleva el esternón y llévalo ligeramente hacia delante mientras estiras los brazos. Presiona las manos una contra la otra, activa los deltoides para que participen del movimiento y presiona los codos entre sí. Colocar los brazos encima de la cabeza fomenta que el corazón bombee más vigorosamente y aumenta la potencia del sistema cardiovascular. Inclina la cabeza hacia atrás y dirige la mirada hacia los pulgares; intenta no entrelazar los dedos. Haz una rotación externa con los hombros para desarrollar la fuerza y la flexibilidad necesarias para estabilizar el cuerpo en asanas más difíciles, como las posturas sobre las manos y las flexiones hacia atrás. Mantén la postura durante cinco respiraciones, luego inhala mientras giras los pies y exhala para realizar la postura hacia la izquierda durante otras cinco respiraciones. No debes volver a la posición vertical entre una y otra postura. Mantén los brazos elevados mientras cambias de lado.

En Virabhadrasana B se utiliza la misma alineación de los pies que en Virabhadrasana A (ver la figura 6.30). Inicia esta variante de la postura girando las caderas para separarlas de la rodilla flexionada y abriendo los brazos a ambos lados del cuerpo e inhalando. Debes comenzar del lado izquierdo. Ten cuidado de mantener la rodilla izquierda en la misma posición por encima del tobillo. Cuando tengas la sensación de estar arqueando demasiado la espalda, contrae activamente los isquiones para compensar y volver a una posición neutral. Separa la pelvis de la rodilla izquierda para que el hueso púbico esté en un ángulo de noventa grados en relación con esa rodilla. Gira ambas piernas hacia fuera y asiéntate sobre las piernas y las articulaciones de las caderas.

Esta versión de la postura tiene como fin abrir las ingles y los músculos internos de los muslos y, al mismo tiempo, sigue desarrollando la fuerza muscular que se requiere para elevar la espina dorsal. Lleva los omóplatos hacia abajo y sepáralos, mientras mantienes los brazos extendidos a ambos lados del cuerpo y a la altura de los hombros. Enfoca la mirada en los dedos de la mano izquierda. En este movimiento se observa una tendencia a dejar caer el brazo que está por detrás, de modo que concéntrate en mantener los dos brazos al mismo nivel. Mantén el torso sobre la pelvis para que la columna permanezca elevada pero, simultáneamente, en una posición neutral. No inclines el torso hacia delante ni hacia los lados; intenta encontrar equilibrio y paz mientras sostienes la postura.

Mantén la postura durante cinco respiraciones, luego exhala y gira a la derecha para repetirla. Después de respirar cinco veces del lado derecho, exhala y lleva las manos al suelo. Coloca la mano derecha sobre el suelo junto a la parte externa del pie derecho y apoya la mano izquierda junto a la parte interna del pie derecho. Mantén la rodilla derecha flexionada mientras giras hacia la parte anterior del pie izquierdo, colocando las caderas en paralelo. Si la parte superior de tu cuerpo es fuerte, desplázalo suavemente hacia delante, por encima de los brazos, hasta conseguir un punto de equilibrio. Las piernas deben permanecer en la misma posición mientras desplazas la pierna izquierda estirada y flexionas la rodilla derecha sobre los brazos. A continuación exhala y da un salto hacia atrás para volver a Chaturanga Dandasana. Los principiantes deben omitir este último movimiento y volver a Chaturanga Dandasana dando un paso hacia atrás en el momento en que ambas manos están en el suelo y las caderas paralelas.

Recuerda que debes exhalar mientras inicias Chaturanga Dandasana, inhalar mientras pasas a Urdhva Mukha Svanasana y exhalar cuando adoptas Adho Mukha Svanasana para completar el movimiento.

BENEFICIOS

- Fortalece los músculos de las piernas, en especial los cuádriceps
- Estira los músculos psoas, los flexores de las caderas y las ingles
- Prepara el cuerpo para las flexiones hacia atrás
- Abre los hombros y el corazón
- Limpia el sistema cardiovascular

7

POSTURAS SEDENTES:
DESARROLLA TU LOTO

Las asanas que son exclusivas de la primera serie del Ashtanga Yoga son principalmente posturas sedentes. La razón reside en que Surya Namaskara y las posturas de pie desarrollan la sensación de conexión a tierra, la dinámica del movimiento y el cuerpo interior. Una vez que esos tres elementos estén organizados, podrás realizar una amplia variedad de torsiones, flexiones hacia delante, rotaciones de cadera, posturas que requieren fuerza y flexiones hacia atrás.

Durante la práctica, la fuerza central necesaria para conseguir una alineación saludable en posturas más avanzadas es más fácil de alcanzar si empujas el cuerpo en dirección al suelo. En las posturas sedentes debes presionar las plantas de los pies contra el suelo y reproducir la misma conexión energética que se produciría si tuvieras los pies completamente plantados sobre el suelo. Si tienes la sensación de controlar el equilibrio, y tu orientación espacial, estabilidad interna y flexibilidad son buenas, puedes realizar las posturas sedentes con confianza y fácilmente.

Estas posturas se agrupan en series asociadas y constituyen una progresión gradual hacia el punto medio de una rotación externa más complicada, que supone colocar ambas piernas por detrás de la cabeza. El mero hecho de leer la frase anterior acaso te induzca a salir corriendo; cualquier persona normal diría que este es un ejercicio de yoga que solo un contorsionista puede hacer. Sin embargo, la primera serie del Ashtanga Yoga entrena tu cuerpo paso a paso y lo prepara progresivamente para que sea capaz de realizar movimientos más complejos y profundos. Si haces las posturas sedentes teniendo en cuenta tus conocimientos de anatomía, percibirás que tu cuerpo se abre cada vez más para que puedas efectuar todas las posturas sin ningún riesgo.

El segundo grupo de posturas sedentes ayuda a descargar la tensión acumulada en la espalda, tonifica los músculos erectores de la columna y favorece una transición suave y regular hacia las flexiones hacia atrás. En conjunto, las posturas sedentes hacen que trabaje todo el cuerpo. Sentirás que las articulaciones de la cadera se abren para prepararte para la posición completa del loto y la postura de las piernas detrás de la cabeza, para desarrollar la fuerza central del cuerpo que requieren las posturas de equilibrio sobre los brazos y para entrenar la columna y los hombros para las flexiones hacia atrás.

La lección emocional de las posturas sedentes es similar a la actitud de dirigir el cuerpo y la mente hacia el interior. Es una práctica sanadora que proporciona un profundo equilibrio, desintoxica y depura el sistema digestivo y fomenta un estado consciente de autorreflexión. Esta práctica permite que la mente se mantenga concentrada en el interior, en vez de dirigirse hacia el mundo externo. Las posturas sedentes tienen como fin concentrar tu energía y perfeccionar tu cuerpo; llegarás a dominarlas si las realizas con respeto y paciencia. Como muchas de ellas se centran en el lado derecho o en el lado izquierdo del cuerpo, observarás que una de las articulaciones de la cadera, uno de los hombros o uno de los lados de tu cuerpo está más rígido. Esto es completamente normal, no hay ningún motivo para recelar de la postura. Acaso te parezca útil mantenerla más tiempo sobre el lado que está más tenso mientras respiras profundamente; no debes esperar que tu cuerpo sea simétrico. Practica con paciencia y calma, sin olvidar que los beneficios finales de la práctica son espirituales y no pueden medirse basándose en tu rendimiento físico.

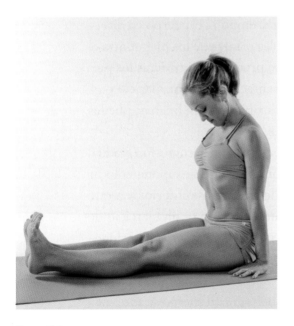

Figura 7.1

DANDASANA
Postura del bastón
Drishti: nasagrai (nariz)

Dandasana desempeña una función crucial en el aprendizaje de las flexiones anteriores saludables; establece la técnica que se ha de seguir y los conocimientos de anatomía necesarios para realizar movimientos más profundos, que sirven de apoyo para la región inferior de la espalda, desarrollan la fuerza central del cuerpo y alargan los tendones de las corvas. Esta postura no se asocia tradicionalmente con la práctica del Ashtanga Yoga y muchos alumnos la pasan por alto; sin embargo, al igual que la versión sedente de Samasthiti, es una posición neutral que se utiliza para iniciar todas las demás posturas.

Inhala mientras pasas desde Adho Mukha Svanasana a una posición sedente, con un pequeño salto a través de los brazos. Los alumnos que no estén familiarizados con las transiciones entre las posturas sedentes, que se conocen como «saltar entre» y «saltar hacia atrás» (vinyasa), deben leer el capítulo 10. Exhala mientras te sientas con el tronco lo más recto posible, coloca las manos planas sobre el suelo junto a las caderas y estira las piernas. Si tus brazos son largos, tendrás que flexionarlos ligeramente para mantener relajada la cintura escapular. Si son cortos, lo más probable es que tus manos no lleguen a tocar el suelo; sin embargo, debes evitar redondear la espalda para conseguir que las manos se apoyen en el suelo. Mantén la cintura escapular abierta en toda su amplitud, deja caer los omóplatos y eleva el pecho. Lleva el mentón hacia abajo; el esternón se proyecta hacia el mentón mientras inhalas y, en el mejor de los casos, llega a tocarlo. A medida que exhalas, el pecho baja y se separa del mentón (ver la figura 7.1).

Asegúrate de que la flexión de la cintura comienza en las articulaciones de las caderas; mantén la columna vertebral erguida mientras extiendes las piernas hacia el exterior, en un ángulo de noventa grados. Las piernas deben intervenir en el movimiento; tienes que empujar con los talones hacia la «tierra», alejándolos de la pelvis, mientras elevas las rótulas y activas la parte interior de los cuádriceps. Visualiza el suelo que está bajo tus pies y conéctate a él a través de las piernas, desde la base de los dedos gordos de ambos pies y pasando por los cuádriceps hasta llegar al suelo pélvico. Para desarrollar la fuerza central del cuerpo y proteger las inserciones de los tendones de las corvas, debes llevar los isquiones hacia el suelo y empujar activamente hacia abajo para lograr que el suelo pélvico intervenga en el movimiento. Haz trabajar estos músculos conscientemente y contrae lo máximo posible el abdomen, desde el ombligo hasta el hueso púbico, para que sea más fácil acceder al espacio interior de la pelvis, que debe servir de apoyo natural para la elevación de la columna. No arquees demasiado la columna ni redondees la región lumbar; utiliza los músculos centrales del cuerpo para que la curva lumbar sea natural. Presta atención a los músculos erectores de la columna y estírala en sentido ascendente, separándola de la pelvis, con el fin de generar espacio entre cada una de las vértebras. Deja que la energía fluya hasta alcanzar la coronilla, permaneciendo siempre conectado firmemente al suelo a través de los isquiones. Tu respiración debe desplazarse en sentido ascendente y descendente por el interior de la columna, sin llegar hasta la parte inferior del abdomen. Debes mantener el abdomen contraído durante toda la postura; de hecho, contraerlo es la clave para utilizar la columna de la manera más saludable en todas las flexiones anteriores que practicarás más adelante.

Si no eres capaz de sentarte con la columna erguida porque la parte baja de tu espalda tiene una forma acentuadamente redondeada, deberás flexionar las rodillas levemente para poder trabajar mejor con las articulaciones de las caderas. Si este es el caso, haz un esfuerzo consciente para estirar las rodillas lo máximo posible mientras mantienes la elevación de la columna y la curvatura natural de la región lumbar. Si eres un practicante más experimentado, probablemente puedes separar los talones de la pelvis y elevarlos un poco del suelo. Este movimiento es de gran ayuda, siempre que las corvas no hagan fuerza contra el suelo y las rodillas no estén demasiado extendidas. Respira cinco veces en la postura y luego pasa a la siguiente: Paschimattanasana.

Beneficios

- Alinea la pelvis y las caderas
- Fortalece la conciencia del eje central
- Permite desarrollar los *bandhas* (o cierres)
- Fortalece las piernas

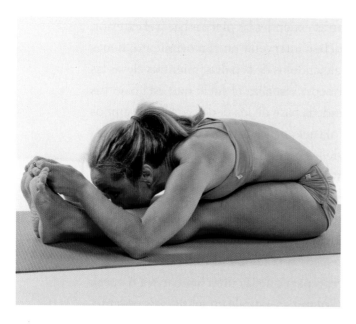

Figura 7.2

PASCHIMATTANASANA A Y D
Flexión hacia delante en posición sedente A y D
Drishti: Padhayoragrai (dedos del pie)

Comienza por Dandasana y aplica los tres componentes de las flexiones hacia delante que presenté en el capítulo de las posturas de pie; es decir, estira la parte posterior de las piernas desde los isquiones hasta los talones, contrae el abdomen y alarga los músculos de la espalda. En esta postura se aplican las mismas reglas de alineación, a pesar de que el patrón de activación es ligeramente diferente. En vez de presionar hacia el suelo con los pies, debes recrear la sensación del suelo que hay bajo tus pies juntando firmemente la base de los dedos gordos (lo que provoca que los muslos hagan una pequeña rotación interior) y activando las plantas de los pies para que participen activamente en la postura. Si sientes dolor en la inserción de los tendones de las corvas, empuja los talones contra el suelo, y sepáralos ligeramente de la pelvis si te sientes capaz de profundizar el movimiento. Todas las flexiones hacia delante implican una flexión suave de la columna; por ello es esencial contar con el soporte de los músculos centrales del cuerpo; esto se logra contrayendo el abdomen para evitar lesiones en la columna y ampliar al máximo el espacio que hay entre las articulaciones.

En lugar de intentar alargar la espalda utilizando la fuerza de gravedad, tal como sucede en las posturas de pie, trabaja con los músculos internos del torso para alargarla y ensancharla. Inhala mientras contraes conscientemente la parte inferior del abdomen (la zona que hay entre el hueso púbico y el ombligo), estira la columna e inclínate hacia delante para coger los dedos gordos. Exhala para profundizar la flexión y hacer la postura completa de Paschimattanasana (ver la figura

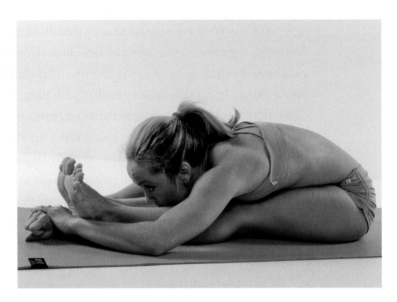

Figura 7.3

7.2). Ten cuidado de no tensar los músculos abdominales, porque eso solo servirá para crear una tensión muscular que te impedirá profundizar la postura. El efecto sanador y limpiador de esta intensa flexión hacia delante se basa en el hecho de mantener el abdomen contraído, lo que favorece la depuración del sistema digestivo.

En esta postura se aplica la misma activación de las piernas que en Dandasana, así que inicia el movimiento desde el interior de la pelvis para sentir una larga línea de energía que se desplaza desde las articulaciones de las caderas y, a través de las rótulas elevadas y de la parte interior de los cuádriceps, llega hasta el suelo firme donde se apoyan los pies flexionados. Si necesitas doblar las rodillas para modificar Dandasana, lo mismo te ocurrirá en esta postura; intenta estirar las piernas lo máximo posible empujando con los pies en dirección contraria a la pelvis. Si tienes una lesión en alguno de los tendones de las corvas, puedes presionar los isquiones y los talones contra el suelo; si esta acción no consigue aliviar el dolor, puedes flexionar levemente las rodillas hasta que se cure la lesión.

Ten cuidado de no estirar demasiado la parte superior; la flexión hacia delante debe iniciarse en el interior de la pelvis y del cuerpo. Utiliza el cuerpo interior para estirarte. Mantén los hombros abiertos y ligeramente activos. Respira profundamente sintiendo los pulmones y deja que la energía fluya libremente por todo tu organismo. Mantén la postura durante cinco respiraciones.

Inhala y eleva la columna, luego exhala mientras sujetas los pies entre las manos lo más firmemente posible; coge una vez más los dedos gordos —puedes entrelazar los dedos de las manos en torno a los pies, sujetar el borde externo de los pies o coger una de las muñecas—. Inhala una vez más para crear espacio y, por último, exhala mientras mantienes Paschimattanasana D durante otras cinco respiraciones (ver la figura 7.3).

Hay cuatro versiones diferentes de Paschimattanasana, pero el método actual del Ashtanga Yoga utiliza únicamente dos: la versión introductoria y la última versión, que es la más intensa. Si tienes más tiempo disponible para practicar, o en el caso de que las flexiones hacia delante te resulten difíciles, puedes realizar las cuatro variaciones. Consulta *Yoga Mala* para obtener más información.

Después de hacer cinco respiraciones en Paschimattanasana, inhala y eleva la columna mientras mantienes el pie sujeto; exhala a medida que llevas el peso corporal hacia las caderas y eleva el suelo pélvico un poco más. Inhala, suelta los pies e incorpora el torso; exhala y salta hacia atrás (en el capítulo 10 se explica con mayor detalle qué significa «saltar hacia atrás» y «saltar entre» en Ashtanga Yoga).

Beneficios

♦ Mejora la digestión
♦ Estira los tendones de las corvas
♦ Combate la ciática
♦ Limpia los órganos internos

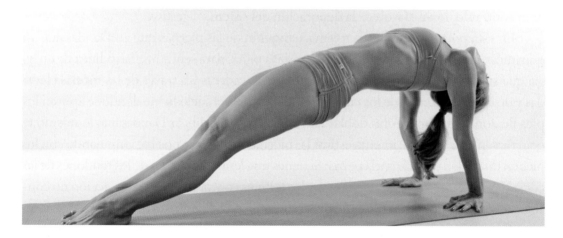

Figura 7.4

PURVATTANASANA
Postura de la tabla hacia arriba
Drishti: broomadhya (entrecejo)

Cuando se practica junto con Dandasana y Paschimattanasana, esta postura completa la gama total de movimientos de la columna en extensión. Esta técnica prepara el cuerpo para las flexiones hacia atrás y ayuda a aliviar cualquier presión que exista sobre la espina dorsal después de la intensa flexión hacia delante que se hace en Paschimattanasana. Inhala mientras saltas entre los brazos para adoptar una posición sedente y

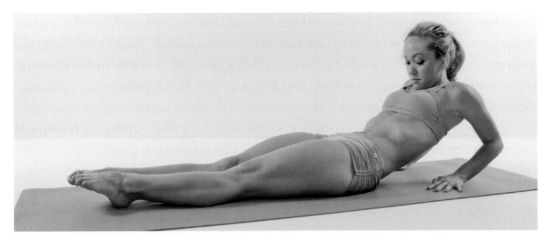

Figura 7.5

exhala mientras afianzas la postura. Lleva la columna hacia abajo hasta que el sacro esté apoyado sobre el suelo, contrae el abdomen y mueve las manos hacia atrás hasta que las palmas queden planas sobre el suelo y las puntas de los dedos orientadas hacia los pies, a unos treinta centímetros de la pelvis; inhala mientras elevas el cuerpo (ver la figura 7.5).

Crea una larga línea de energía que recorra ambas piernas mediante una rotación interior de los muslos y las articulaciones de las caderas. Igual que en las dos posturas anteriores, la parte interior de los cuádriceps debe intervenir firmemente en el movimiento, y las rótulas, que están elevadas, han de conectarse con el suelo pélvico y los dedos de los pies. Estira las puntas de los dedos y presiona simultáneamente con las bases de ambos dedos gordos para completar la línea energética de la rotación interna.

Presiona los dedos de los pies contra el suelo para que las piernas intervengan activamente en la postura y eleva la pelvis. La rotación interna de los muslos y de las articulaciones de las caderas alivia la presión sobre la parte baja de la espalda y el sacro.

Lleva la pelvis y el cóccix vigorosamente hacia delante, arquea ligeramente la región inferior de la espalda con la ayuda del sacro y eleva el cuerpo. Esta postura debería ser una flexión hacia atrás, de modo que recurre a la extensión natural de la columna para llegar más lejos. Los músculos erectores de la columna deben servir de soporte para el cuerpo. Presta mucha atención para no llevar el abdomen hacia fuera mientras te elevas. Por el contrario, el abdomen debe estar contraído, lo que se logra llevando los músculos del estómago hacia la columna; cuando el estómago está distendido, el peso de los órganos recae sobre el espacio que hay entre las vértebras, poniendo en peligro los discos vertebrales.

Una vez que hayas conseguido establecer la base para la postura utilizando la fuerza de las piernas y elevando activamente la pelvis, puedes concentrarte en la parte superior del cuerpo. Eleva el pecho y abre el centro de tu corazón hacia el cielo raso. Trabaja firmemente con los brazos, presionándolos contra el suelo a través de los dedos, y mantenlos estirados. Deja caer la cabeza hacia atrás con sumo cuidado para sostener adecuadamente el cuello. Lleva los omóplatos hacia abajo para que sirvan de sostén mientras la parte superior de la espalda se eleva (ver la figura 7.4). Este movimiento es prácticamente una flexión hacia atrás y, por tanto, utilizas todos los músculos del cuerpo; debes estirar todas las vértebras de la columna, crear espacio entre ellas y utilizar dicho espacio para la flexión. Respira consciente y profundamente. Después de cinco respiraciones, exhala y deshaz la postura. Inhala y vuelve a subir, exhala y salta hacia atrás.

Beneficios

- Fortalece y estira la espalda
- Contrarresta las flexiones hacia delante
- Combate el cansancio

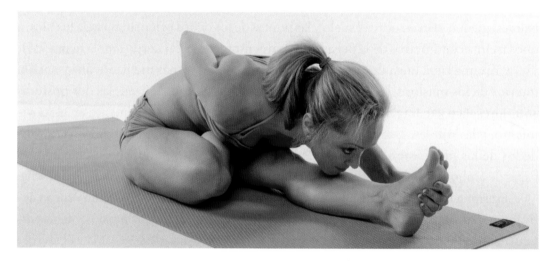

Figura 7.6

ARDHA BADDHA PADMA PASCHIMATTANASANA
Flexión hacia delante en medio loto atado
Drishti: padhayoragrai (dedos del pie)

Esta es la primera postura sedente que pone a prueba tu capacidad de realizar una rotación externa, la conciencia del movimiento de la articulación de las caderas, —que aprendiste con las posturas de pie—, así como también la amplitud de dicho movimiento. Esta postura requiere una atención plena y mucha paciencia; es excelente para trabajar la comprensión y la integración de los principios en los que se basa una rotación externa saludable y para desarrollar la postura del loto. Las personas que tienen las articulaciones de las caderas muy rígidas necesitan seguir practicándola antes de avanzar; de lo contrario, las siguientes posturas podrían aumentar la posibilidad de sufrir lesiones.

Inhala mientras saltas entre los brazos para pasar a una posición sedente desde el perro con el hocico hacia abajo, en vinyasa después de Purvattanasana. Si eres un practicante avanzado, exhala mientras colocas el pie derecho en la postura de semiloto. Coge el borde externo del pie izquierdo con la mano del mismo lado, coloca la mano derecha detrás de la espalda y alinea el esternón mientras lo llevas hacia delante sobre la rodilla izquierda. Debes realizar todo el movimiento anterior durante la misma inhalación que empleas para preparar la postura y ejecutarla. Luego exhala e inclínate hacia delante para completar la postura (ver la figura 7.6).

Si eres principiante, harás bien en realizar ese movimiento de forma lenta y progresiva, descomponiéndolo en varios pasos. Comienza rotando la articulación de la cadera derecha para orientar la rodilla hacia el exterior. Flexiona la rodilla derecha para cerrar la articulación y lleva la planta del pie derecho hacia la parte interior del muslo izquierdo. Si sientes dolor en la rodilla derecha, relaja un poco la postura y comprueba el nivel de rotación de la articulación de la cadera.

Durante la postura debes evitar hacer una torsión con la articulación de la rodilla; si puedes, utiliza el movimiento circular externo de la articulación de la cadera para adoptarla. Si la rodilla queda lejos del suelo, no intentes empujarla hacia abajo y tampoco fuerces los músculos que hay a su alrededor. Si eres capaz de rotar la articulación de la cadera y colocar el pie en la posición adecuada pero sientes dolor en la rodilla, puede ser conveniente que coloques un bloque o una toalla debajo de la rodilla derecha a modo de soporte. Cuando se siente dolor en alguna zona del cuerpo durante la práctica, la respuesta inmediata suele ser el miedo. Intenta adoptar un estado mental idóneo para experimentar el dolor en vez de huir de él. Por ejemplo, trata de detectar de la forma más específica posible cuál es el epicentro del dolor, qué tipo de dolor es y cuál es tu respuesta emocional. A menudo sentimos dolor generalizado sin poder definir su ubicación; cuanto más capaces seamos de identificar dónde se origina, menos temor nos dará la postura y mejor nos desempeñaremos, no solo en la práctica del yoga sino también en nuestra vida. Si sientes dolor en la articulación, debes deshacer la postura de inmediato; pero si tienes una sensación de quemazón en los músculos que estás estirando, puedes seguir adelante con cuidado y prestando mucha atención a la alineación. Si te sientes cómodo en la posición del medio loto, lleva la mano derecha por detrás de la espalda mediante la rotación completa del hombro, para poder sujetar la parte superior del pie derecho. En lugar de hacer una torsión corporal intensa para llegar a coger el pie, deja que el movimiento se origine en el hombro y la parte superior de la espalda, llevando el omóplato hacia abajo. Una vez que hayas cogido el pie derecho, utiliza el hombro para llevar el torso otra vez hacia el centro y compensar así la torsión que has realizado para poder llegar hasta el pie. Trabaja con el pie derecho, presionando el talón hacia el espacio interior de la pelvis; esto te ayudará a contraer el abdomen y aumentar la acción de los *bandhas*, tal como se explica en el capítulo 10.

Inhala mientras te inclinas hacia delante y coges el borde externo del pie izquierdo. Trata de llevar el omóplato izquierdo hacia abajo y organiza el pecho de modo que el esternón y el hueso púbico estén en la misma línea central que el resto del cuerpo. Mientras exhalas, lleva el mentón hacia la espinilla izquierda. Mantén la postura durante cinco respiraciones. Este es un movimiento complicado que a menudo requiere respirar más veces en la postura para que el cuerpo se abra. Ten paciencia y no te precipites. Si necesitas detenerte en cualquier punto del recorrido para no sobrepasar el límite máximo de tu flexibilidad, no dudes en seguir el consejo de tu cuerpo. Nunca debes comprimir la rodilla; su movimiento siempre debe originarse en la articulación de la cadera.

Después de hacer cinco respiraciones, inhala y eleva la columna mientras mantienes sujetos los dos pies. Exhala, sigue sujetando los pies, acomódate en la postura y utiliza la fuerza de la pelvis para prepararte para vinyasa. Inhala y elévate, exhala y salta hacia atrás; completa vinyasa; inhala y salta entre los brazos; luego repite la postura del lado opuesto.

Beneficios

- Mejora la digestión y aumenta la conciencia de los *bandhas*
- Estira los tendones de las corvas, las caderas y los hombros
- Limpia los órganos internos

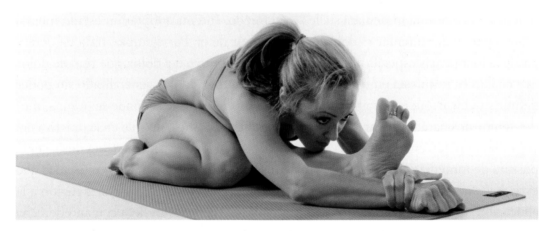

Figura 7.7

TIRYANG MUKHA EKAPADA PASCHIMATTANASANA
Postura de flexión con tres miembros orientados hacia delante
Drishti: padhayoragrai (dedos del pie)

La mayoría de las posturas de la primera serie emplean una rotación externa de la articulación de la cadera; sin embargo, esta utiliza una rotación interna. La mayoría de las personas creen que es preciso elevar la parte superior del muslo para poder girarlo hacia el interior, pero en este movimiento la cabeza del fémur se desliza hacia atrás y hacia abajo y hace una rotación profunda en dirección a la cavidad de la articulación de la cadera. La clave para facilitar la rotación interna es ensanchar el sacro para liberar espacio a lo largo de la parte posterior del cuerpo y juntar los muslos.

Inhala mientras saltas entre los brazos para pasar a la posición sedente desde el perro con el hocico hacia abajo, después del último vinyasa para Ardha Baddha Padma Paschimattanasana. Dobla la rodilla derecha hacia atrás, rota los muslos hacia el interior y apunta el pie derecho en sentido opuesto al pie izquierdo. Deja suficiente espacio entre el pie derecho y la pelvis para que la cadera derecha pueda tocar el suelo. Quizás te resulte útil desplazar el músculo de la pantorrilla derecha para generar más espacio para la flexión de la rodilla. Como preparación para la postura, inhala mientras sujetas una de las muñecas en torno al pie izquierdo, lo más lejos posible de él; si no consigues llegar a la muñeca, limítate a coger el pie con ambas manos. Exhala mientras comienzas a inclinarte hacia delante a lo largo de la línea central del cuerpo, manteniendo las rodillas lo más unidas posible. Lleva el mentón hacia la espinilla izquierda, pero no desplaces el peso del cuerpo hacia delante ni hacia la izquierda (ver la figura 7.7).

Contrae la parte inferior del abdomen para que el suelo pélvico sea un apoyo estable que te permita realizar profundamente la postura. Compromete el pie izquierdo en el movimiento y envía la energía hacia el suelo a través del talón y hacia el exterior a través de la base del dedo gordo. Empuja el músculo de la pantorrilla izquierda hacia el suelo para que la energía retorne a la pelvis y te ayude a llevar el isquion derecho hacia el suelo; muchas personas suelen observar que tienen tendencia a separarse del suelo. Por este motivo, debes esforzarte para enviar la energía hacia abajo a través del espacio interno de la pelvis y conseguir que se conecte con el suelo; sentirás que la cabeza del fémur del lado derecho se mueve más profundamente hacia la cavidad de la cadera.

Si te resulta difícil mantener la rodilla flexionada, puedes colocar una toalla o un bloque debajo de la cadera opuesta para elevar la pelvis y liberar la tensión que se produce en torno a la rodilla. Si necesitas usar el bloque, deja pasar un periodo de tiempo prudencial (que puede llegar a ser de uno o dos años) e intenta cambiar el bloque por una toalla; probablemente en el transcurso de uno o dos años más conseguirás realizar la postura sin ayuda. Si sientes dolor intenso en las rodillas cuando adoptas esta postura, ese dolor puede deberse a una falta de rotación interna o a una rigidez excesiva del cuádriceps. Si experimentas dolor agudo en la parte central de la rodilla, modifica la postura mediante la ayuda de un bloque. Procede con precaución y no fuerces tu cuerpo en ninguna postura; por el contrario, desarrolla tu paciencia y respira profundamente para que la postura se perfeccione con el paso del tiempo.

El hecho de inclinar el torso sobre los muslos mientras realizas una rotación interna con las articulaciones de la cadera es una preparación esencial para posturas más avanzadas que requieren torsiones profundas. Si lo pasas mal haciendo torsiones, una parte del problema puede residir en que las caderas no consiguen realizar una rotación interna, y esta es la postura perfecta para remediar este problema. Mantén la postura durante cinco respiraciones, luego inhala y eleva la columna, exhala y asiéntate en la postura. Inhala, apoya las manos sobre el suelo y elévate. Exhala para saltar hacia atrás y después concluye vinyasa. Inhala para saltar entre los brazos y repite la postura del otro lado.

Beneficios

◆ Mejora la digestión y aumenta la conciencia de los *bandhas*
◆ Provoca la rotación interna de las articulaciones de las caderas
◆ Limpia los órganos internos
◆ Aumenta la conciencia del cuerpo interior

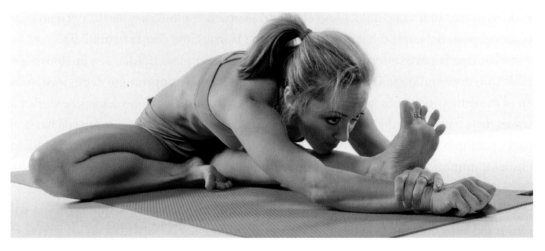

Figura 7.8

JANU SIRSASANA A
Postura de la cabeza en la rodilla A
Drishti: Padhayoragrai (dedos del pie)

Janu Sirsasana A es una postura totalmente segura que abre con facilidad las caderas, la parte interior de los muslos y la espalda y, al mismo tiempo, fortalece la parte central del cuerpo. Inhala y salta entre los brazos para adoptar la posición sedente desde el perro con el hocico hacia abajo, después del último vinyasa de Tiryang Mukha Ekapada Paschimattanasana. Haz una rotación externa con la articulación de la cadera derecha, orientando la rodilla lateralmente a noventa grados. Relaja la articulación de la cadera a medida que la cavidad de esta se abre y la cabeza del fémur se libera. En cuanto la articulación se abra, serás capaz de profundizar el movimiento, flexionar libremente la rodilla derecha y cerrar la articulación de la rodilla por completo. No te apresures a realizar el movimiento; debes escuchar tu cuerpo en todo momento.

En la versión más intensa de esta postura, el borde externo de la planta del pie derecho se apoya sobre la parte interna del muslo izquierdo y el talón derecho se encuentra junto al hueso púbico. Para que el movimiento no se origine en la rodilla sino en la cadera, concéntrate en rotar la cabeza del fémur hacia atrás y hacia abajo, haciendo rodar la parte superior del muslo en dirección a la parte posterior de la pelvis, mientras alargas los músculos de la parte interior del muslo. Una vez que hayas realizado esta rotación externa, gira la pelvis hacia delante lo más lejos posible y alinea el torso encima del muslo izquierdo, de modo que el corazón y el esternón se proyecten hacia delante, por encima de la rodilla izquierda, y queden alineados con el hueso púbico. Coge una de las muñecas en torno al pie (o el pie izquierdo con ambas manos) y estira los brazos mientras inhalas. Exhala para inclinarte hacia delante y así llevar el mentón hacia la espinilla izquierda.

Mantén el torso un poco elevado y separado de la pelvis (se logra contrayendo el abdomen) para que el suelo pélvico participe activamente en la postura y los músculos de la espalda se estiren. Dirige la mirada hacia los dedos del pie izquierdo (ver la figura 7.8). Como en Janu Sirsasana A haces trabajar a tu cuerpo en dos direcciones (desplazamiento de la cadera hacia atrás y hacia abajo e inclinación del torso hacia delante para alejarlo de la pelvis), la postura aumenta la coordinación y las funciones cerebrales. La acción de contraer la parte inferior del abdomen también ayuda a depurar el espacio interno de la pelvis y el aparato digestivo, mientras que la acción de abrir la parte interior de los muslos sirve de ayuda para limpiar el meridiano del riñón.

Si eres principiante o las articulaciones de tus caderas son un poco rígidas, puede ser de utilidad cerrar la rodilla parcialmente y mantenerla un poco separada del suelo con la ayuda de un bloque o de una toalla. A medida que se vaya abriendo cadera, podrás prescindir gradualmente del soporte. Si sientes dolor en el interior de la articulación de la rodilla, relaja un poco el estiramiento colocando la planta del pie derecho más cerca de la rodilla izquierda que de la parte superior del interior del muslo. Si puedes flexionar completamente la rodilla, aunque permanezca separada del suelo, la postura no entraña ningún riesgo a menos que sientas dolor.

Otra modificación de la postura que puede ayudarte a aliviar el dolor en la rodilla implica girar internamente el muslo derecho en dirección a la parte anterior de la pelvis, en vez de girarlo hacia el exterior. Esto reduce la rotación y, en algunas ocasiones, alivia la presión sobre la rodilla. Si la postura te resulta difícil, prueba las dos opciones y ten la paciencia necesaria para desarrollar tu capacidad de realizar la postura completa con muchos años de práctica. Después de hacer cinco respiraciones profundas y prolongadas del lado derecho, inhala y estira la columna, luego exhala y realiza el movimiento. Inhala e incorpórate, y luego exhala y salta hacia atrás. Repite la postura del otro lado.

Si eres principiante y has conseguido llegar hasta aquí con las posturas sedentes, quizás prefieras desarrollar el hábito de mantener una práctica diaria antes de aprender el resto de las posturas sedentes. Y si sientes que las posturas sedentes suponen un desafío para tu energía y tu resistencia, tienes la opción de omitir las restantes y pasar directamente a las flexiones hacia atrás. Es mejor practicar menos tiempo pero con más frecuencia que hacerlo de un modo ocasional. La continuidad es uno de los factores principales de éxito en la práctica del yoga.

Beneficios

♦ Limpia el hígado, los riñones y otros órganos abdominales
♦ Estimula el meridiano del riñón
♦ Mejora la digestión

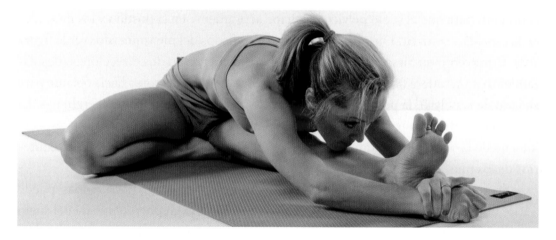

JANU SIRSASANA B
Postura de la cabeza en la rodilla B
Drishti: padhayoragrai (dedos del pie)

Figura 7.9

Inicia esta postura de la misma forma que en Janu Sirsasana A, y repitiendo el mismo vinyasa.

Para empezar, la rodilla derecha debe estar orientada hacia fuera en un ángulo de noventa grados. Coloca las manos sobre el suelo y eleva la pelvis (ver la figura 7.10). Lleva el cuerpo hacia delante sobre el pie derecho, colocando la pelvis por encima de él, y orienta la rodilla derecha en sentido lateral a unos ochenta u ochenta y cinco grados. El perineo debe estar en contacto con el talón del pie derecho, sobre el que tiene que descansar el peso corporal. Asegúrate de utilizar los mismos principios de rotación externa que has empleado en la postura previa con el fin de proteger la rodilla y hacer la postura de una forma completamente segura. Intenta mantener el pie derecho flexionado, de modo que los dedos apunten hacia delante en dirección al pie izquierdo.

Si eres principiante, puedes orientar correctamente los dedos de los pies y acercar la rodilla, hasta colocarla a unos cuarenta y cinco grados, para aliviar la sensación de incomodidad. No obstante, debo decir que esta postura siempre resulta ligeramente incómoda. Después de colocar el pie derecho en la posición apropiada, alinea el torso mientras lo llevas hacia delante sobre la pierna izquierda y luego coge una de las muñecas en torno al pie izquierdo, o sujeta el pie con ambas manos, mientras inhalas. A continuación exhala para inclinar el torso frontalmente en dirección a la espinilla izquierda y adoptar la postura completa (ver la figura 7.9).

El objetivo de presionar el perineo con el talón es estimular la activación del suelo pélvico. El hecho de despertar los centros energéticos de la región pélvica y estimular el nervio vago produce un estado de relajación. Una vez que hayas organizado correctamente los principios anatómicos y técnicos relativos a la parte inferior del cuerpo, comienza a alinear el torso y el hueso púbico a lo largo de la línea central del cuerpo, desplazándolo hacia delante lo máximo posible. Janu Sirsasana B implica un estiramiento más intenso del sacro y la región baja de la espalda y ayuda a abrir esta zona corporal para conseguir rotaciones externas más profundas. Recuerda que para que el cuerpo disponga de un buen apoyo debes contraer el abdomen, activar el suelo pélvico y elevar el torso para favorecer la rotación externa que permite que la pelvis baje hasta el suelo. Dirige la mirada hacia los dedos del pie izquierdo. Si el mentón no llega a tocar la espinilla, puedes apoyar la frente y dirigir la mirada a la nariz o llevar el torso hacia delante y mantener el foco de atención en los dedos de los pies. Después de

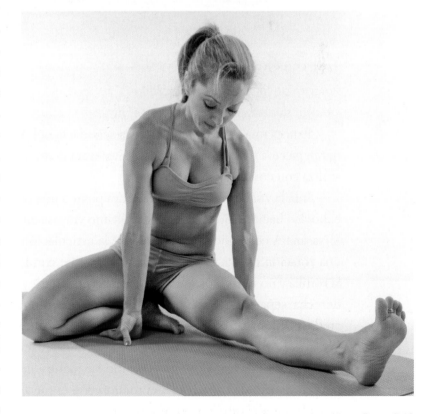

Figura 7.10

151

hacer cinco respiraciones, inhala y eleva la columna. Exhala y adopta la postura. Inhala e incorpórate; exhala y salta hacia atrás. Repite la postura del otro lado.

Beneficios

- Limpia el hígado, los riñones y otros órganos abdominales
- Estimula el meridiano del riñón
- Mejora la digestión
- Abre el sacro

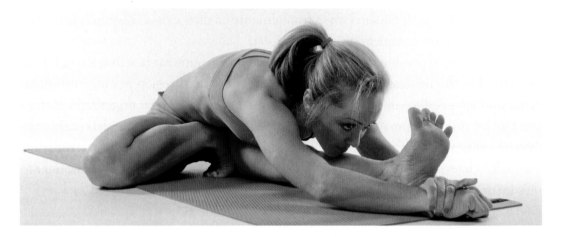

JANU SIRSASANA C

Figura 7.11

Postura de la cabeza en la rodilla C

Drishti: padhayoragrai (dedos del pie)

Esta es una de las posturas de la secuencia del Ashtanga Yoga que al principio generan ciertos temores. Sin embargo, se trata de una postura segura y eficaz cuando se realiza con conciencia y precaución.

Inhala y salta entre los brazos para pasar a una postura sedente desde el perro con el hocico hacia abajo y después del último vinyasa en Janu Sirsasana B. Comienza Janu Sirsasana A cerrando completamente la articulación de la rodilla derecha y haciendo una rotación externa lo más completa posible con la articulación de la cadera. Relaja la rodilla y no tenses los músculos que la rodean y le sirven de apoyo. Levanta la pierna derecha, separándola totalmente del suelo, mientras mantienes la rodilla doblada y cerrada. Flexiona con fuerza el pie derecho pero manteniendo la rodilla relajada; aumenta la rotación externa y el movimiento de la articulación de la cadera derecha. Sujeta la base de los dedos gordos entrelazando las manos alrededor del tobillo o sujetando el pie por debajo de este. Haz una torsión con el pie abriendo el tendón de Aquiles y la articulación del tobillo y coloca los cinco dedos sobre el suelo lo más cerca posible del muslo izquierdo. Orienta el talón hacia arriba, ligeramente hacia atrás y hacia la izquierda. La parte interna del muslo izquierdo sirve de apoyo para el pie derecho. Mantén los dedos de los pies y el tobillo activos y crea un soporte seguro para la postura mediante la rotación externa de la articulación de la cadera derecha y la ayuda del suelo pélvico.

Cuando hayas conseguido rotar plenamente la articulación de la cadera y del tobillo, la rodilla derecha debería estar orientada lateralmente a unos setenta y cinco u ochenta grados. No cargues la rodilla. Si eres capaz de mantener los cinco dedos sobre el suelo, relaja el pie y observa si la rodilla llega al suelo. En caso contrario, no intentes forzarla; coloca un bloque o una toalla, o cualquier otro soporte, debajo de ella. Si los dedos no llegan al suelo, trata de desplazar las caderas y la pelvis hacia delante para aumentar la flexión de la articulación del tobillo. Si no lo consigues, siéntate sobre un bloque la primera vez que intentes hacer esta postura así tendrás espacio suficiente para rotar la articulación de la cadera y llegar a comprender cómo se puede girar el tobillo sin lesionar la rodilla. Si te inclinas por usar un bloque, sigue realizando la postura con la ayuda de ese apoyo durante algunos meses y cuando decidas dejar de utilizarlo, hazlo de forma gradual.

Esta postura resulta ligeramente incómoda para los dedos de los pies. Relájate lo máximo posible y abandónate a la experiencia. Al realizar este movimiento estiras profundamente los tobillos y alivias la presión sobre los pies y los dedos. Presta atención para que el suelo pélvico sea el soporte del cuerpo.

Después de hacer una torsión lo más intensa posible con el tobillo, alinea el cuerpo e inclínalo sobre la pierna izquierda para coger el pie izquierdo o sujetar una de las muñecas por delante y alrededor del tobillo. Exhala para iniciar la postura, llevando el torso sobre el muslo izquierdo (ver la figura 7.11). A medida que te inclinas sobre la pierna, la rodilla derecha se acerca más al suelo; en ningún momento debes forzar el movimiento. Respira cinco veces, inhala y eleva la columna, luego exhala y asiéntate en la postura. Inhala e incorpórate; exhala y da un salto hacia atrás. Repite la postura del lado contrario.

Beneficios

- Limpia el hígado, los riñones y otros órganos abdominales
- Estimula el meridiano del riñón
- Mejora la digestión
- Estira los dedos de los pies, los tendones de Aquiles y los tobillos

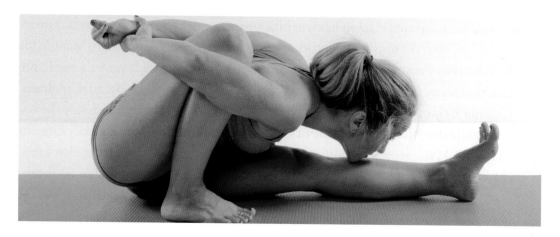

Figura 7.12

MARICHASANA A

Postura dedicada al sabio Marichi A

Drishti: padhayoragrai (dedos del pie)

Esta es la primera de una serie de cuatro posturas que reciben su nombre en honor al sabio hindú Marichi, hijo de Brahma, que podía crear vida con el poder de su mente. Se dice que mediante la práctica de estas posturas es posible conseguir las cualidades de Marichi, considerado el progenitor del Adán védico, o padre de la humanidad. Por tanto, no debe sorprendernos que haya varias posturas que reciben su nombre. En realidad, la cuarta serie del Ashtanga Yoga incluye cuatro posturas llamadas Marichasana; todas ellas comprenden flexiones hacia delante o torsiones en una posición sedente y exigen mantener la pelvis tan estable y nivelada como sea posible.

Para iniciar Marichasana A, inhala mientras saltas entre los brazos para adoptar una posición sedente a partir del perro con el hocico hacia abajo, después del último vinyasa en Janu Sirsasana C. Flexiona la rodilla derecha y coloca la planta del pie derecho bien extendida sobre el suelo, a una distancia aproximada de una mano con respecto al muslo izquierdo. Dobla la rodilla derecha completamente, de manera que el talón del pie derecho esté lo más cerca posible del muslo derecho y alineado con el borde externo del isquion o con el borde externo de la articulación de la cadera derecha. Mantén la pelvis lo más nivelada posible. Inclínate ligeramente hacia delante desde la cintura en dirección al muslo izquierdo y, al mismo tiempo, contrae el abdomen y el suelo pélvico. Baja el brazo y el hombro derechos sobre la espinilla derecha, gira el hombro hacia delante doblando el codo y lleva la mano hacia la parte posterior del cuerpo hasta que entre en contacto con el muslo derecho o con la región inferior derecha de la espalda. Lleva el brazo izquierdo hacia atrás para coger la muñeca izquierda con la mano derecha o, si te resulta más cómodo, entrelaza los dedos de ambas manos. Si no llegas hasta los dedos, puedes ayudarte con una toalla que pasarás por detrás de la espalda, o también puedes dejar los dedos suspendidos en el aire. Intenta experimentar la sensación de unir los dedos para cerrar el círculo energético entre las dos manos.

Echa los omóplatos hacia abajo y sepáralos entre sí para asegurarte de que los hombros intervienen activamente en la postura; al mismo tiempo debes estabilizar los músculos deltoides. Estira el pecho y mantén abierta la cintura escapular. Exhala a medida que te inclinas hacia delante para colocar el mentón sobre la espinilla izquierda (ver la figura 7.12).

Evita la tentación de dejar que el isquion derecho se separe demasiado del suelo cuando llevas el torso hacia delante. Es importante mantenerlo conectado a tierra y, si bien puedes permitir que se eleve ligeramente, debes tener cuidado de no dejar caer el peso corporal hacia delante ni hacia la izquierda.

Hay dos direcciones de trabajo esenciales en esta postura. En primer lugar, la articulación de la cadera derecha está en una posición paralela, pero desplazada vigorosamente hacia atrás y ejerciendo presión contra el suelo. Debes sentir que el muslo derecho se aparta del torso que se inclina hacia delante y «tira» hacia atrás. Este movimiento abre el sacro y crea espacio en su interior a fin de prepararlo para otras posturas más avanzadas que requieren una mayor apertura de las caderas; además, libera todos los músculos de la región inferior de la espalda. La segunda dirección es la inclinación anterior del torso que se dirige hacia el muslo izquierdo. Esta acción solo se puede conseguir cuando se aplican cuidadosamente todas las indicaciones técnicas relacionadas con las flexiones hacia delante, para las que te han preparado todas las posturas precedentes. Intenta no redondear la espalda y no te empeñes en que la cabeza llegue a tocar la espinilla si sientes que se acumula mucha tensión; en este caso concéntrate en apartar el torso del muslo derecho y alargar la columna hacia delante, mientras llevas las caderas hacia atrás y hacia abajo. Esto creará la conciencia corporal superior necesaria para profundizar la postura sin ningún tipo de riesgo. Recuerda coordinar cada movimiento con una respiración; si necesitaras respirar más veces en la postura (tradicionalmente se respira una vez), recuerda que siempre debes unificar cada respiración con cada uno de los movimientos.

Mira hacia delante en dirección a los dedos del pie izquierdo. Después de cinco respiraciones, inhala y estira la columna. Exhala para afianzar la postura. Inhala e incorpórate; exhala y salta hacia atrás; a continuación, repite la postura del lado opuesto.

Beneficios

- Limpia el hígado, los riñones y otros órganos abdominales
- Mejora la digestión
- Abre las caderas y los hombros

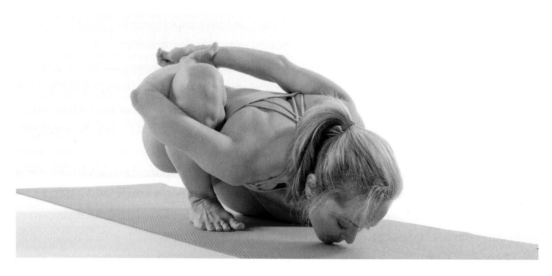

Figura 7.13

MARICHASANA B
Postura dedicada al sabio Marichi B
Drishti: nasagrai (nariz)

Marichasana B aumenta el desafío de abrir las articulaciones de la cadera, el sacro y los hombros, y requiere que la parte inferior del abdomen y el suelo pélvico proporcionen un soporte aún más consistente para que la postura sea segura.

Inhala y salta a través de los brazos para pasar a la posición sedente desde el perro con el hocico hacia abajo, después del último vinyasa en Marichasana A. Coloca la pierna izquierda en la postura de medio loto siguiendo el patrón de movimiento indicado para Ardha Baddha Padma Paschimattanasana. Asegúrate de que la parte superior del pie descansa firmemente sobre la cresta ilíaca, mientras el talón presiona el lado derecho de la parte inferior del abdomen y la rodilla izquierda está apoyada sobre el suelo. Dobla la rodilla derecha del mismo modo que en Marichasana A. Mientras realizas ese movimiento la rodilla izquierda se separa levemente del suelo. Presta atención para no tensar la rodilla izquierda; por el contrario, debes mantenerla en una posición relajada y abierta. Si te resulta difícil hacerlo, mantén la postura al menos durante cinco respiraciones y luego coloca el pie izquierdo debajo de la articulación de la cadera derecha para realizar el siguiente movimiento de la postura (ver la figura 7.14).

En medio loto (o con una modificación para facilitar la postura), inclina el peso corporal hacia delante, de manera que la rodilla izquierda descanse firmemente sobre el suelo y los isquiones se separen un poco de él. No dejes caer el peso de tu cuerpo hacia delante ni hacia la izquierda; cambia con mucho cuidado el peso corporal hacia el dedo gordo y el talón del pie derecho. Igual que en Marichasana A, debes trabajar al menos en dos direcciones diferentes: llevar el torso hacia delante y llevar las caderas hacia abajo y hacia atrás. No apliques la técnica con rigidez, es mucho mejor explorar las posibilidades que tiene tu cuerpo para realizar estos movimientos.

Después de haberte inclinado hacia delante desde la cintura, baja el brazo y el hombro derechos en torno a la espinilla derecha, rotando el hombro derecho hacia delante de manera que la mano descanse relajadamente a lo largo de la parte posterior del cuerpo, en contacto con el muslo derecho o con la región inferior derecha de la espalda. Lleva el torso hacia delante para alargar la columna profundamente y coloca el hombro en la posición más idónea. Gira el brazo izquierdo para llevarlo hacia la espalda y coger la mano derecha o entrelazar los dedos de ambas manos.

Si no llegaras a coger los dedos, puedes hacer la postura con ayuda de una toalla para completar la ligadura. Alinea el pecho respecto de la línea central del cuerpo para que el esternón y el hueso púbico se sitúen entre las piernas y estén orientados hacia delante. Una vez que las manos estén unidas, exhala y mueve el mentón, o la frente, en dirección al suelo (ver la figura 7.13).

Contrae el abdomen y mantén la pelvis lo más nivelada posible. Los isquiones deben estar apoyados sobre el suelo, aunque pueden elevarse ligeramente. Si la cabeza no llega con facilidad al suelo, alarga y estira el torso apartándolo de la base sólida de la pelvis en vez de redondear la espalda. Después de cinco respiraciones, inhala y estira la columna; exhala y asiéntate en la postura. Inhala e incorpórate; exhala y salta hacia atrás. Repite la postura del otro lado.

Beneficios

+ Limpia el hígado, los riñones y otros órganos abdominales
+ Abre las caderas y los hombros
+ Desarrolla los *bandhas*

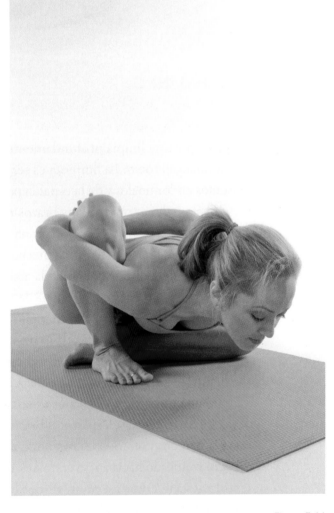

Figura 7.14

157

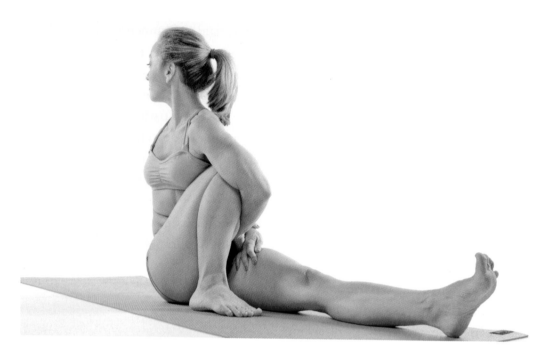

MARICHASANA C
Postura dedicada al sabio Marichi C
Drishti: parsva (lateral)

Figura 7.15

Esta postura limpia profundamente el sistema digestivo mediante una torsión de la columna y el torso. La limpieza es segura y efectiva cuando utilizas el soporte de los músculos abdominales y de la espalda para facilitar la torsión.

Inhala, salta a través de los brazos desde el perro con el hocico hacia abajo, después del último vinyasa de Marichasana B, y comienza esta postura con las dos piernas estiradas en Dandasana. Dobla la pierna derecha y coloca el pie derecho plano sobre el suelo, cerca del borde externo de la articulación de la cadera derecha, y el talón justo enfrente del isquion, a una distancia de una mano respecto del pie y del muslo izquierdos (la misma posición que en Marichasana A). Mantén con firmeza los dos isquiones sobre el suelo y la pelvis alineada lo más simétricamente posible.

Contrae la parte inferior del abdomen y estira la columna, separándola de la pelvis; siente la energía que asciende hacia la cabeza y sale por la coronilla. Eleva el pecho durante una inhalación y estira el torso hacia la derecha, iniciando el movimiento desde la cintura, mientras desplazas el brazo izquierdo hacia arriba y a la derecha. Inclínate hacia la derecha con todo el torso mientras exhalas, haz una torsión espinal y desplaza el brazo izquierdo hacia abajo en torno al muslo derecho. Rota el hombro izquierdo en sentido descendente y asegúrate de que los músculos que rodean la cintura escapular del lado izquierdo (incluyendo el serrato anterior, el deltoides y el dorsal largo) participan activamente en el movimiento. Los dedos de la mano izquierda apuntan hacia el cielo raso pero, a medida que giras el hombro hacia delante, el codo izquierdo se dobla naturalmente y crea una ligadura en torno a la espinilla y la rodilla derechas. Lleva los dedos de la mano izquierda hacia la parte superior del muslo izquierdo. Esta mano se convierte en la mano que recibe y no debe permanecer demasiado activa una vez que está en posición. A medida que exhalas, lleva la mano derecha hacia la espalda, para que ambas manos se toquen por encima de la parte superior del muslo izquierdo.

Enlaza los dedos o coge la muñeca derecha con la mano izquierda. Si las manos no llegan a tocarse, pueden quedar suspendidas en el aire, o puedes utilizar una toalla para completar la ligadura. En cuanto lo hayas conseguido, con o sin ayuda, comprueba que la pelvis no se ha desplazado de un lado al otro y alinea la parte posterior de la pelvis en una línea lo más recta posible. Ten cuidado de no redondear la región inferior de la espalda, que, por el contrario, debe estar estirada hacia arriba y no alineada con la pelvis (ver la figura 7.15).

Este movimiento se realiza creando espacio mientras saltas entre los brazos durante una inhalación; luego formas la ligadura y adoptas la postura mientras exhalas. De cualquier modo, si eres principiante, debes tomarte tu tiempo y recurrir a la respiración para abrir tu cuerpo.

La inhalación ensancha y alarga el cuerpo y la exhalación aprovecha ese espacio para realizar flexiones seguras. Cada movimiento es una combinación de fuerza y flexibilidad. Si tu naturaleza es fuerte, deberás respirar profundamente para relajar tu fuerza; si eres naturalmente flexible, necesitarás concentración mental para actuar con precisión y perspicacia con el fin de fortalecer tu cuerpo.

En la versión completa de esta postura sentirás la energía desplazándose hacia la coronilla. A pesar de este movimiento ascendente de la energía, debes tener sumo cuidado para no modificar la rotación anterior del hombro izquierdo y la posición del torso; de lo contrario, no conseguirás completar la ligadura. Mantén la cintura escapular en posición para que el hombro izquierdo pueda rotar en sentido descendente mientras el derecho se abre hacia atrás. Si eres capaz de coger la muñeca, presiona los dedos derechos contra el muslo izquierdo. Debes mantener el torso lo más cerca posible del muslo derecho e inclinarte lo máximo posible sobre él. Además, has de mantener el abdomen contraído no solo para que se produzca la depuración de los órganos internos, sino también para que la columna tenga un buen apoyo. El movimiento de torsión debe proceder de la parte superior del hueso púbico y estar combinado con una inclinación lateral y una torsión del eje espinal. Ambos isquiones deben estar sobre el suelo y la rodilla derecha tiene que permanecer alineada sobre el pie derecho. La ligera rotación interna de la articulación de la cadera derecha permite flexionar la cadera y profundizar la postura.

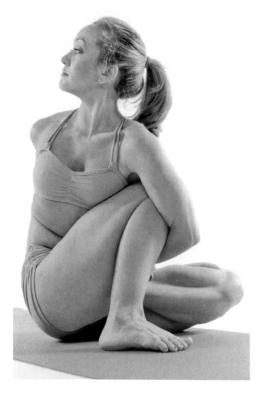

Figura 7.16

Después de cinco respiraciones deshaz la postura durante una inhalación. Sigue inhalando a medida que te incorporas y exhala para dar un salto hacia atrás. Luego repite la postura del lado contrario.

Beneficios

- Limpia y masajea los órganos abdominales
- Mejora la digestión
- Alivia el estreñimiento
- Abre la columna y los hombros
- Desarrolla los *bandhas*
- Alivia el dolor de espalda
- Aumenta el flujo energético

MARICHASANA D
Postura dedicada al sabio Marichi D
Drishti: parsva (lateral)

Marichasana D es una de las posturas más difíciles de la serie del Ashtanga Yoga. Considerada como una postura introductoria, este movimiento constituye un reto para tu capacidad de rotar externa e internamente las articulaciones de las caderas, abrir los hombros, hacer una torsión espinal profunda y soportar la región inferior de la espalda. El hecho de conseguir realizar la postura completa indica un dominio de la mitad de la primera serie, como mínimo. Renuncia a tu ego y abandónate a la postura para evitar lesiones innecesarias.

Inhala y salta a través de los brazos para adoptar una posición sedente desde el perro con el hocico hacia abajo después del último vinyasa de Marichasana C; a continuación comienza la postura en Dandasana. Dobla la pierna izquierda para hacer la posición de medio loto, tal como se indica en Ardha Baddha Padma Paschimattanasana. Coloca la parte superior del pie izquierdo lo más cerca posible de la cresta ilíaca derecha, alineando el talón con la parte inferior del abdomen. Si no eres capaz de adoptar la posición de medio loto, respira cinco veces en una postura lo más cercana posible a ella; luego concéntrate en la rotación externa de la cadera para abrir la articulación. Modifica la postura de medio loto flexionando la rodilla izquierda y colocando el pie izquierdo por debajo de la parte superior del muslo derecho (ver la figura 7.17). Sea en medio loto o en una postura modificada, flexiona la rodilla derecha y coloca el pie derecho plano sobre el suelo, de modo que esté alineado con el borde exterior de la articulación de la cadera derecha. Lleva el peso corporal hacia delante para que la rodilla izquierda toque el suelo y, si fuera necesario, eleva ligeramente el isquion derecho. Incluso en el caso de que el isquion derecho se separe bastante del suelo, debes mantener la sensación de que está conectado a tierra.

Si sientes dolor en la rodilla izquierda, mantén la postura durante cinco respiraciones y luego continúa con la modificación que te resulte más sencilla. Si no te duele la rodilla, mantén la postura de medio loto y lleva la rodilla derecha hacia el pecho, flexiona profundamente la articulación de la cadera derecha y contrae el abdomen para que sirva de apoyo a la columna. El hecho de mantener el torso junto a la pierna derecha fomenta la rotación interna de la articulación de la cadera derecha, que es necesaria para hacer una torsión profunda. Inhala a medida que llevas la caja torácica, la columna y el torso hacia arriba y los sitúas por encima del muslo derecho, iniciando el movimiento desde el interior de la pelvis. Lleva el torso completamente hacia la derecha y por encima del muslo derecho.

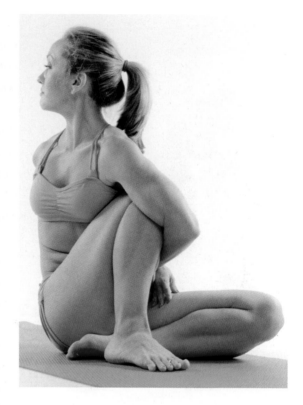

Figura 7.17

Modificación

Pasa el hombro izquierdo alrededor de la parte inferior del muslo derecho y de la rodilla, de la misma forma que en Marichasana C. Rodea el muslo derecho con el hombro izquierdo mediante una rotación de este último, de manera que el codo se doble de forma natural en torno a la espinilla derecha. Apoya la mano izquierda sobre la pierna izquierda mientras está flexionada en la posición del loto. A medida que te inclinas hacia delante para rodear la pierna derecha, presta atención para mantener el torso lo más cerca posible del muslo. Evita empujar excesivamente con el brazo izquierdo y concéntrate en crear espacio dentro de la pelvis y de la columna para poder realizar la postura. Es posible que necesites colocar la mano derecha sobre el suelo por detrás de ti para facilitar que el peso corporal se desplace hacia delante.

Lleva el omóplato derecho hacia abajo y el peso corporal hacia delante; exhala mientras te coges las manos para cerrar la postura cerca del muslo izquierdo. Una vez que las manos estén en contacto, entrelaza los dedos o coge la muñeca derecha con la mano izquierda. Cuando las manos están unidas, puedes tener la sensación de que tu equilibrio es muy precario. Contrae el abdomen para que el suelo pélvico intervenga en la postura,

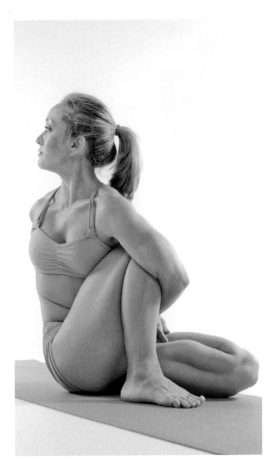

Figura 7.18

dejando que el peso corporal se desplace hacia el dedo gordo del pie derecho. Afloja la rodilla izquierda sin comprimirla ni forzarla para que llegue hasta el suelo (ver la figura 7.16).

Si no puedes juntar las manos, déjalas en el aire o utiliza una toalla o un cinturón, para crear una ligadura. Una vez que lo hayas conseguido, sea por tus propios medios o con ayuda, comprueba que la pelvis no esté demasiado elevada y alinea la parte posterior de esta para mantenerla en una línea lo más recta posible. Asegúrate de que el pie derecho y la rodilla izquierda no están ni demasiado separados ni excesivamente juntos. No debes redondear la parte inferior de la espalda, que, por el contrario, tiene que estar estirada y alejada de la pelvis.

Por último, este movimiento se realiza mientras saltas a través de los brazos durante una inhalación y, a continuación, haces la ligadura para adoptar la postura completa mientras exhalas, tal como se indica en la lista de vinyasa del apéndice B. De cualquier modo, si eres principiante, no debes apresurarte a realizar el movimiento; utiliza todo el tiempo que necesites y recurre a la respiración para abrir tu cuerpo. Los beneficios sanadores de esta postura se basan en que «escurre» el sistema digestivo y el torso como si fueran una toalla húmeda; como consecuencia, las toxinas inundan el flujo sanguíneo a medida que abandonan el resto del cuerpo. Respira profundamente y permanece relajado.

Postura avanzada con ambos isquiones sobre el suelo

Algunos alumnos pueden adoptar la postura completa manteniendo los dos isquiones sobre el suelo, pero esto no es recomendable para los principiantes, ni siquiera para los alumnos intermedios (ver la figura 7.18). Existen varios impedimentos para hacer esta postura, pero si practicas de forma frecuente y no te empeñas en realizar demasiado esfuerzo, encontrarás la forma de acometerla. Recuerda que debes considerar cada movimiento como un paso completo y no tengas prisa por hacer la ligadura. Escucha a tu cuerpo e integra completamente cada uno de los pasos antes de ir al siguiente. Si experimentas una sensación de pánico o no puedes respirar profundamente, relájate y abandónate a la incertidumbre. Con el paso del tiempo, aprenderás cómo puedes enviar tu respiración hacia espacios nuevos en el interior de los pulmones para respirar profunda y completamente durante la postura.

Después de cinco respiraciones, inhala e incorpórate; exhala y da un salto hacia atrás. Repite la postura del otro lado.

Beneficios

- ⬥ Limpia y masajea los órganos abdominales
- ⬥ Mejora la digestión
- ⬥ Combate el estreñimiento
- ⬥ Abre la columna y los hombros
- ⬥ Desarrolla los *bandhas*
- ⬥ Alivia el dolor de espalda
- ⬥ Aumenta el flujo energético

NAVASANA
Postura del barco
Drishti: padhayoragrai (dedos del pie)

Esta postura consta de dos partes y ambas se repiten cinco veces, su objetivo es desarrollar la fuerza. Tradicionalmente, la primera parte (ver la figura 7.19) se conoce como Navasana en todos los tipos de yoga; la segunda parte (ver la figura 7.20) se denomina más comúnmente Lolasana (postura del columpio) en otros estilos diferentes al Ashtanga Yoga. Las dos partes se repiten e incluyen movimientos difíciles que sirven para entrenar los músculos centrales del cuerpo.

Inhala y salta a través de los brazos para adoptar una posición sedente desde el perro con el hocico hacia abajo, después del último vinyasa de Marichasana D. Dobla las rodillas y bascula la pelvis hacia abajo, en dirección a la parte posterior de los isquiones. La piel que hay entre los isquiones y el cóccix debería llegar hasta el suelo. Antes de intentar elevar las piernas para separarlas del suelo, debes crear una base sólida que se origina en el interior de la pelvis.

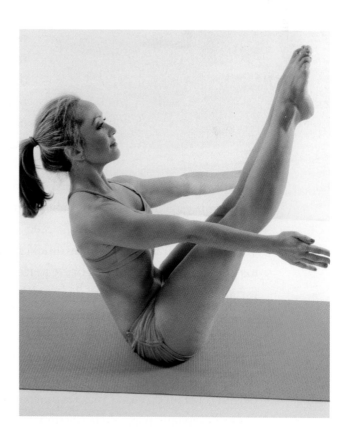

Figura 7.19

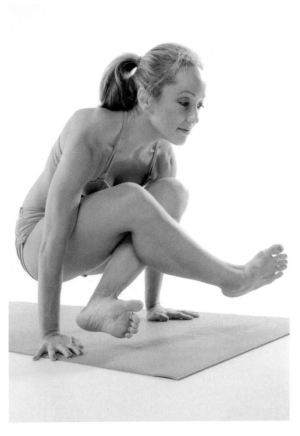

Figura 7.20

Intenta juntar ambos isquiones, el cóccix y el hueso púbico mientras el suelo pélvico interviene activamente en el movimiento. Contrae suavemente el abdomen como si quisieras pegarlo a la columna. Una vez realizado este movimiento, lleva el estómago hacia abajo hasta tener la sensación de estar empujando los isquiones contra el suelo desde el interior del cuerpo. Los isquiones son como anclas que mantienen tu cuerpo en su sitio. Debes sentir que la parte inferior de la pelvis está apoyada firmemente sobre el suelo. Una vez que la base sea sólida, eleva y estira las piernas como una prolongación de la conciencia interior. Lleva la cabeza de ambos fémures hacia el interior de la pelvis. Presiona los dedos gordos uno contra el otro para que la parte interior de los cuádriceps rote ligeramente hacia el interior. Intenta no utilizar en exceso los flexores de la cadera; en su lugar, levanta la parte inferior del cuerpo utilizando los músculos internos más profundos. Eleva la columna y sepárala de la pelvis con el fin de estirarla en sentido longitudinal y llevar el torso hacia arriba. Evita la tentación de redondear la espalda. Los brazos deben estar rectos y paralelos al suelo, los hombros bajos y el pecho erguido.

Si la postura te resulta muy difícil, puedes doblar las rodillas al tiempo que separas los pies del suelo durante un breve periodo de tiempo, mientras sigues concentrado en fortalecer el espacio interno de la pelvis. En cada ocasión que hagas Navasana, intenta estirar las piernas un poco más, de manera que tu cuerpo se encuentre en un ángulo de noventa grados. Aunque ahora no seas capaz de hacer este movimiento durante cinco repeticiones de cinco respiraciones cada una, conseguirás llegar a la versión completa de la postura si practicas de forma habitual. No debes poner en peligro el trabajo de la pelvis con el fin de elevar más las piernas. Después de una serie de cinco respiraciones, pasa a la segunda parte de la postura.

La segunda parte requiere separar todo el cuerpo del suelo. Esta elevación se realiza durante las cinco repeticiones sucesivas de Navasana, con lo cual el trabajo interior de la pelvis es más intenso. De hecho, puede llegar a ser realmente muy fuerte si mantienes la conciencia enfocada en el cuerpo interior. Inicia el movimiento directamente desde la primera parte de Navasana; flexiona las piernas contra el pecho y crúzalas como se muestra en la figura 7.20, manteniéndolas en esa posición lo más firmemente posible.

Coloca las manos sobre el suelo, a unos pocos centímetros por delante de la pelvis y a una distancia ligeramente mayor que el ancho de las caderas. Consigue que la parte superior del cuerpo intervenga en el movimiento, fortalece la cintura escapular y contrae el abdomen para que el suelo pélvico participe de forma activa. Lleva el torso hacia delante, colócalo entre los brazos y estírate. Intenta evitar que los pies toquen el suelo, pero si lo hacen eleva un poco más las caderas, empuja la cabeza de los dos fémures hacia el interior de la articulación de las caderas y comprime las rodillas contra el pecho. Si puedes elevar las caderas pero no los pies, debes seguir practicando hasta que desarrolles la fuerza suficiente para hacer la postura. Los principiantes pueden comenzar por levantar un pie cada vez, hasta que se sientan capaces de elevar las caderas y, al mismo tiempo, inclinar el torso hacia delante entre los brazos.

Es esencial mantener las piernas contra el cuerpo durante la elevación. Si las piernas están flojas, no pueden mantenerse en suspensión cuando llevas el peso corporal hacia delante entre los brazos. La práctica de Navasana intensifica la flexión de la articulación de las caderas y, si se practica teniendo conciencia del espacio interior de la pelvis, es factible entrenar las piernas para que se separen del suelo. Deshaz la postura suavemente después de una respiración y realiza una vez más la primera fase de Navasana. Repítela cinco veces y luego salta directamente hacia atrás mientras exhalas.

Beneficios

- Alivia el estreñimiento
- Fortalece los músculos centrales del cuerpo
- Proporciona energía a los riñones, la próstata y la tiroides

BHUJAPIDASANA
Postura de presión sobre los hombros
Drishti: nasagrai (nariz)

Bhujapidasana es la primera postura de equilibrio sobre los brazos de la primera serie del Ashtanga Yoga. Combina la rotación externa de la cadera con la fuerza básica desarrollada en los movimientos de vinyasa. La combinación es complicada pero, de cualquier manera, accesible. Si nunca has intentado mantener el equilibrio sobre los brazos, te parecerá mágico levantarte del suelo y poner a prueba tus límites. Comienza la postura con una actitud relajada y dispuesto a trabajar durante un periodo prolongado. La postura es en sí misma complicada, como también lo es la forma tradicional de iniciarla y deshacerla. El movimiento completo requiere resistencia física y mental. Aunque al principio te parezca

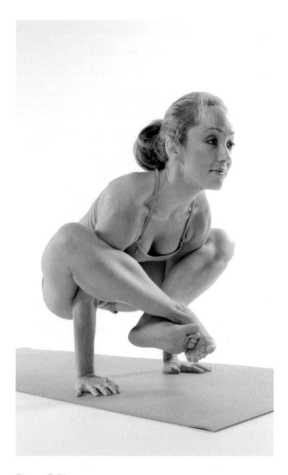

Figura 7.21

absolutamente imposible de realizar, no debes renunciar a hacer Bhujapidasana. Entrégate plenamente al proceso completo de aprendizaje y al desarrollo progresivo de la postura.

Salta hacia delante desde Adho Mukha Svanasana, separando los pies para que se sitúen sobre los bordes externos de las manos. Lleva los pies hacia delante un poco más, para separarlos de las manos. Flexiona las articulaciones de las caderas y los muslos para apartarlos del torso y deja caer los hombros hacia delante como en Marichasana A. Flexiona los brazos ligeramente para facilitar la entrada a la postura y mantén el peso corporal sobre las manos mientras los talones de ambas manos están firmemente plantados sobre el suelo y los muslos descansan sobre los brazos. Si esta postura te parece complicada, detente en este punto y trabaja con este movimiento durante cinco respiraciones; luego salta hacia atrás. Si eres capaz de seguir adelante, baja levemente las caderas mientras los muslos permanecen encima de los codos y la cintura escapular interviene de forma activa en la postura, con el fin de servir de apoyo a la parte superior del cuerpo.

Cógete al suelo con las puntas de los dedos sintiendo la fuerza de tu cuerpo y haz que el suelo pélvico participe de la postura. En cuanto te sientas estable en esta posición, dobla las rodillas y acerca los pies un poco más (hasta que los dedos gordos entren en contacto) para situarlos frente a las manos. No levantes los pies del suelo mientras los acercas; las manos y la fuerza de los músculos centrales aguantan el peso del cuerpo. Si la postura te parece difícil, respira cinco veces y luego salta hacia atrás.

Para continuar el movimiento, cruza el pie derecho sobre el izquierdo, flexiona ambos pies con firmeza para que se sujeten mutuamente y permanece en la postura. Cuando sientas que te has estabilizado, ejerce presión con los brazos en dirección al suelo, inclínate un poco hacia delante y separa los pies del suelo, mientras los mantienes flexionados sin caerte hacia atrás (ver la figura 7.21). Empuja firmemente con las manos, abriendo las clavículas y dejando caer los omóplatos. Debes sostener el cuerpo suspendido en el aire con la fuerza del abdomen. Si es la primera vez que haces la postura, debes mantenerla durante cinco respiraciones. Lleva el pecho hacia delante sin arquear la espalda, eleva la pelvis y presiona firmemente el suelo con las manos.

Si has sido capaz de mantener el equilibrio en el movimiento anterior, exhala y lleva la parte superior de la cabeza hacia el suelo mientras soportas el peso corporal con las manos y los brazos. Desplaza los pies a través del espacio que hay entre las manos, apuntando hacia los dedos de los pies, y sepáralos completamente del suelo mientras mantienes los tobillos cruzados (ver la figura 7.22). Si puedes mantener el equilibrio durante todo el movimiento, mantén los pies suspendidos mientras doblas los brazos y elevas los pies entre las manos.

Los practicantes avanzados, que son capaces de realizar fluidamente estos movimientos, pueden dar un salto para iniciar directamente la primera parte de la postura, en la cual se cruzan los pies y se mantiene el equilibrio sobre las manos durante una respiración. Si este es tu caso, deberías llegar hasta el suelo con el mentón, en vez de apoyar la cabeza, y mantener los pies suspendidos en el aire durante todo el movimiento. Esta es la versión completa de la postura (ver la figura 7.23).

Debes mantener la postura durante cinco respiraciones, independientemente de que tengas la coronilla o el mentón en contacto con el suelo, luego levantar la cabeza para separarla del suelo y volver a colocar los pies frente a las manos. Repite cada uno de los movimientos necesarios para llevar los pies detrás de las manos, ya sea andando sobre el suelo o manteniéndolos suspendidos en el aire. Mientras levantas la cabeza, lleva el pecho hacia delante y, simultáneamente, presiona los brazos contra el suelo. Lo ideal es abandonar la postura con el mismo nivel de integridad con que la has adoptado. No debes dejar que el peso corporal descanse excesivamente sobre las caderas, porque podrías caerte hacia atrás. En caso de que te suceda, levántate e inténtalo otra vez. Prueba la postura al menos tres veces al día, pero no más.

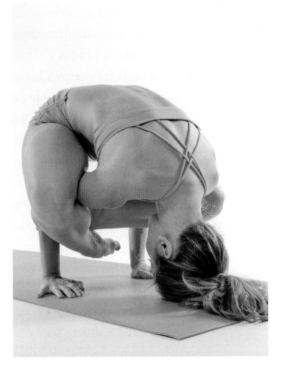

Figura 7.22

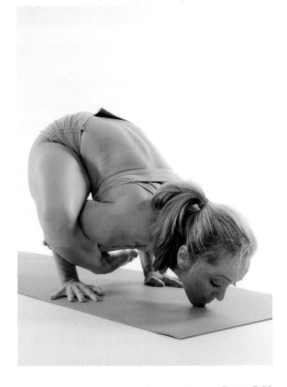

Figura 7.23

Saltar hacia atrás desde esta postura requiere resistencia y fuerza mental y física. Antes que nada, encuentra nuevamente el equilibrio en la etapa de preparación, mientras los pies están cruzados y el cuerpo se mantiene en equilibrio sobre los brazos. Inclínate hacia la derecha y acerca la pierna izquierda, de manera que la rodilla esté flexionada y situada lo más cerca posible de la axila izquierda. Luego inclínate a la izquierda y acerca la pierna derecha al cuerpo, hasta colocarla en una posición similar. En esta transición se utiliza una postura llamada Bakasana (postura del cuervo). Flexiona ambos brazos y exhala para saltar hacia atrás. Inicia el movimiento desde la parte central del cuerpo y respira profundamente tantas veces como necesites para completar el movimiento. No debes tener prisa ni tampoco preocuparte por realizar una transición perfecta; limítate a llevar el pecho hacia delante y presionar los brazos contra el suelo antes de saltar hacia atrás.

Si eres un alumno avanzado, seguramente eres capaz de colocar ambos pies alrededor de los brazos al mismo tiempo, inclinando el pecho hacia delante y llevando la pelvis en igual medida hacia arriba y hacia delante, por encima de los brazos. Una vez que estés en Bakasana, desplaza el peso corporal un poco más hacia delante mientras flexionas suavemente los brazos para dar el salto hacia atrás. Es muy probable que te sientas tentado a bajar los pies al suelo antes de saltar pero, en vez de hacerlo, respira profundamente y concéntrate en mantener el cuerpo elevado con la fuerza de la cintura escapular y los músculos centrales del cuerpo. Deja que el espacio interior se haga cargo de la mayor parte del trabajo. Exhala mientras saltas hacia atrás para hacer Chaturanga Dandasana.

Beneficios

- Mejora el equilibrio
- Fortalece los músculos centrales, los brazos, los hombros y las muñecas
- Depura los órganos abdominales
- Desarrolla la autoconfianza

KURMASANA/SUPTA KURMASANA
Postura de la tortuga/Postura de la tortuga durmiente
Drishti: nasagrai (nariz)

Kurmasana y Supta Kurmasana se encuentran entre las posturas introductorias más importantes de la primera serie del Ashtanga Yoga; ponen a prueba la fuerza, la estabilidad y la capacidad de abrirse tanto física como mentalmente. Este movimiento requiere un buen conocimiento de los *bandhas*, la rotación de cadera y la elongación de los músculos de la espalda. El profundo movimiento hacia el interior de la pelvis y las articulaciones de la cadera que requiere esta postura puede ser bastante intenso. Realízala suavemente para que tu cuerpo encuentre el tiempo y el espacio que necesita para abrirse.

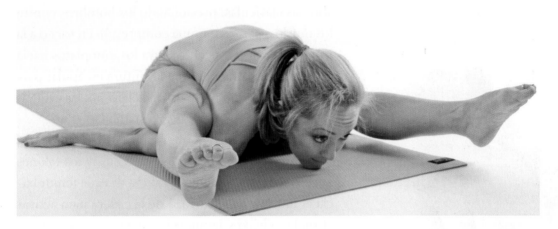

Figura 7.24

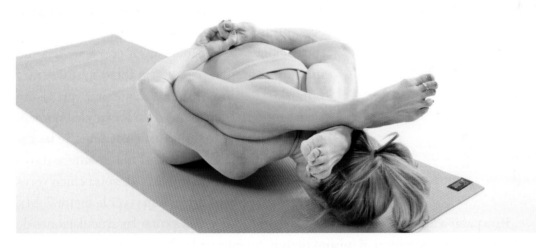

Figura 7.25

Desde Adho Mukha Svanasana salta o coloca los pies alrededor de las manos, llevándolos lo más lejos posible de manera que los muslos «abracen» los hombros y el torso se sitúe entre ambos muslos. Dobla los codos, deja que las caderas caigan hacia el suelo y luego desliza las manos hacia los lados con las palmas hacia abajo. No debes dejar caer las caderas al suelo con un ruido sordo, sino controlar el movimiento lo máximo posible (los alumnos más avanzados serán capaces de dar un salto para adoptar directamente la postura indicada, dejando descansar los muslos sobre los brazos y manteniendo el equilibrio antes de que las caderas desciendan hacia el suelo). Cuando la pelvis y las caderas estén en contacto con el suelo, extiende las piernas iniciando el movimiento desde las caderas y estira las piernas y las rodillas. Comprime los muslos contra los hombros para evitar que las piernas se abran. Estira la columna y el torso para aplanar la espalda. Desplaza hacia delante el centro del pecho y el corazón en dirección al suelo y

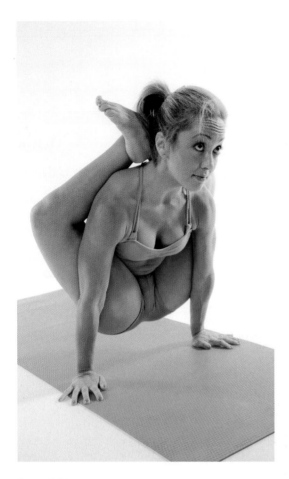

Figura 7.26

abre las clavículas, presionando los hombros contra los muslos, para evitar una compresión en torno a la parte anterior del pecho. Lleva los omóplatos hacia abajo y concéntrate en que la cintura escapular participe del movimiento para que el pecho, las caderas y la espalda se abran y tengan estabilidad.

Las piernas deben intervenir en el movimiento, hasta que estén completamente rectas y los talones se eleven del suelo. Lleva la cabeza de cada fémur hacia el interior de la cavidad de la cadera para activar el suelo pélvico y levantar las piernas un poco más. Si activas la parte interior de las rodillas y el mentón ejerce presión contra el suelo mientras elevas las caderas, producirás una flexión más profunda de las articulaciones de la cadera y, en consecuencia, un espacio más amplio para que el torso se sitúe entre los muslos. Respira profundamente para que el aire llegue a todo tu cuerpo, pero sin forzar el abdomen. Intenta relajarte y soltar las articulaciones de las caderas para que la energía fluya libremente a través del espacio interior de la pelvis. Respira cinco veces mientras mantienes Kurmasana (ver la figura 7.24).

Para pasar a Supta Kurmasana (ver la figura 7.25), debes rotar las articulaciones de la cadera hacia el exterior y, al mismo tiempo, mantener la elongación de los músculos de la espalda y el espacio que has creado en la cintura escapular. Comienza girando las rodillas hacia el exterior y hacia los lados y desliza los brazos un poco más atrás por debajo de los muslos; cuando flexionas los brazos hacia atrás, se produce una rotación de los hombros. Junta lo máximo posible los pies. Gira los hombros hacia abajo y estira las articulaciones para que las manos puedan llegar a rodear la región inferior de la espalda. Trata de entrelazar los dedos, o coger una de las muñecas, mientras exhalas. Si las manos no llegan a tocarse, puedes ayudarte con una toalla. Si practicas con un profesor, quizás este sea el momento indicado para que te ayude a realizar un movimiento más profundo.

Cuando tengas las manos entrelazadas, cruza el tobillo derecho sobre el izquierdo frente a la cabeza, o acerca los pies lo máximo posible. Los alumnos más avanzados considerarán que una mejor opción para profundizar la postura es mantenerse suspendidos en posición sedente, con ambas piernas por detrás de la cabeza. Deberías dominar primero el movimiento de cruzar los tobillos sobre el suelo, o buscar la ayuda de un instructor, antes de probar el método más avanzado. Presta atención para percibir la rotación externa de las articulaciones de la cadera. Debes deshacer de inmediato la postura si sientes presión sobre las rodillas, ya sea en la versión para principiantes o en la avanzada.

La acción de tener ambas piernas detrás de la cabeza requiere una gran apertura de la pelvis y de las articulaciones de la cadera, además de una buena estabilidad interior. Esta acción aumenta el flujo ascendente de energía a lo largo de la columna vertebral. Después de mantener los tobillos cruzados durante cinco respiraciones, inhala mientras te elevas del suelo pero mantén las piernas cruzadas detrás de la cabeza (ver la figura 7.26). Mientras te separas del suelo, abre los brazos a una distancia ligeramente superior al ancho de los hombros con el fin de levantar el cuerpo sin deshacer la postura completa.

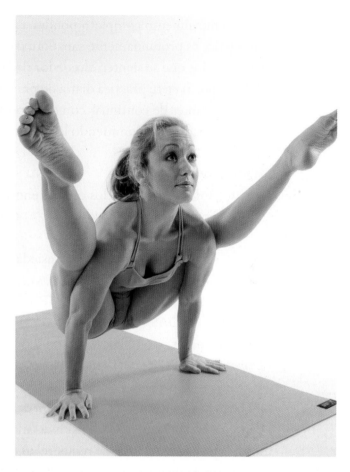

Figura 7.27

Los deltoides y la cintura escapular deben participar activamente cuando presionas el cuello hacia atrás contra las piernas. Comienza mirando hacia arriba mientras presionas los brazos contra el suelo con la misma fuerza desarrollada en los vinyasas y en Navasana. Libera los pies volviendo a Tittibhasana, la postura de la luciérnaga (ver la figura 7.27). Aunque Tittibhasana es una postura completa de la serie intermedia, en este momento solo la utilizas como transición, de manera que no te preocupes demasiado por perfeccionarla.

Exhala a medida que llevas las piernas a la postura Bakasana (ver la figura 7.28), tal como hiciste en Bujapidasana. En la postura Bakasana completa, las rodillas se colocan directamente bajo las axilas. En la primera serie es solamente una postura de transición, así que ejecútala lo mejor que puedas. La lección clave de esta transición es avanzar hasta la mejor versión posible de las posturas difíciles mientras mantienes los pies separados del suelo. No te detengas para organizar estas posturas, simplemente fluye a través de ellas. Después de adoptar Bakasana, exhala mientras das un salto hacia atrás para hacer Chaturanga Dandasana.

El movimiento completo pondrá a prueba tu resistencia y tu vigor. Esta postura energética es profundamente sanadora para los dolores de origen emocional, particularmente los que se sienten alrededor de las rodillas, y aumenta la conciencia interior del cuerpo. Si en tu práctica diaria no puedes realizarla con comodidad, te recomiendo detenerte antes de continuar con otras posturas. Pasa directamente a la sección de las flexiones hacia atrás, omitiendo las posturas sedentes restantes.

Beneficios

- Abre las caderas y los canales energéticos que hay en torno a ellas
- Fortalece los hombros
- Mejora la digestión
- Combate la depresión, la ansiedad y la rabia
- Desarrolla la resistencia

GARBHA PINDASANA
Postura del embrión
Drishti: nasagrai (nariz)

Esta es la primera postura completa del loto de la primera serie. Quizás te parezca un poco raro que venga a continuación de una postura en la que has colocado las piernas detrás de la cabeza, pero Garbha Pindasana implica mucho más que sentarse simplemente en la posición del loto. Se requiere un control dinámico y relajado de la postura para generar movimiento en el interior del loto. Por otra parte, como las rodillas están completamente flexionadas, es preciso rotar al máximo las articulaciones de la cadera y, al mismo tiempo, relajar totalmente la parte baja de la espalda y el espacio interior de la pelvis. De modo que, en cierto sentido, es un movimiento más complicado que Supta Kurmasana.

Empieza la postura aplicando las técnicas de rotación externa saludables que se indicaron para Ardha Baddha Padma Paschimattanasana. Si puedes permanecer cómodamente en la posición de medio loto (lo que debería ser posible si has sido capaz de realizar con relativa facilidad todas las posturas precedentes de la primera serie), comienza con una rotación externa de la pierna derecha y asegúrate de que la articulación de las rodillas está cerrada y estas apuntan hacia los lados. Eleva ligeramente la rodilla derecha mientras llevas el pie izquierdo bajo la espinilla derecha, para pasar a la posición de medio loto sedente. Cuando te sientas cómodo en esta postura, abre lateralmente la rodilla izquierda un poco más, pero manteniendo siempre cerradas las articulaciones de la rodilla. Deja que el pie derecho se dirija hacia el suelo sin empujarlo. Eleva suavemente el pie izquierdo sobre la espinilla derecha, llevando la parte superior del pie hacia la cresta ilíaca derecha. No dejes que el pie derecho se deslice fuera de la postura mientras colocas el izquierdo en posición. Lo ideal es que ambos talones queden alineados con los bordes externos del ombligo, para que los tobillos presionen el espacio interior de la pelvis cuando lleves el loto hacia el cuerpo.

Si te sientes cómodo en la postura del loto y eres capaz de relajarte completamente, puedes avanzar a la versión completa. Por el contrario, no te esfuerces si la postura te parece difícil. Puedes realizarla desde la postura del medio loto o avanzar directamente a las flexiones hacia atrás omitiendo el resto de las posturas sedentes.

Lleva las piernas hacia el pecho para continuar. Si trabajas con la postura de medio loto, coloca ambos brazos alrededor de los muslos y sujeta el pie desde la parte inferior. Si trabajas con la postura completa del loto, pasa las manos a través de los pequeños espacios que hay entre la parte superior de la pantorrilla y los muslos. Si las manos se quedan bloqueadas, arremángate los pantalones (o utiliza pantalones cortos) y pulveriza la piel con agua para que la superficie esté más resbaladiza. A continuación, dobla las manos en forma de cuenco y llévalas hacia el centro, con los dedos por delante; luego haz una torsión con los brazos, desde los dedos hasta los codos, como si fueran sacacorchos. Una vez que hayas llegado a los codos, tienes que flexionar los brazos, continuar la torsión y seguir ese movimiento circular para apoyar la rotación que te permitirá pasar los brazos a través de las piernas.

Es probable que te resulte más sencillo empezar por el brazo derecho y hacer el movimiento completo. Luego, una vez que el brazo izquierdo llegue un poco más lejos que la mitad del camino, puedes utilizar la mano derecha para sujetar la izquierda y tirar de ella. Por último, dobla los codos profundamente, lleva las manos hacia las orejas y fija la mirada en la punta de la nariz (ver la figura 7.29). Presta atención

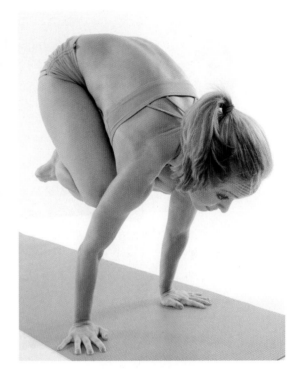

Figura 7.28

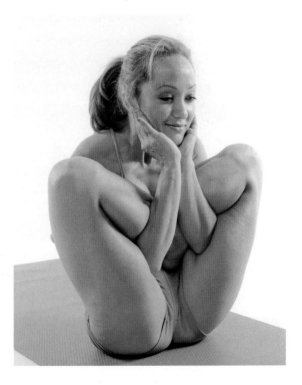

Figura 7.29

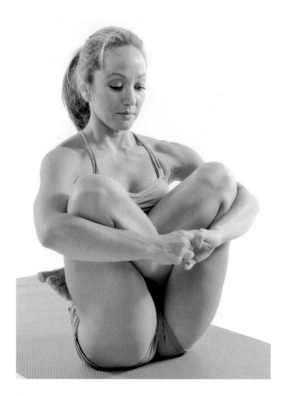

Figura 7.30

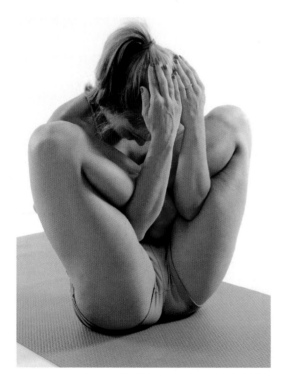

Figura 7.31

para no comprimir las rodillas mientras intentas pasar los brazos a través de las piernas. Si puedes adoptar la postura del loto pero no llegas a pasar las manos, limítate a mantener el loto junto al pecho juntando las manos en torno a las piernas.

Cuando puedas mantener el equilibrio, utiliza los *bandhas* para conectar firmemente la pelvis a la tierra mientras creas espacio alrededor de las articulaciones de la cadera para que la rotación externa sea más intensa. Los principiantes notarán que el mero hecho de sostener la postura del loto, o de medio loto, mientras sujetan los muslos representa un verdadero reto para su sentido del equilibrio (ver la figura 7.30). Aplica los mismos principios de conexión a tierra que se utilizan en Navasana. La fuerza que has desarrollado en el interior de la pelvis fomenta la conciencia necesaria para rodar sobre la columna en el siguiente paso de esta postura, y también de muchas de las posturas restantes de esta serie.

Cuando seas capaz de respirar cinco veces en esta postura de equilibrio, estarás preparado para comenzar a rodar hacia arriba y hacia abajo sobre la parte exterior de la columna, exhalando mientras vas hacia atrás e inhalando cuando vuelves. Para prepararte, sujeta la cabeza con ambas manos y rueda hacia abajo, a lo largo de la parte externa de los músculos del lado izquierdo de la espalda, y hacia arriba, a lo largo de la parte externa de los músculos del lado derecho de la espalda. En todo momento debes mantener el movimiento lo más cerca posible de la columna, sin ejercer presión sobre las vértebras (ver la figura 7.31). Es recomendable que te desplaces hacia arriba y hacia abajo siempre en la misma posición la primera vez que intentes realizar este movimiento, hasta que te acostumbres a él. Si tienes una esterilla de yoga fina, colócate una toalla debajo de la columna para los primeros movimientos; una vez que los domines, ya no la necesitarás.

En cuanto seas capaz de rodar fácilmente hacia arriba y hacia abajo cinco veces en la misma posición, puedes intentar rodar en círculo hacia la derecha y luego cambiar muy suavemente entre el movimiento hacia delante y el movimiento hacia atrás. Contrae el abdomen y dirige la acción desde el centro de gravedad de tu cuerpo; además, utiliza la fuerza de la pelvis en vez de las manos. Relaja los hombros para que tu fuerza interior controle el movimiento completo. Si te caes hacia uno de los lados, no te rindas; utiliza la pelvis para volver a ponerte de espaldas e inténtalo una vez más; coordina el movimiento con la respiración, exhalando cuando bajas e inhalando cuando subes, y gira muy suavemente. Aunque lo que se indica tradicionalmente es rodar cinco veces hasta volver al punto inicial, durante el aprendizaje puedes realizar todos los movimientos que necesites. A continuación, avanza a la siguiente postura sin vinyasa.

Beneficios
- Desarrolla la fuerza central del cuerpo, los *bandhas* y la conciencia del eje central
- Mejora la digestión
- Aumenta el equilibrio
- Fortalece todo el cuerpo

KUKKUTASANA
Postura del gallo
Drishti: Nasagrai (nariz)

Adopta esta postura directamente desde Garbha Pindasana. Inhala después de volver al centro y rodar hacia arriba, para pasar a una posición sedente. Si estás en la postura del loto completo con los brazos entre las piernas, debes deslizar ligeramente las piernas hacia abajo para que se acerquen un poco más al suelo y a las muñecas. Si estás en medio loto o en loto completo, pero los brazos no se encuentran entre las piernas, coloca las manos en la misma posición en la que estaban durante el movimiento ascendente del torso entre las fases de Navasana. Cualquiera que sea la versión que apliques, inclina el peso corporal hacia delante en dirección a las manos y presiona la base y las puntas de los dedos y el talón de cada mano firmemente contra el suelo. Contrae la parte inferior del

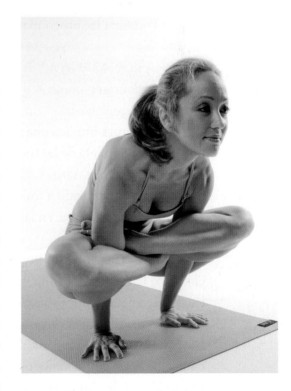

Figura 7.32

175

abdomen, comprime las costillas inferiores para juntarlas, activa las piernas y lleva los omóplatos hacia abajo. Ten cuidado de no inclinarte demasiado para evitar una caída. Encuentra el equilibrio perfecto entre un esfuerzo insuficiente y un esfuerzo excesivo (ver la figura 7.32).

Lleva las rodillas lo más cerca posible del pecho y respira profundamente. Debes utilizar la fuerza de todo el cuerpo. Después de cinco respiraciones, relaja la postura liberando suavemente las manos y apartando los brazos de los muslos, pero sin deshacer la postura del loto. Los alumnos más avanzados podrán saltar hacia atrás directamente desde la postura del loto. Los principiantes pueden deshacer la versión que estén utilizando, sea la postura del loto o medio loto, y luego dar un salto hacia atrás desde una postura simple con las piernas cruzadas. Recuerda que debes inhalar a medida que te incorporas y exhalar mientras saltas hacia atrás para adoptar Chaturanga Dandasana.

Beneficios
  - Desarrolla la fuerza central del cuerpo, los *bandhas* y la conciencia del eje central
  - Mejora la digestión
  - Aumenta el equilibrio
  - Fortalece todo el cuerpo
  - Fomenta la autoconfianza

BADDHA KONASANA A Y B
Postura del ángulo unido A y B
Drishti: nasagrai (nariz)

Esta postura implica una rotación externa de las dos articulaciones de la cadera y una flexión completa de las rodillas y requiere el doble de la flexibilidad que se necesita para hacer Janu Sirsasana A. Desde el inicio de la postura debes prestar atención para no esforzarte demasiado a fin de evitar lesionarte las rodillas. Ten paciencia y deja que el movimiento se origine en las articulaciones de la cadera, mientras relajas la parte interior de los muslos.

Inhala y salta entre los brazos para pasar a una posición sedente desde el perro con el hocico hacia abajo. Comienza juntando las plantas de los pies y presiona los bordes externos; sujétalos por la base de los dedos gordos y utiliza las manos para girar activamente las plantas hacia el cielo raso. Mantén los bordes externos de los pies unidos a la altura de los dedos pequeños, de manera que la base de estos y los talones mantengan el contacto. Sigue empujando los talones uno contra el otro y mantén las piernas activas. Las rodillas deben apuntar hacia los lados y flexionarse lo más intensamente posible.

Mientras presionas un pie contra el otro, mantén las articulaciones de las rodillas cerradas para protegerlas, mientras los muslos y las caderas permanecen abiertos. Si esta postura es nueva para ti, es probable que tengas una sensación constante de escozor o quemazón a lo largo de la parte interior de los muslos y alrededor de las articulaciones de la cadera, en la zona más cercana a la pelvis.

Respira profundamente y contrae el suelo pélvico y el abdomen. La columna debe estar recta.

En cuanto hayas organizado la postura utilizando las piernas como base, comienza a aplicar la técnica de la flexión hacia delante que utilizamos durante la primera serie para llevar el pecho y el mentón hacia el suelo y desplazar el hueso púbico hacia atrás durante la exhalación. En la primera versión de la postura debes mantener la espalda recta, lo que se consigue estirando los músculos de la espalda, y evitar la tentación de redondear la espalda para llegar más cerca del suelo (ver la figura 7.33). La gravedad requiere tiempo para aflojar la parte interior de los muslos, de modo que en esta postura puedes hacer más de cinco respiraciones para alcanzar una flexibilidad máxima. Coloca la pelvis lo más cerca posible de los pies mientras te inclinas hacia delante. Después de cinco respiraciones, como mínimo, inhala y vuelve a poner la espalda recta y erguida, y luego exhala mientras la redondeas para hacer la segunda versión de la postura.

Contrae el abdomen profundamente para apoyar el movimiento y flexiona un poco más la columna para realizar Baddha Konasana B (ver la figura 7.34). Redondea la espalda y coloca la

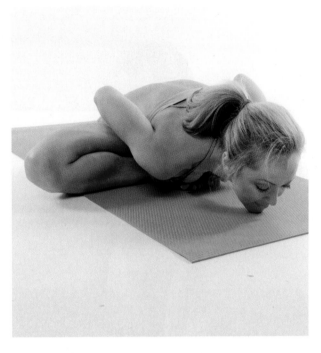

Figura 7.33

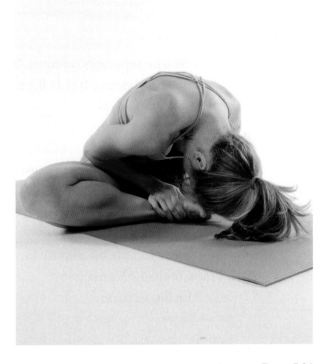

Figura 7.34

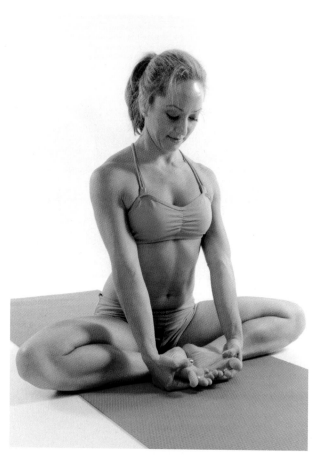

Figura 7.35

parte superior de la cabeza en el espacio que hay entre los arcos de los pies. Ten cuidado de no comprimir la columna; para adoptar la postura fácilmente y sin riesgos, utiliza el espacio creado por el intenso trabajo interior. Respira cinco veces.

A los alumnos que sienten mucha rigidez en las caderas durante esta postura, mi maestro les recomendaría que la mantengan durante al menos cincuenta respiraciones. Sin embargo, debes deshacer la postura si experimentas quemazón, escozor o pinchazos en las rodillas. El dolor puede aliviarse colocando una toalla, un bloque o una almohada debajo de cada rodilla.

No obstante, si experimentas sensaciones intensas en los tobillos, los músculos de la espalda, las articulaciones de la cadera o la parte interior de los muslos, esto es una señal de que la postura está llegando a las zonas del cuerpo adecuadas. Sigue adelante con precaución, cuidado y cariño.

Vuelve a incorporar la columna, hasta que está recta y vertical, mientras inhalas. Exhala y mantén la postura (ver la figura 7.35). A continuación inhala para incorporarte; exhala y salta hacia atrás.

Beneficios

- Limpia los riñones, la vejiga, la próstata, los ovarios y otros órganos abdominales
- Abre el meridiano del riñón
- Mejora la circulación
- Estira la parte interior de los muslos, las ingles y las caderas
- Combate el cansancio
- Facilita el parto

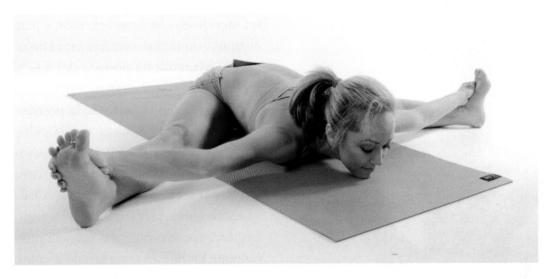

Figura 7.36

UPAVISTHA KONASANA
Postura sedente del ángulo abierto con flexión hacia delante
Drishti: nasagrai (nariz) y urdhva (hacia arriba)

Inhala y salta entre los brazos para pasar a una posición sedente desde el perro con el hocico hacia abajo, después del último vinyasa de Baddha Konasana. Separa las piernas y sujeta el borde externo de cada pie. Las piernas deben estar a la distancia que permita el ancho de la cintura escapular. No es necesario hacer un estiramiento completo, porque el propósito de esta postura consiste esencialmente en llevar la espalda hacia delante y profundizar la rotación de las articulaciones de la cadera en relación con el torso. Con las piernas separadas y los pies sujetos, activa los brazos lo suficiente como para que los omóplatos se desplacen hacia abajo. No te esfuerces por hacer una elongación intensa; evitarás así dañar la cara interna de los muslos o los tendones de las corvas.

Moviéndote suavemente desde la cintura, contrae el abdomen inferior y deja que el torso se deslice entre los muslos gracias a la fuerza de gravedad (ver la figura 7.36). Lleva los trocánteres (la parte superior de los fémures que está más cerca de la pelvis) hacia atrás para que la pelvis entre en contacto con el suelo, sin que los isquiones se eleven. Activa los cuádriceps y envía la energía hacia el exterior a través de la base de los dedos gordos, mientras desplazas la cabeza de ambos fémures hacia la pelvis. Mantén los pies flexionados y no dejes que el abdomen caiga hacia fuera. Es esencial que seas cuidadoso con tu cuerpo y no realices ningún esfuerzo en el primer segmento de esta postura. Coloca la coronilla sobre el suelo si no consigues apoyar el mentón. Si te resulta imposible hacerlo con la columna relativamente recta, respira pacientemente y pronto lo lograrás. Abre la parte interior de los muslos para desbloquear

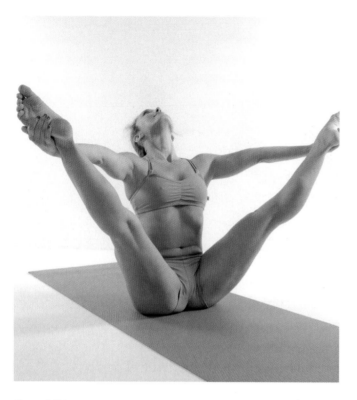

Figura 7.37

un meridiano clave para el riñón y para el equilibrio de los azúcares en el organismo. Mantén esta postura durante al menos cinco respiraciones.

En la segunda parte de la postura, inclínate hacia atrás hasta que la pelvis esté en la misma posición que en Navasana, manteniendo el abdomen contraído y el suelo pélvico activado. Inhala mientras elevas las piernas con las rodillas flexionadas o estiradas y sujeta nuevamente los bordes externos de los pies, a la altura de los dedos pequeños, en una posición de equilibrio (ver la figura 7.37). Asegúrate de que las piernas participan completamente en el movimiento y estíralas hacia fuera desde la base de cada uno de los dedos gordos; estira la punta de los pies y contrarresta el movimiento llevando la cabeza de cada fémur hacia la cavidad interna de la cadera. Eleva la columna y sepárala de la pelvis para crear una extensión espinal, y dirige la mirada hacia arriba mientras levantas el esternón. Mantén la pelvis firmemente plantada sobre el suelo y soportada desde el interior del cuerpo. Hacer la transición desde las flexiones completas hacia delante hasta las flexiones hacia atrás, que están al final de la práctica, requiere ser capaz de desbloquear la columna y propiciar suavemente la extensión. El movimiento pasa de una flexión hacia delante que se apoya sobre el suelo a una postura de equilibrio que fomenta la extensión y fortalece los músculos de la espalda. Debes mantener el equilibrio durante cinco respiraciones. Lleva las manos al suelo. Inhala e incorpórate; exhala y salta hacia atrás para adoptar Chaturanga Dandasana.

Beneficios

- Limpia los riñones, la vejiga, la próstata, los ovarios y otros órganos abdominales
- Abre el meridiano del riñón
- Mejora la circulación
- Estira la parte interior de los muslos, las ingles y las caderas
- Combate el cansancio

SUPTA KONASANA
Postura del ángulo reclinado
Drishti: nasagrai (nariz)

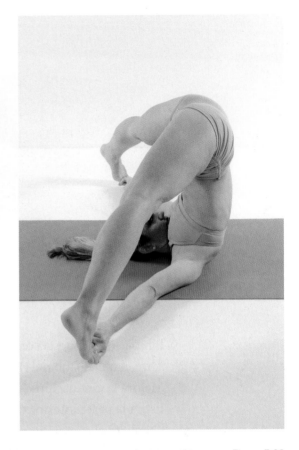

Figura 7.38

Inhala y salta entre los brazos para adoptar una posición sedente desde el perro con el hocico hacia abajo, después del último vinyasa de Upavistha Konasana. Exhala mientras te tumbas sobre la espalda. Inhala y eleva las piernas por encima de la coronilla para rodar completamente hacia atrás hasta apoyarte sobre los hombros. Lleva los dedos hacia el suelo y separa las piernas a la distancia que los brazos permitan. Sujeta firmemente los dedos de los pies; flexiona los pies mientras llevas la mayor parte del peso corporal hacia los hombros y los dedos gordos. Cuando estés en la postura completa, debes dejar espacio suficiente (al menos un dedo) bajo el arco del cuello (ver la figura 7.38). Eleva la columna, separándola de la pelvis, para levantar y soportar el cuerpo con la fuerza de los músculos de la espalda. Evita la tentación de redondear la espalda. Coloca las caderas por encima de los hombros. Contrae la parte inferior del abdomen y elévate utilizando la fuerza de tu propio cuerpo. Esta postura te prepara para otras de inversión, como Salamba Sarvangasana (postura sobre los hombros), que forman parte de la secuencia final y fortalecen tu espalda para que seas capaz de realizar las flexiones hacia atrás.

Tras respirar cinco veces, inhala y eleva suavemente la columna enrollándola hacia atrás y manteniendo el equilibrio brevemente; a continuación exhala mientras vuelves a apoyar la espalda en el suelo. Las piernas deben estar rectas durante todo el movimiento. No prolongues el tiempo de la postura en equilibrio, simplemente haz una pausa lo suficientemente larga como para poder controlar el movimiento descendente del tronco hasta que llegue al suelo. Vuelve al suelo suavemente, apoyando primero los músculos de las pantorrillas y usando los dedos de las manos para tirar los dedos gordos hacia atrás. Luego baja los pies, el pecho y el mentón hasta el suelo (ver la figura 7.39). Tal como indiqué para la postura anterior, no debes forzar la flexión empujando hacia delante, sino simplemente relajarte mientras realizas el movimiento. Cuando la cabeza y los pies estén en contacto con el suelo, inhala y levanta la cabeza mientras sujetas los dedos de los pies; luego exhala y asiéntate en la postura. Inhala e incorpórate; exhala y salta hacia atrás.

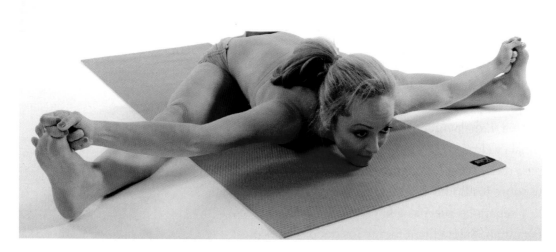

Figura 7.39

Beneficios

- Limpia los riñones, la vejiga, la próstata, los ovarios y otros órganos abdominales
- Abre el meridiano del riñón
- Mejora la circulación
- Estira la parte interior de los muslos, las ingles y las caderas
- Combate el cansancio
- Aumenta la conciencia del centro de gravedad del cuerpo y los *bandhas*

SUPTA PADANGUSTHASANA
Postura del dedo gordo reclinado
Drishti: Nasagrai (nariz) y Parsva (lateral)

Inhala y salta entre los brazos para adoptar una posición sedente desde el perro con el hocico hacia abajo, después del último vinyasa de Supta Konasana. Exhala y túmbate sobre la espalda. Estira la punta de los dedos de los pies, presiona los talones hacia el suelo y coloca ambas manos sobre los muslos. Inhala mientras levantas la pierna derecha en el aire y sujetas el dedo gordo del pie derecho con la mano derecha, manteniendo la mano izquierda firmemente en contacto con el muslo izquierdo. Presiona el talón izquierdo contra el suelo y estabiliza la pelvis mediante una intensa contracción del abdomen. Eleva el torso para acercarlo a la pierna derecha durante la exhalación. Incluso en el caso de que seas lo suficientemente flexible como para colocar el pie derecho sobre el suelo, junto a la oreja, debes mantener la pierna derecha elevada y utilizar la fuerza del cuerpo para incorporarte y acercar el torso a la pierna. El objetivo de esta postura no es únicamente aumentar la flexibilidad, sino también desarrollar la

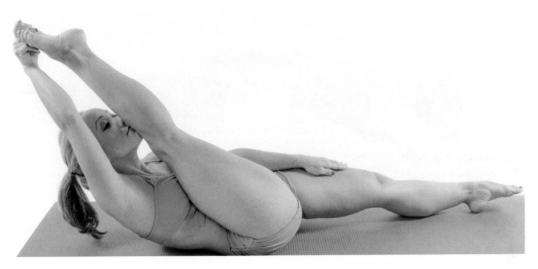

Figura 7.40

fuerza. Siente el trabajo que hacen los músculos de la espalda y los centrales del cuerpo para elevar el torso mientras contraes la parte inferior del abdomen para apoyar el movimiento. Lleva el mentón hacia la espinilla e incorpórate vigorosamente (ver la figura 7.40). Los practicantes flexibles deberían prestar especial atención para incorporarse recurriendo a la fuerza de los músculos centrales, tal como requiere la postura. Los alumnos menos flexibles quizás necesiten flexionar las rodillas para llegar hasta los dedos del pie, y deberían centrarse en mantener las dos piernas lo más rectas posible. Después de cinco respiraciones, inhala y baja la cabeza al suelo.

Exhala mientras extiendes lateralmente la pierna derecha, manteniendo la presión de la mano izquierda sobre la pierna izquierda. Mira por encima del hombro izquierdo. Gira la articulación de la cadera derecha hacia el exterior para desplazar la pierna completamente en sentido lateral (ver la figura 7.41). No caigas en la tentación de separar las caderas del suelo para poder bajar completamente el pie derecho; deja que la fuerza de la gravedad trabaje para ti y concentra tu esfuerzo en mantener las caderas estables y alargar la parte interior del muslo derecho. Debes mantener la pierna izquierda estable y firme, pues es la pierna que te sirve de base. Presionar la pelvis intensamente contra el suelo ayuda a que se relajen las articulaciones de la cadera. Mantén la punta del pie derecho estirada.

Después de respirar cinco veces en la postura, inhala y vuelve a mover la pierna derecha hacia el centro. Exhala e incorpórate, y toca la espinilla derecha con el mentón una vez más. Repite la secuencia del otro lado. Por último, inhala y vuelve a rodar hacia atrás para hacer Chakrasana (postura de la rueda). En el capítulo 10 se ofrece una explicación completa de este vinyasa.

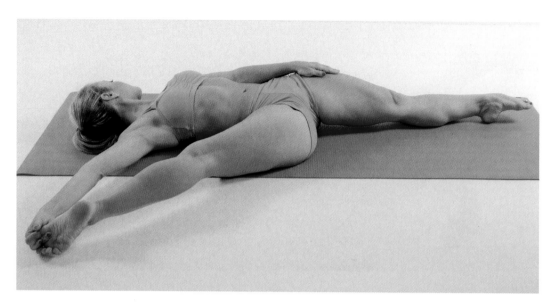

Figura 7.41

Beneficios

♦ Fortalece los músculos centrales del cuerpo

♦ Estira los tendones de las corvas

♦ Calma la mente

♦ Estimula la próstata

UBHAYA PADANGUSTHASANA
Postura de ambos dedos gordos de los pies
Drishti: urdhva (hacia arriba)

Inhala y salta entre los brazos para pasar a una posición sedente desde el perro con el hocico hacia abajo, después del último vinyasa en Supta Padangusthasana. Exhala mientras te tumbas sobre la espalda. Inhala mientras elevas los pies por encima de la cabeza para rodar hacia atrás hasta quedar apoyado sobre los hombros (ver la figura 7.43). Sujeta firmemente los dedos gordos y exhala. Eleva el torso hacia adelante otra vez, vértebra por vertebra, manteniendo el abdomen contraído. Inhala mientras mantienes el equilibrio para hacer la postura completa (ver la figura 7.42). Si dominas las flexiones hacia delante, mantén las piernas y los brazos rectos en todo momento. Si eres principiante, quizás necesites flexionar las rodillas para hacer la postura completa después de haber encontrado el equilibrio de la pelvis. Concéntrate para controlar la postura desde el centro de tu cuerpo.

Conecta la pelvis a tierra, igual que en Navasana, eleva la columna separándola de la pelvis y dirige la mirada hacia arriba. Proyecta el esternón hacia el cielo raso y mantén la columna constantemente separada de la pelvis.

Esta postura enseña a controlar plenamente cada una de las vértebras. Te ayudará a desarrollar la conciencia interior necesaria para estirar la columna vertebral sin ningún riesgo; también aprenderás a iniciar el movimiento desde tu centro de gravedad y dirigir la pelvis mediante su propia fuerza interior. No intentes mantener la postura con la fuerza de los brazos; por el contrario, estos deben estar relativamente libres mientras los hombros realizan un movimiento descendente para apoyar la espalda en el suelo. Estira las plantas de los pies y la base de los dedos gordos. Deja que cada parte del cuerpo sea responsable de su propio movimiento. La columna se eleva por sí misma, las piernas permanecen activas y rotan hacia el interior mientras tu mirada se dirige hacia arriba. Lleva la cabeza de los fémures hacia la cavidad interior de la cadera para conectar la pelvis a tierra y elevar las piernas más fácilmente. Presiona las bases de los dedos gordos una contra la otra para promover una leve rotación interna. Estira completamente los pies. Después de cinco respiraciones, lleva las manos hacia el suelo e inhala para incorporarte, luego exhala y vuelve hacia atrás.

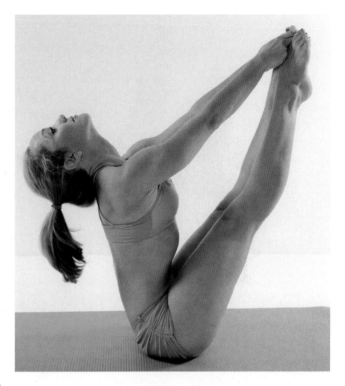

Figura 7.42

Beneficios

- Mejora la digestión
- Estira los tendones de las corvas
- Desarrolla los *bandhas*, la fuerza central del cuerpo y la conciencia del eje central
- Limpia los órganos internos

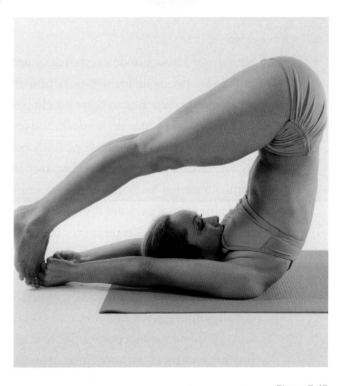

Figura 7.43

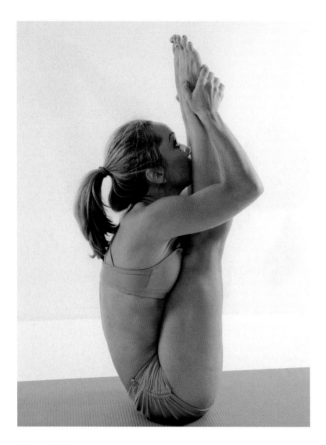

Figura 7.44

URDHVA MUKHA PASCHIMATTANASANA
Estiramiento intenso hacia arriba
Drishti: padhayoragrai (dedos del pie

Inhala y salta entre los brazos para pasar a una posición sedente desde el perro con el hocico hacia abajo, después del último vinyasa de la postura anterior. Exhala mientras te tumbas sobre la espalda. Inhala al tiempo que elevas los pies sobre la cabeza para rodar hacia atrás hasta quedar apoyado sobre los hombros, igual que en la postura anterior (ver la figura 7.45). Sujeta los pies por los bordes externos, más cerca de los talones que de los dedos. Exhala mientras sujetas los pies y desplázate hacia atrás, de modo que el peso corporal presione la yema de los dedos para crear un impulso mientras te desplazas hacia atrás. Inhala a medida que enrollas la columna vértebra por vértebra y, controlando muy bien el movimiento para que sea lento, vuelve a una postura de equilibrio con los brazos y las piernas estirados (ver la figura 7.46).

Si tienes la sensación de caerte hacia atrás, puedes doblar las rodillas contra el pecho, o utilizar los dedos de los pies para tirar de tu cuerpo hacia delante, mientras las caderas permanecen en contacto con el suelo para realizar el movimiento con las piernas rectas.

Estira las puntas de los dedos de los pies mientras bajas la pelvis hasta el suelo recurriendo al trabajo interior de los *bandhas*. Estira la columna aprovechando esta base sólida. Utiliza la fuerza de los brazos para llevar los muslos hacia el suelo y la cabeza de ambos fémures hacia el interior de la pelvis. Exhala mientras te inclinas hacia delante dobla los brazos para llevar el pecho hacia los muslos y el mentón hacia las espinillas y realizar la postura completa (ver la figura 7.44). Dirige la mirada a los dedos de los pies. Baja los omóplatos y potencia la sensación de conexión a tierra de la pelvis. Debes realizar la postura utilizando la fuerza de los músculos centrales y no de los brazos. Deja que los isquiones se fundan con el suelo y contrae fuertemente el abdomen. Siente las costillas inferiores dirigiéndose hacia la línea central del cuerpo y presta atención a los tres componentes necesarios para hacer una flexión hacia delante saludable. Mantén la postura completa durante cinco respiraciones y luego inhala mientras estiras los brazos y miras hacia arriba. A continuación, exhala mientras mantienes el equilibrio en esta posición. Coloca las manos sobre el suelo, ligeramente por delante de la pelvis. Inhala e incorpórate; exhala y salta hacia atrás.

Beneficios

- Mejora la digestión
- Estira los tendones de las corvas
- Desarrolla los *bandhas*, la fuerza central del cuerpo y la conciencia del eje central
- Limpia los órganos internos

SETU BANDHASANA
Postura del puente, elevación espinal
Drishti: broomadhya (entrecejo)

Inhala y salta entre los brazos para pasar a una posición sedente. Exhala mientras te tumbas sobre la espalda. Dobla las rodillas, coloca los talones juntos y los dedos de los pies separados para que apunten hacia el exterior, mientras el borde externo de cada pie junto a la base de los dedos pequeños descansa sobre el suelo. Arquea la espalda, colocando la coronilla sobre el suelo y separando completamente la columna de este (ver la figura 7.48) pero sin levantar las caderas. Cruza los brazos de manera que cada mano sujete el hombro contrario. Eleva las caderas mientras inhalas, luego lleva el peso corporal hacia las piernas y a continuación hacia la parte superior de la cabeza para hacer Setu Bandhasana completo (ver la figura 7.47). Los cuádriceps deben participar activamente en la postura. Haz una rotación externa con las piernas para que te resulte más fácil estirarlas. Desplaza la pelvis y el cóccix hacia delante, mientras mantienes

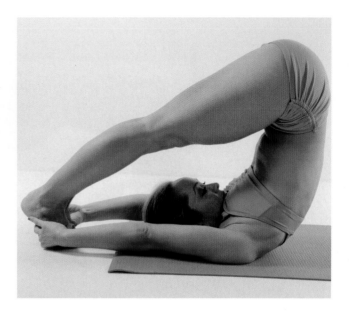

Figura 7.45

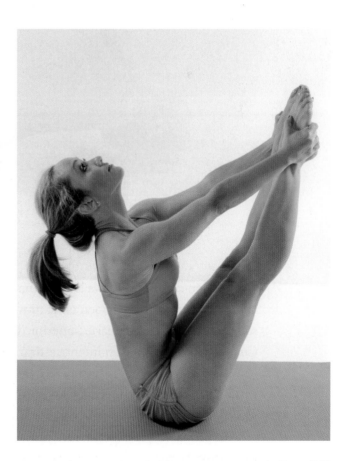

Figura 7.46

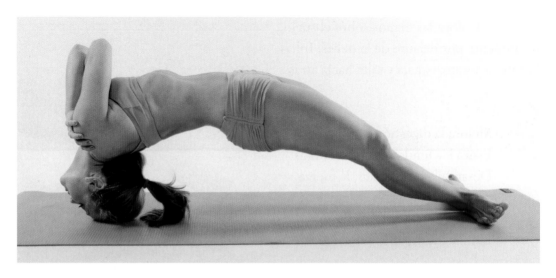

Figura 7.47

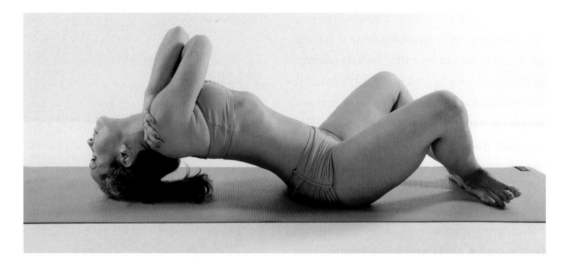

Figura 7.48

el abdomen contraído. Eleva la columna, vértebra por vértebra, y estira los músculos de la espalda para que participen en el movimiento. Intenta no dejar caer el peso corporal sobre el cuello. Abre la parte superior de la espalda y proyecta el esternón hacia fuera. Cuando te sientas estable, intenta estirar completamente los dedos de los pies.

Esta postura prepara tu cuerpo para las flexiones hacia atrás, ya que abre la columna vertebral, desarrolla la fuerza de los músculos erectores de la columna y consolida la sensación de que las piernas guían el movimiento y ofrecen una base sólida para la postura.

Es probable que experimentes una ligera incomodidad en el cuello; en ese caso puedes utilizar las manos para apoyarte, colocándolas debajo de los hombros mientras elevas las caderas para separarlas del suelo. Intenta reducir la dependencia de este recurso de forma gradual, porque el fortalecimiento del cuello desempeña un papel esencial en posturas más avanzadas. La sensación de incomodidad desaparecerá a medida que tu cuello, tu espalda y tus piernas se fortalezcan mediante la práctica de esta postura.

Después de cinco respiraciones, deshaz la postura de la misma forma que la has hecho y exhala mientras bajas el cuerpo al suelo. Coloca las manos debajo de los hombros e inhala mientras ruedas hacia atrás para pasar a Chakrasana (ver el capítulo 10).

Beneficios

- Estira y fortalece el cuello y la espalda
- Eleva la energía a lo largo de la columna en sentido ascendente
- Combate el miedo, la ansiedad y la depresión
- Calma el cerebro
- Mejora la digestión

8

FLEXIONES HACIA ATRÁS:
ABRE TU CORAZÓN

Cuando practicas yoga, pasas horas hurgando en tu mundo interior. Los mejores practicantes de yoga son científicos del mundo espiritual que están a la búsqueda de las verdades superiores. Cuando entras en este espacio sagrado, uno de los primeros desafíos, y acaso el más importante, que debes afrontar es poner a prueba tu mundo emocional. Las posturas que a menudo abren la caja de Pandora de las emociones latentes son las flexiones hacia atrás.

Las emociones tienen una realidad y una vida que, a veces, pueden dominarte. Cuando te sumes en la cólera o en la tristeza, una realidad bioquímica modifica el latido de tu corazón, tu equilibrio hormonal y el nivel de tu tensión muscular. Las emociones cambian el equilibrio químico del cerebro y del cuerpo en general. Piensas de manera diferente cuando estás colérico, triste, ansioso, deprimido, feliz o enamorado. Tus emociones desempeñan un papel muy importante en tu estado general y colorean tu mundo con sus variados matices. Pasarás una parte de tu vida intentando contener las emociones, reaccionando frente a ellas o manifestándolas.

Cuando empecé a practicar diariamente Ashtanga Yoga al estilo Mysore, mis emociones me montaron en una montaña rusa. La práctica del yoga no solo me ayudó a ser más consciente de mi propia sensibilidad; también desenterró una nueva conciencia mucho más agudizada del poder y alcance de lo que estaba experimentando. Por ejemplo, las flexiones hacia atrás a menudo me provocaban una congoja que había sido capaz de eludir en otras situaciones. La mayor parte del día podía escapar de la realidad latente de mis sentimientos, pero cuando abría mi columna vertebral, no había ningún lugar donde pudiera esconderme. Algunas veces no sentía ningún dolor físico pero, de cualquier modo, las lágrimas brotaban. La abrumadora sensación de tristeza que surge después de realizar flexiones profundas hacia atrás puede producir lágrimas que corresponden a miles de vidas, pero no hay ninguna necesidad de que te ocupes de investigar cuál es su procedencia, solo debes observarla y sentirla.

La tristeza que está oculta entre las capas del cuerpo emocional sube a la superficie a través de la herramienta del asana. La premisa de que el trabajo de profundizar las posturas de yoga contribuye a la sanación emocional se basa en la idea de que la luz de la conciencia desbloquea y cura antiguas emociones y patrones estancados al liberar y habitar cada centímetro del espacio que ocupan el cuerpo físico y el cuerpo interior. Es difícil de explicar, pero después de una flexión profunda hacia atrás, ves el mundo literalmente de otra forma porque habitas tu propio cuerpo con una conciencia diferente. A través del viaje emocional que realicé durante la práctica física de las asanas, llegué a ser plenamente consciente de las repercusiones de mis actos, me sentí en armonía con mis sentimientos más profundos y empecé a ver las cosas más claras. Atribuyo gran parte de mi propia evolución a la conciencia superior que adquirí gracias a mi compromiso diario con el yoga.

Las particulares revelaciones que se produjeron después de realizar movimientos espinales profundos en general se asociaban a la necesidad de liberarme, rendirme y soltarme. Uno de los propósitos manifiestos de las torsiones y las flexiones profundas en yoga es, literalmente, agitar las zonas dormidas del cuerpo y de las emociones. Las flexiones hacia atrás me ayudaron, y siguen ayudándome, a lograrlo.

En el mundo del yoga, el cuerpo no está separado de la mente. Existe en un campo energético que contiene la parte física, los pensamientos, las emociones y el espíritu. Y las posturas de yoga trabajan en ese ámbito. Manipulan tu cuerpo mediante posturas que lo obligan a doblarse como si fuera un *pretzel* —y que desafían la llave maestra de la lógica—, pidiéndole que vaya a sitios que nunca antes había visitado; al mismo tiempo, conducen tu mente hacia lugares en los que tampoco había estado jamás. Cuando actúas, piensas, sientes, hablas y vives de acuerdo con un paradigma determinado, se produce un efecto duradero en el cuerpo.

Tu postura habitual es la suma total de lo que piensas de ti mismo, inscrita en el lienzo de tu forma física. Si tienes pensamientos negativos en relación contigo mismo y con los demás, con el paso del tiempo llegarás a descubrir los efectos que dichos pensamientos tienen sobre tu cuerpo. La magia de la práctica del yoga es la transformación que produce el hecho de que tu cuerpo se mueva de una forma novedosa durante un periodo prolongado de tiempo; como consecuencia, también se modifica tu mente, que está profundamente conectada con los hábitos motrices de tu cuerpo. A medida que aprendes a utilizar los músculos, tejidos, huesos y espacios de tu cuerpo que están dormidos, llegas a conocer los pensamientos, emociones y sentimientos latentes que inhiben tu fuerza y tus posibilidades de éxito.

Las flexiones hacia atrás son los mejores maestros. Para obtener el mayor beneficio posible de estos movimientos es imperativo que pienses que los movimientos se originan mucho más allá de «la espalda». En estas posturas intervienen todos los músculos del cuerpo, incluidos los dedos de los pies, las piernas, la columna, el diafragma, los hombros y la cabeza.

En el Urdhva Danurasana tradicional (postura del arco elevado), la fuerza de las piernas constituye la base de la flexión hacia atrás. La apertura de la parte frontal de las articulaciones de la cadera (donde los fémures se insertan en la pelvis) permite que la pelvis bascule hacia delante en dirección a las piernas y que las crestas ilíacas se desplacen hacia delante. Cada una de las vértebras se eleva y se extiende con el apoyo de los músculos centrales y de la espalda, mientras los omóplatos se desplazan hacia abajo para participar en la elevación del esternón. Los brazos ejercen una firme presión contra el suelo para formar la base superior.

En otras palabras, las flexiones hacia atrás se pueden entender mejor como una flexión de todo el cuerpo. La columna vertebral es el foco central por ser el epicentro de las emociones, los sentimientos y la energía. La anatomía esotérica del cuerpo se localiza en los chakras, o centros energéticos, que se encuentran en puntos específicos a lo largo de la espina dorsal. Si consultas con un quiropráctico, comprobarás la importancia que concede al hecho de mantener la columna sana. Cualquier obstrucción vertebral puede producir efectos desastrosos y paralizantes en tu vida. La práctica del yoga implica tener conciencia de cada vértebra. Las flexiones hacia atrás te enseñan a elevarte, estirarte y flexionar profundamente el cuerpo, utilizando el espacio que has creado entre las articulaciones.

Cuando trabajas profundamente con la columna vertebral, empiezas a ser capaz de afrontar todo tipo de problemas. Existe un dolor, producido por una mala postura de la parte inferior o superior de la espalda, que se puede aprovechar para redondearla hacia delante o extenderla hacia atrás. Si pasas mucho tiempo encorvado sobre tu escritorio, puedes poner a prueba todas las ideas que tienes sobre las cualidades físicas aprendiendo a movilizar la columna con un patrón motriz que supone arquearla y extenderla alternativamente. Si lo practicas durante un periodo prolongado, activarás nuevos patrones motrices y protegerás la salud de tu columna con métodos seguros y probados. Aunque las flexiones hacia atrás tienen muchos beneficios sanadores, lo que realmente agita el caldero emocional es el mismo proceso de abrir y flexionar el cuerpo. Muchas personas experimentan intensos dolores musculares cuando trabajan con las flexiones hacia atrás, incluso en la postura simple de Urdhva Mukha Svanasana.

Es recomendable trabajar el dolor muscular con la ayuda de un instructor que pueda observar tu alineación en la postura y corregirla si fuera necesario. A menudo, el dolor se localiza en el erector largo de la espalda.

Estas posturas musculares contribuyen, entre otras cosas, a mejorar tu postura corporal diaria. Las personas que sienten un dolor constante mientras realizan flexiones hacia atrás deben tomar conciencia de su alineamiento postural, tanto durante la práctica del yoga como en su vida cotidiana. Así como suele surgir un gran componente de angustia mental cuando intentas romper tu rutina habitual, generalmente se experimenta dolor cuando se exige al cuerpo que se mueva de una forma que no le resulta familiar.

En contraste, existe un dolor vertebral agudo y punzante que es muy diferente. Si sientes un dolor semejante en la columna durante cualquiera de las posturas yóguicas, debes deshacer el movimiento y consultar de inmediato con un profesional para que te dé un diagnóstico.

Las caderas constituyen la base central para la estabilidad de la columna cuando mueves el torso hacia atrás. Los flexores del iliopsoas y de las caderas son dos de los principales grupos musculares cuya flexibilidad es esencial; cuando estos músculos están rígidos, la capacidad de inclinar la pelvis y abrir las articulaciones de la cadera es limitada. Algunas veces la rigidez y el dolor de la región baja de la espalda se deben a la rigidez de los flexores de los iliopsoas y las caderas. Es importante desplazar el cóccix hacia delante para evitar que las vértebras lumbares se compriman mientras el cuerpo se desplaza hacia atrás. No siempre se entiende correctamente este movimiento. Si tienes una lesión en la parte inferior de la espalda, desplaza vigorosamente el cóccix hacia abajo para proteger la parte afectada durante la postura. No obstante, hacer ese movimiento con el cóccix conlleva que la región lumbar se aplane, y esto no es adecuado para las flexiones profundas hacia atrás. Para estas posturas, el cóccix debe desplazarse hacia delante con el fin de trasladar el peso de la pelvis sobre la base sólida que ofrecen las piernas. Como consecuencia, las crestas ilíacas se inclinan hacia delante para promover una ligera basculación anterior de la pelvis.

El suelo pélvico y la fuerza de las piernas controlan la acción. El movimiento no desplaza el cóccix hacia fuera pero produce un balanceo del sacro que crea espacio para la parte inferior de la espalda y la pelvis. Se lo conoce como nutación del sacro, e indica que la parte superior del sacro desciende y se mueve hacia delante, desplazándose hacia el interior de la pelvis para que puedas utilizar las articulaciones sacroilíacas de un modo similar a como empleas la espina dorsal. La capacidad de abrir la parte anterior de las caderas y la pelvis se asocia con frecuencia a la capacidad de progresar en la vida mediante una potente fuerza propulsora. Cuando la musculatura se relaja, se libera y se estira, tienes a tu disposición una amplia gama de movimientos para desplazar tus caderas literalmente hacia delante mientras flexionas la espalda hacia atrás.

Los hombros representan el soporte superior de la columna en las flexiones hacia atrás. La cintura escapular es mucho más móvil que las articulaciones de las caderas y puede moverse de una forma que facilita la ejecución de las posturas; sin embargo, también es más probable que se manifieste algún dolor. Es recomendable trabajar con un profesor experimentado que tenga un gran conocimiento de la alineación corporal, pues te ayudará a alinear los hombros de forma segura cuando practiques flexiones profundas hacia atrás. Los hombros, conocidos como la puerta hacia el corazón, se pueden proteger, estabilizar, descargar, estirar, pero también pueden bloquearse, ceder y debilitarse. En algunas ocasiones, su rigidez impide experimentar el placer de sentir la movilidad vertebral, aun cuando las vértebras sean fuertes y flexibles. Cuando realices una postura de flexión hacia atrás, debes mantener los hombros bajos y en rotación externa. Alinea las muñecas, los codos y los hombros y evita girar las manos hacia el interior o flexionar los codos hacia fuera. Comprime los codos uno contra el otro mientras presionas las manos y los dedos firmemente contra el suelo.

Durante el proceso de abrir la columna, las caderas y los hombros por medio de las flexiones hacia atrás, pueden surgir algunas emociones negativas intensas, como por ejemplo, miedo, ansiedad, tristeza, claustrofobia, rabia o sensación de asfixia. Pero también pueden surgir emociones positivas intensas, como son la alegría, la felicidad, la confianza, la paz, el abandono, la liberación, un mayor nivel de energía y una sensación de verdadero poder. El proceso de aceptar el dolor durante las posturas que incluyen flexiones hacia atrás suele consistir sencillamente en aprender a no huir del dolor físico y de la agitación emocional. Cuando experimentes estas emociones, recuerda que son temporales y lo mejor que puedes hacer es concentrarte en respirar más profundamente y relajarte. Si te invade una emoción agobiante o un intenso dolor físico, el mejor recurso es concentrarte en tu respiración; así conseguirás crear una pausa entre el estímulo doloroso y tu deseo imperioso de escapar. Desde ese espacio de conciencia ampliada, podrás ver más claramente cuál es la acción más idónea. Por ejemplo, serás capaz de determinar si el dolor es muscular o articular, y si lo que sientes es cólera o ansiedad. Ampliar tu conciencia con cada respiración es una forma potente de usar la paciencia, el conocimiento y la aceptación para comprometerte más profundamente con las asanas.

El camino del yoga es el camino de la libertad, una libertad construida sobre una profunda aceptación fundamental de la verdad de la vida. La vida contiene sufrimiento y cuando te enfrentas a él, la única opción lógica es aceptarlo, entregarte a él y dejar que te enseñe algo más con cada respiración.

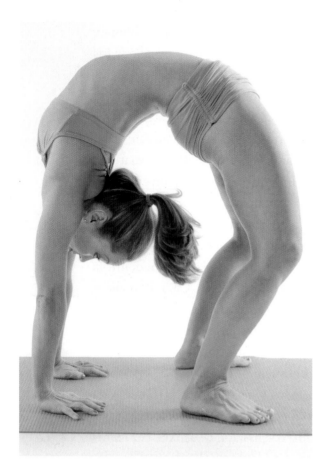

Figura 8.1

URDHVA DANURASANA
Postura del arco
Drishti: nasagrai (nariz)

Esta postura (ver la figura 8.1) se repite tres veces al final de la primera serie. Los principiantes pueden comenzar con la postura simple del puente, en vez de intentar hacer esta flexión hacia atrás completa desde el inicio. Para realizar este fácil ejercicio preparatorio, inhala y salta entre las piernas para adoptar una postura sedente después del último vinyasa efectuado a continuación de Setu Bandhasana. Exhala mientras estás tumbado sobre la espalda. Flexiona las rodillas, colocando los pies paralelos a la parte externa de las caderas. Sujeta los tobillos (ver la figura 8.2), o entrelaza los dedos, manteniendo los brazos estirados sobre el suelo por debajo de la pelvis. Presiona los pies firmemente contra el suelo mientras inhalas, lleva las rodillas hacia delante hasta colocarlas por encima de los tobillos y utiliza los cuádriceps para apoyar el movimiento. Envía la pelvis hacia delante mientras contraes el abdomen y activas el suelo pélvico para que participe en el movimiento. Deja que el sacro caiga sobre la pelvis y comienza a elevar la columna, separándola de la pelvis, mientras estiras los músculos de la espalda. Coloca los hombros bajo la parte superior del pecho, levanta el esternón y eleva la caja torácica en dirección al mentón, poniéndolos en contacto si te resulta posible. Respira cinco veces y, mientras estiras y fortaleces los músculos de la espalda, presta especial atención al espacio que has creado entre las vértebras. Exhala mientras vuelves a apoyar el cuerpo sobre el suelo.

Si estás utilizando este movimiento a modo de introducción, no fuerces la columna vertebral para llegar más lejos durante la flexión; por el contrario, concéntrate en tu respiración y en la sensación de estiramiento. Puedes repetir la postura hasta tres veces. Pero si esto te resulta difícil, detente en este punto y no hagas ninguna flexión hacia atrás completa.

Cuando puedas, pasa a la secuencia tradicional de Urdhva Danurasana. Los practicantes avanzados pueden omitir la postura simple del puente y pasar directamente a esta postura desde el último vinyasa después de haber hecho Setu Bandhasana. Las tres

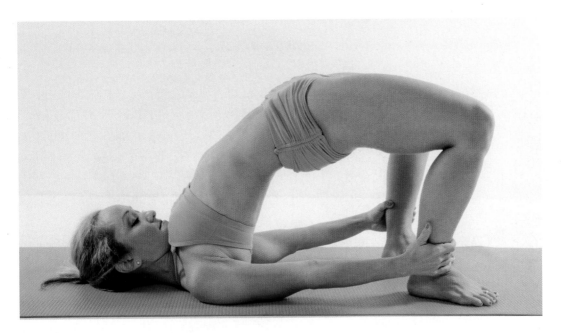

Figura 8.2

siguientes flexiones completas hacia atrás se realizan de forma sucesiva desde el suelo. Solo apoyarás la cabeza durante un instante entre cada una de ellas. A partir de una posición prona (boca abajo), flexiona las rodillas y coloca los pies paralelos a los bordes externos de la cadera. Sitúa las manos directamente debajo de los hombros con los dedos apuntando hacia los pies; los codos deben estar por encima de las palmas de las manos y los dedos, separados.

Durante una inhalación aplica las mismas técnicas que has utilizado para hacer la postura simple del puente. Desplaza las rodillas hacia delante hasta que estén por encima de los tobillos, flexiona los talones firmemente contra el suelo y utiliza los cuádriceps para desplazar la pelvis hacia delante y colocarla por encima de los pies. Lleva el sacro hacia el interior de la pelvis mientras elevas la columna, separándola de la pelvis. En esta ocasión, eleva el pecho por encima de las manos cuando tu cuerpo comienza a separarse del suelo y desplaza los omóplatos hacia abajo para levantar el esternón y la caja torácica. Es esencial flexionar la parte baja de la espalda para aliviar la presión sobre la parte superior, de modo que debes asegurarte de distribuir la flexión de forma equitativa a lo largo de todas las vértebras y la columna vertebral completa. Después de respirar cinco veces en la postura, baja el torso hasta apoyar la cabeza en el suelo mientras exhalas (ver la figura 8.3). Desplaza las manos ligeramente en dirección a los pies y luego eleva el cuerpo otra vez durante una inhalación; ten cuidado de no levantar los talones para no perder el contacto con el suelo. Una señal saludable de la técnica de la flexión hacia atrás es una sensación de intenso escozor en los cuádriceps, que no llega a ser un dolor punzante en

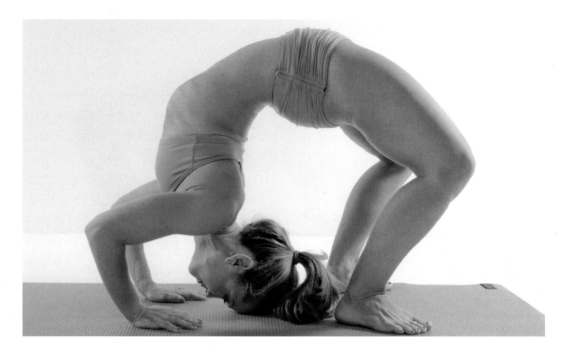

Figura 8.3

la columna ni en la parte baja de la espalda. Visualiza que la inhalación crea espacio en las articulaciones y que la exhalación utiliza ese espacio para profundizar la postura. No te esfuerces demasiado ni apresures el movimiento; la columna vertebral necesita tiempo para abrirse, sé amable contigo mismo. Al mismo tiempo, identifica los límites de tu fuerza y flexibilidad y trabaja para profundizar la postura de un modo sano.

Exhala y baja el torso hasta apoyar la cabeza en el suelo y lleva las manos una vez más hacia los pies. Inhala y eleva el torso para repetir la postura por última vez. Mantén cada flexión hacia atrás durante cinco respiraciones, como mínimo. La respiración se acorta ocasionalmente durante las flexiones hacia atrás; por tanto, puedes aumentar el número de respiraciones hasta ocho, o hacer una o dos repeticiones más. Si esto te parece demasiado difícil, detente. Exhala y baja el cuerpo al suelo, inhala y rueda hacia atrás para pasar a Chakrasana; a continuación, salta entre las piernas para hacer Paschimattanasana.

PONERSE DE PIE Y LLEVAR EL CUERPO HACIA ATRÁS

La segunda parte de la secuencia de flexiones hacia atrás es muy difícil. Intenta realizarla solamente cuando ya seas capaz de estirar los brazos por completo en Urdhva Danurasana y llevar las manos en dirección a los pies. Cuando desplazas el peso corporal sobre las piernas, creas un espacio que permite que las manos se acerquen más a los pies y que puedas ponerte de pie. Si estás listo para intentarlo, comienza haciendo una flexión hacia atrás completa y camina con las manos todo lo que puedas en dirección a los pies. Presta mucha atención para mantener los talones plantados firmemente sobre el suelo, y no intentes avanzar si los talones se elevan. Cambia el peso corporal hacia las piernas mientras inhalas y luego desplázalo hacia atrás para situarlo por encima de las manos durante la exhalación. Repite este movimiento al menos cinco veces para comprobar cuáles son los límites de tu flexibilidad y tu fuerza. Intenta llevar todo el peso corporal sobre los dedos, manteniendo los talones apoyados sobre el suelo mientras inhalas, y luego desplázalo hacia los pies. Si puedes hacerlo cómoda y fácilmente, estás preparado para probar el movimiento de ponerte de pie y llevar el cuerpo hacia atrás. Si no lo consigues, dedícate simplemente a realizar ese movimiento de vaivén todos los días con el propósito de desarrollar tanto la fuerza como la flexibilidad. Si ya estás trabajando con el balanceo, no priorices la idea de que representa un impulso para la acción; considéralo un desplazamiento sutil del peso corporal hacia delante, en dirección a la base sólida que forman la pelvis, las piernas y los pies.

Inicia el movimiento con una flexión completa hacia atrás y lleva las manos lo más cerca posible de los pies. Repite los mismos principios de alineación sana que has empleado para hacer Urdhva Danurasana. Evita girar los pies hacia fuera, pero si te resulta inevitable, debes hacer una intensa rotación interna con los muslos para liberar el sacro y ejercer una fuerte presión sobre la zona carnosa de los dedos gordos. Lleva las rodillas hacia delante hasta que se encuentren por encima de los tobillos; luego comienza a trasladar el peso corporal hacia delante, sobre los pies, mientras presionas el suelo con los talones y con la base de cada uno de los dedos gordos. Lleva la pelvis un poco más adelante para que las crestas ilíacas se inclinen también en esa dirección. Desplaza el peso corporal hacia las piernas, a la distancia necesaria para que las puntas de los dedos, o las palmas de las manos, lleguen al suelo (ver la figura 8.7). Si tienes fuerza suficiente, puedes llevar el peso corporal hacia delante presionando con los pies en el suelo y elevándote con la fuerza de las piernas y la pelvis. Si no eres lo suficientemente fuerte, puedes balancearte hacia delante y atrás para generar el impulso que te permitirá incorporarte.

En cualquiera de los dos casos, sentirás una gran tentación de levantar la cabeza una vez que tus manos estén suspendidas en el aire, pero debes evitarlo a toda costa pues es la última parte del cuerpo que debes elevar. Por el contrario, deja la cabeza y los brazos flojos y desplaza nuevamente las caderas hacia delante, hasta que el peso del torso se encuentre sobre las caderas y los pies. Una vez que el pecho se haya desplazado hacia delante hasta situarse por encima de las caderas, coloca las manos en la postura de oración frente a la parte superior del pecho y alinea la cabeza en relación con los pies. Intenta no orientar los pies hacia fuera, elevar los talones ni extender excesivamente la postura.

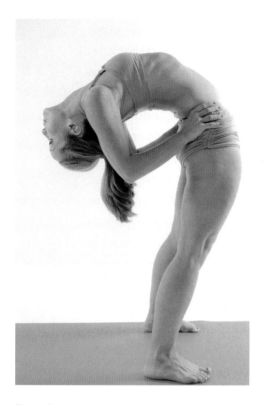

Figura 8.4

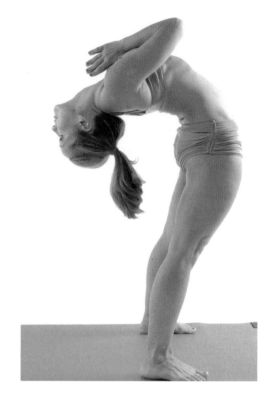

Figura 8.5

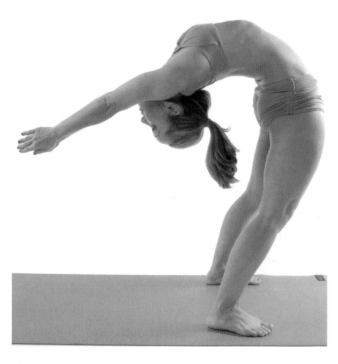

Figura 8.6

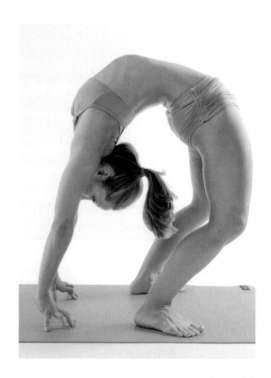

Figura 8.7

Cuando llegues a la posición vertical, será el momento de llevar el cuerpo hacia atrás para hacer Urdhva Danurasana. Algunos alumnos consideran que este movimiento es considerablemente más fácil que ponerse de pie. Si tú también lo piensas, tienes toda la libertad para probarlo llevando primero el cuerpo hacia atrás. Comienza colocando los pies lo más paralelos posible a la misma distancia que las caderas o ligeramente más separados. Utiliza los cuádriceps para empujar firmemente tu peso corporal hacia la base de cada uno de los dedos gordos, con las piernas rectas. Coloca los dos pulgares sobre el sacro y empuja la pelvis hacia delante para llevar el peso corporal hacia los dedos gordos (ver la figura 8.4). Utiliza la fuerza del suelo pélvico, contrae el abdomen y comienza a elevar la columna, alejándola de la pelvis. Cuando elevas y estiras las vértebras, se produce la nutación del sacro. Eleva la caja torácica para crear espacio mientras inhalas y presta atención para conservar dicho espacio durante la exhalación. Proyecta el esternón lo máximo posible en dirección al cielo raso y lleva los omóplatos hacia abajo. Si esto te parece muy complicado, mantén la postura durante cinco respiraciones y a continuación inhala para volver a la posición de pie. Si te sientes cómodo, puedes continuar.

Coloca las manos en posición de oración a la altura del esternón y deja caer la cabeza hacia atrás mientras respiras libre y profundamente (ver la figura 8.5). Presta atención para mantener la elongación de la columna, porque ya no cuentas con el soporte de las manos colocadas sobre el sacro para mantener el desplazamiento de las caderas hacia delante; recuerda estirar la parte baja de la espalda. Si el movimiento te resulta difícil, respira cinco veces en esa posición, luego inhala y vuelve a la posición de pie. Si te sientes cómodo y no tienes ninguna sensación dolorosa en la espalda, puedes continuar.

Eleva las manos sobre la cabeza mientras llevas los omóplatos hacia abajo (ver la figura 8.6). Mantén la cabeza hacia atrás, empuja un poco más la pelvis hacia delante y, simultáneamente, desplaza aún más el peso corporal hacia los pies. Flexiona ligeramente las rodillas pero mantén los talones firmemente plantados sobre el suelo. Mira la esterilla y practica la postura durante cinco respiraciones. No te sorprendas ni te asustes si tienes la sensación de no poder respirar; intenta concentrarte en la respiración torácica, focalizando tu atención en la expansión de los pulmones. Si puedes sostener la postura cómodamente durante cinco respiraciones, ver la esterilla y pensar con claridad, eso significa que estás preparado para dejar caer el cuerpo hacia el suelo. Si te encuentras mareado, dirige la mirada a un punto determinado; si sientes náuseas, respira profundamente y sigue adelante.

Elige un punto de la esterilla para fijar la mirada. Exhala mientras preparas los brazos para llegar hasta el suelo, estira y abre los dedos y flexiona suavemente los codos hasta que las manos entren en contacto con el suelo. Trabaja lentamente, sin prisa por conseguir buenos resultados; podrás sentirte satisfecho si eres capaz de dominar este movimiento al cabo de algunos años o algunas vidas. Cuando te decidas a intentarlo, recuerda que debes llevar el peso corporal hacia los pies, que los músculos centrales del cuerpo deben servir de soporte para la elevación de la columna y que debes levantar el pecho para estirar la parte superior de la espalda. Es esencial que no dejes caer las manos cuando están a punto de alcanzar el suelo porque, de lo contrario, cargarás demasiado las muñecas y correrás el riesgo de golpearte la cabeza. Visualiza que las manos llegan al suelo mientras las piernas soportan el peso de tu cuerpo.

Una vez que hayas llevado el cuerpo hacia atrás, inhala y vuelve a la postura vertical. Repite tres veces este movimiento ascendente y descendente. Una práctica asidua te ayudará a perfeccionarlo hasta que sea fluido, grácil y sencillo. Finalmente, podrás realizarlo durante tres respiraciones sucesivas: exhala y baja, inhala y sube, exhala y baja, inhala y sube, exhala y baja, inhala y sube. De todos modos, se trata de un movimiento muy avanzado y no deberías probarlo antes de estar realmente preparado. Si practicas con un maestro, confía en su ayuda antes de pretender llegar más allá de tus posibilidades reales.

Si practicas en casa, debes deshacer la postura mientras estás de pie; puedes omitir el vinyasa que indica que debes rodar hacia atrás y sentarte para hacer Paschimattanasana. O también puedes tumbarte durante la exhalación y luego inhalar y rodar hacia atrás para hacer Chakrasana y continuar con el vinyasa.

PASCHIMATTANASANA
Flexión hacia delante en posición sedente
Drishti: padhayoragrai (dedos del pie)

Salta entre las piernas para pasar a una posición sedente durante una inhalación o siéntate directamente desde la flexión hacia atrás de pie. Aplica las mismas técnicas de flexión hacia delante que has utilizado siguiendo las indicaciones del capítulo 7. La intención de esta postura es ligeramente diferente, pues implica un estiramiento contrario a la flexión hacia atrás. En Ashtanga Yoga consideramos que para mantener la columna vertebral sana es imprescindible descargar todos los músculos de la espalda después de hacer flexiones profundas hacia atrás. Es conveniente que no te apresures cuando flexiones el cuerpo hacia delante. Mantén el abdomen y el suelo pélvico activos, conserva intacta la integridad interior de la postura y controla el movimiento, evitando la tentación de dejarte caer hacia delante. Relaja conscientemente los músculos de la espalda, desplazándolos hacia la parte anterior del cuerpo para que tengan un apoyo sólido. Estira la columna durante una inhalación y utiliza la exhalación como ayuda para que la transición hacia las posturas finales sea más suave (ver la figura 8.8).

Este suele ser el momento en que emergen a la superficie las emociones movilizadas durante las flexiones profundas hacia atrás. Si sientes la necesidad de llorar durante

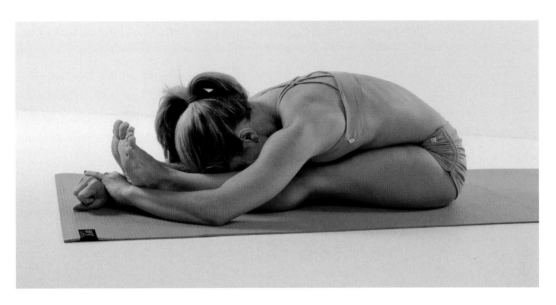

Figura 8.8

esta flexión hacia delante, deja fluir tus emociones. Conserva la calma y limítate a observar lo que sientes sin hacer ningún juicio. Mantén la flexión durante diez respiraciones, luego inhala y estira la columna. A continuación exhala y asiéntate en la postura. Finalmente, inhala e incorpórate, exhala y salta hacia atrás.

9

POSTURAS FINALES:
ENTRA EN TU ESPACIO INTERIOR

Cuando dejamos atrás las pruebas de flexibilidad y fuerza y los desafíos cardiovasculares que implica la primera serie del Ashtanga Yoga, para pasar a la serie de flexiones hacia atrás, cambiamos naturalmente el trabajo duro por un espacio de sanación. Las posturas finales deben realizarse aplicando un mínimo de fuerza y comodidad y con una actitud de entrega.

El objetivo de las posturas finales es guardar la energía que la práctica ha generado en el interior de tu cuerpo y tu mente, y restituir así el equilibrio en múltiples niveles. Como las asanas trabajan con los canales energéticos del cuerpo, es esencial respirar profundamente y esperar el tiempo que sea necesario para realizar la secuencia completa de las posturas finales. Esta no es una rutina que se practica con el fin de calmarse y que se puede omitir si no tienes tiempo suficiente para hacer todas las posturas. En cada sesión de yoga siempre debe quedar tiempo para las posturas finales y la relajación final. Aunque es mejor hacer la secuencia completa de las posturas en cada sesión, si eres principiante te recomiendo solamente las últimas tres posturas de la secuencia final y luego la relajación final. Si ya estás haciendo la mitad de la primera serie del método Ashtanga Yoga, considera que estás realmente preparado para la secuencia completa de las posturas finales.

Hablando en términos prácticos, las posturas finales se han concebido para que todos los practicantes las realicen diariamente, con dos importantes excepciones. Las embarazadas deben modificar las posturas invertidas, basándose en su propia y única experiencia en los diferentes momentos de la gestación. Las mujeres que están menstruando no deben hacer posturas invertidas de larga duración porque el flujo de la energía corporal es descendente durante esos días y las inversiones pueden perturbarlo. Por otra parte, la posición del músculo psoas es adyacente a los ovarios y las posturas de inversión requieren aplicar profundamente los *bandhas*, lo cual está contraindicado durante el ciclo menstrual. Sin embargo, pueden realizar con toda normalidad las posturas que no implican una inversión corporal.

Dedicar un tiempo a las posturas finales de la práctica diaria te ofrece la oportunidad de comprobar tu estado corporal y mental mientras realizas la rigurosa rutina de yoga. El mero hecho de tomarte tiempo para sentir los efectos de la práctica sobre tu cuerpo, tus emociones y tu espíritu representa un espejo en el que se refleja el cuerpo interior. El mayor objetivo del yoga, y también el más profundo, es que la mente se dirija con suavidad hacia el espacio sutil que hay dentro de ti. Las posturas finales son una oportunidad perfecta para que tu mente sea más meditativa, tanto en el foco como en la intención. Una manera sencilla de asegurarte de que estás concentrado en tu interior es tomar conciencia de la expresión de tu rostro. Si descubres que tienes el entrecejo arrugado o que te cuesta entrecerrar los ojos, suaviza tu expresión y busca la sutileza dentro de ti.

Haz una pausa entre el trabajo de la primera serie del Ashtanga Yoga y las posturas finales. Antes de comenzar esta fase de la serie, túmbate sobre el suelo y respira cinco veces con el cuerpo completamente quieto, las piernas y los brazos estirados y los ojos ligeramente abiertos. Desde esta posición fácil y neutral tienes la oportunidad de estabilizar tu respiración y volver a controlar de un modo consciente la duración y calidad de cada inhalación y exhalación, alargándolas y profundizándolas. Esto te ayudará a calmar la mente y el cuerpo y a dirigir tu atención un poco más hacia el interior.

El trabajo de limpieza y purificación de la primera serie tiene el propósito de desarrollar el intenso fuego interior, y las posturas finales transforman el fuego de la purificación en el fuego espiritual del despertar. Mantener la mente centrada y tranquila a lo largo de esta secuencia es esencial para el éxito. Además, si trabajas intensamente las posturas de cualquiera de las series del Ashtanga Yoga, las posturas finales garantizarán la salud de tu cuerpo y evitarán lesiones. Estas posturas se realizan una detrás de la otra, con un salto hacia atrás y un salto entre las piernas entre cada secuencia. Esto no es lo que sucede en las posturas sedentes, en las que debes dar un salto hacia atrás y un salto entre las piernas entre cada postura de cada una de las secuencias. El hecho de encadenar las posturas permite acumular más energía; por el contrario, omitir los vinyasas entre cada movimiento favorece que el cuerpo se calme. Cuando las posturas finales se hacen correctamente y con la actitud adecuada, es decir, relajada, producen un profundo efecto sanador que calma el sistema nervioso, protege las articulaciones y propicia una mente sana y abierta al espíritu.

Estas asanas son generalmente más fáciles que los de la primera serie y son algunas de las posturas fundamentales en toda la tradición del yoga; todo lo que se diga sobre sus beneficios es poco ya que promueven el nivel más profundo de sanación. Sin embargo, solo podrás sentir sus efectos si te comprometes a practicar las posturas todos los días. La práctica diaria crea un estado de quietud interior, tanto mental como espiritual. Si quieres aprovechar los beneficios a largo plazo de la práctica, es esencial que cultives una conciencia meditativa del cuerpo interior durante toda la secuencia. Esta serie de posturas constituye el punto final de la práctica, así como Surya Namaskara representa el punto inicial. Junto con las posturas de pie, se realizan siempre, más allá de cuál sea la serie o grupo de posturas que estés trabajando. El enfoque principal de las posturas finales son las inversiones y su efecto curativo. Mi maestro, Sri K. Pattabhi Jois, solía hablar de una sustancia que describía como el néctar de la vida (*amritabindhu*). Afirmaba que en los Upanishads (los textos espirituales sagrados) se indicaba que una gota de esa sustancia se produce después de practicar yoga durante un mes, y siempre que el practicante se alimente de una manera sana.

Después de seis meses de práctica, una pequeña gota de esta forma superior de energía vital purificada se almacena en el centro de la cabeza, en el centro energético conocido como el *sahasrara chakra*, o chakra corona. Jois hubiera dicho que esa es la mínima cantidad de tiempo que un nuevo alumno necesita practicar si desea experimentar cambios en su vida. Cuando puedes mantener las inversiones con facilidad mientras respiras profundamente durante un tiempo prolongado, el ritmo de producción de la esencia vital se acelera y se retrasa su tiempo de destrucción. En la vida cotidiana a menudo gastamos esta esencia espiritual en tareas diarias simples y perdemos el brillo de nuestro espíritu en el mundo.

Las posturas finales representan el mejor lugar para sentir la acumulación de la nueva energía espiritual. Cuando mantienes tu cuerpo invertido durante largos periodos de tiempo, *amritabindhu* se concentra en la parte de tu cerebro que está asociada al desarrollo y al despertar espiritual. La gravedad opera en sentido inverso, de modo que se reduce la presión descendente sobre los órganos. *Amritabindhu* es uno de los conceptos esotéricos del despertar espiritual, y algunas personas pueden notar una luminosidad interior en los practicantes avanzados, lo que significa que su cuerpo físico aloja su espíritu con gracia y en ellos resplandece la luz del conocimiento. Si no se cultiva con dedicación la esencia vital, el brillo interior es más un sueño que una realidad; pero con una práctica diaria, incluso lo que al principio parece extraño puede convertirse en una experiencia en el mundo real. La práctica frecuente de las posturas finales crea un puente entre lo físico y lo espiritual y te ofrece la oportunidad de experimentar tu energía espiritual cada día.

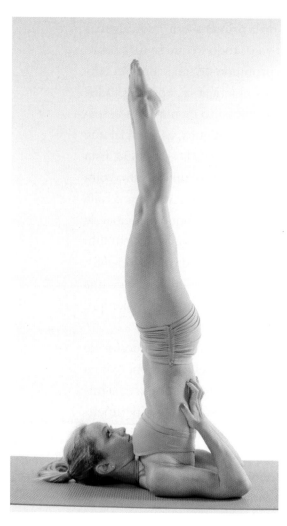

Figura 9.1

SALAMBA SARVANGASANA
Postura sobre los hombros
Drishti: nasagrai (nariz)

Inicia la postura tumbado sobre el suelo con la columna recta. Prepara los músculos centrales para elevar el cuerpo y separarlo del suelo y aplica suavemente los *bandhas* (ver la explicación de los *bandhas* en el capítulo 10). Incorpórate directamente para hacer la postura durante una inhalación. Empuja con la parte superior de los brazos hacia el suelo y activa los *bandhas* a medida que desplazas el peso de la parte inferior del cuerpo sobre la base de los brazos. Mientras separas las caderas del suelo, desplázalas por encima del torso y a continuación coloca el cuerpo por encima de los hombros. Presta atención para no comprimir los omóplatos entre sí, porque esto podría causar una tensión innecesaria en el cuello. Simplemente deja que los hombros y la parte superior de los brazos, que se encuentran debajo del cuerpo suspendido en el aire, ejerzan presión contra el suelo. Coloca las manos en la mitad de la espalda para ofrecer un apoyo a la columna. Quizás te resulte útil rodar ligeramente de lado a lado para que los brazos puedan hacer una rotación completa debajo del cuerpo. En cuanto hayas completado la elevación, los pies, las piernas, las caderas, la caja torácica y los hombros deben formar una línea recta y tu cuerpo tiene que estar perpendicular al suelo (ver la figura 9.1).

Junta los codos hasta que estén alineados con los hombros; no es necesario acercarlos más. Si los codos se apoyan sobre el suelo a una distancia mayor que la de los hombros, esto es una señal de que los hombros están rígidos y necesitan un estiramiento adicional. La postura sobre los hombros es adecuada y segura para recuperar la flexibilidad. Asegúrate de que presionas activamente con los dedos y las manos sobre la parte inferior de la espalda para favorecer la estabilidad y una activación adecuada. No presiones el cuello contra el suelo; por el contrario, empuja con los hombros y la parte superior de los brazos para hacer una verdadera postura sobre los hombros. Mantén el cuello alineado con la columna mientras diriges la mirada a la nariz. Al presionar el mentón contra la articulación esternoclavicular aplicas *jalandhara bandha* (bloqueo del mentón), un cierre que ayuda a regular el flujo de energía durante esta postura.

Si no consigues elevarte directamente para realizar la postura completa, o sientes tensión en el cuello al elevar el cuerpo, hay una forma más fácil de hacer una postura sobre los hombros que no es la tradicional. Túmbate en el suelo sobre la espalda y en vez de elevarte directamente hasta alcanzar la postura completa, presiona con las manos sobre el suelo, dobla el cuerpo a la altura de las articulaciones de la cadera y eleva las piernas hasta colocarlas por encima de la cabeza. Deja las puntas de los dedos de los pies sobre el suelo a modo de soporte y luego balancea el cuerpo de lado a lado para profundizar la rotación de los hombros. Alinea los codos con los omóplatos, coloca las manos sobre la parte media de la espalda y levanta una pierna cada vez. Si todavía sientes dolor en el cuello, prueba la postura colocando una manta debajo de los brazos para que el cuello caiga hacia atrás sobre el borde de la manta. Cualquiera que sea la versión que realices, debes mantener la curva del cuello alejada del suelo con el fin de proteger las vértebras cervicales. Tienes que conseguir que el suelo pélvico participe en el movimiento y también activar los *bandhas* para soportar el peso del cuerpo. Levanta un poco más las caderas con cada respiración, utilizando la fuerza de todo el cuerpo para separarte vigorosamente del suelo. Contrae las costillas para que el torso también se eleve. Estira firmemente los dedos de los pies y dirige estos hacia el cielo raso. Presiona las bases de los dedos gordos una contra la otra para provocar una ligera rotación interna de los muslos. La parte interna de los cuádriceps también debe permanecer activa con el fin de propiciar esta rotación. Intenta sentir que ambas piernas están unidas energéticamente en toda su longitud, como si fueran una sola línea larga y limpia, y que están conectadas con el suelo pélvico y el torso.

Sarvangasana estira la parte superior de la espalda y el cuello y, al mismo tiempo, fortalece los *bandhas* y los músculos centrales del cuerpo. Es la más fácil de todas las posturas de inversión. Estirar la parte superior de la espalda requiere que liberes la tensión de los músculos trapecios, una zona en la que muchas personas tienen dolores crónicos. Para mover libremente las articulaciones de la parte superior de la espalda y del cuello es necesario abandonar el estado de ánimo producido por un estrés persistente. Tu sistema nervioso debe relajarse. El proceso de separar tu peso corporal completamente del suelo durante periodos prolongados desarrolla la confianza interior y la autoestima y, en última instancia, cura las reacciones producidas por el estrés que, a su vez, se asocia con el miedo. Para elevar el cuerpo del suelo debes cultivar una profunda fuerza interior. La práctica habitual de Sarvangasana desarrolla los elementos básicos para adquirir la fortaleza física y mental necesaria para hacer otras posiciones de inversión más difíciles. Al realizar esta postura, los practicantes pueden integrar fácilmente técnicas anatómicas seguras con el

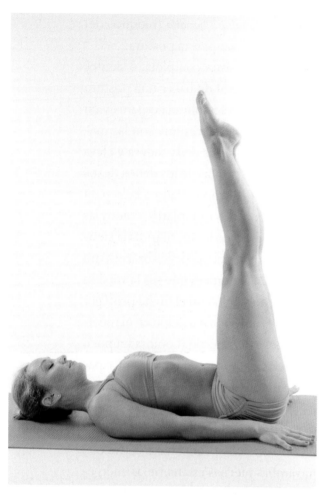

Figura 9.2

fin de establecer las bases para movimientos más complicados. Salamba Sarvangasana induce también una purificación profunda de la glándula pineal y del sistema linfático. Intenta mantener la postura durante al menos entre quince y veinticinco respiraciones. A continuación, pasa directamente a la siguiente postura.

Una modificación para las mujeres que tienen el ciclo menstrual, o para las personas con lesiones cervicales graves, es Viparita Karani, o postura de las piernas contra la pared (ver la figura 9.2). Para hacer la versión más sencilla de esta postura, túmbate sobre el suelo con la pelvis lo más cerca posible de una pared. Eleva y estira las piernas contra la pared, con los talones y los dedos gordos unidos. Mantén los pies relajados. Una versión ligeramente más difícil es hacer la misma postura sin utilizar la pared. Para ello, túmbate sobre la espalda y eleva las piernas por encima de la pelvis de forma perpendicular al torso. Aplica las mismas técnicas que ya he indicado para Sarvangasana y mantén la postura entre diez y veinte respiraciones. A continuación, pasa directamente a Matsyasana.

Beneficios

- Regula las funciones glandulares, incluyendo las de la tiroides y la paratiroides
- Combate el asma, la bronquitis y los trastornos de garganta
- Calma el sistema nervioso
- Trata la ansiedad y la depresión
- Combate las infecciones del tracto urinario, los trastornos uterinos y las hernias
- Alinea la columna vertebral
- Estira el cuello
- Tonifica las piernas y el suelo pélvico
- Mejora la digestión y la circulación

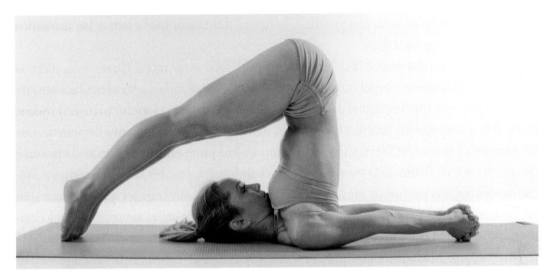

Figura 9.3

HALASANA
Postura del arado
Drishti: nasagrai (nariz)

Halasana es la postura que sigue a Sarvangasana, y continúa el profundo trabajo de sanación del cuerpo interior. Se trata de una postura de semiinversión, profundamente relajante, que requiere menos esfuerzo que Sarvangasana. Prácticamente cualquier persona puede hacerla de una manera fácil y cómoda. Adopta esta postura directamente desde la anterior, creando así un efecto acumulativo de tu trabajo espiritual.

Baja las manos al suelo y colócalas detrás de la espalda. Mantén los hombros en su sitio, debajo de la parte superior del cuerpo, y la columna cervical completamente separada del suelo. Durante la exhalación cambia lentamente la posición de las piernas, contrae el abdomen, flexiona profundamente las articulaciones de la cadera, estira las puntas de los pies y mantén unidas las bases de los dedos gordos y las piernas rectas. Lo ideal es que la alineación de las piernas, desde las caderas hasta los dedos de los pies, forme un ángulo mayor de noventa grados, para que la parte superior de los pies descanse firmemente sobre el suelo.

Para conseguir esta alineación debes girar las articulaciones de la cadera hacia el interior, activar los cuádriceps y aflojar los flexores de la cadera. Los pies tienen que descansar sobre el suelo, pero no debes presionarlos hacia abajo sino dejar que se extiendan naturalmente hacia el suelo mediante la fuerza de las piernas. Es esencial estirar la punta de los dedos para organizar la alineación; esto ayuda a que la energía fluya por los canales sutiles del cuerpo, lo que a su vez favorece que Halasana produzca el máximo efecto. Por último, entrelaza los dedos de las manos sobre el suelo y estira los brazos para que tu cuerpo se sostenga gracias a la fuerza del torso, los brazos y los músculos centrales (ver la figura 9.3).

En la postura del arado, la columna vertebral debe estar recta. Cuando las piernas intervienen plenamente en el movimiento, la flexión profunda de las articulaciones de la cadera permite que los dedos de los pies se extiendan hacia el suelo. Evita redondear la espalda o empujar las piernas hacia abajo para conseguir que los pies lleguen al suelo. Mantén el abdomen fuertemente contraído. Dado que en este punto de la postura tienes una buena visión de la parte inferior del abdomen, puedes ser todavía más consciente del trabajo profundo que realizas con los *bandhas*, un trabajo que favorece que las posturas finales produzcan un efecto intenso. Si no eres capaz de tocar el suelo con los pies porque tu cuerpo está demasiado rígido, prueba a usar las manos como soporte para la parte inferior de la espalda en vez de colocarlas sobre el suelo. La gravedad ejercerá su efecto sobre las piernas y aumentará la flexión de las caderas si dejas que las piernas estén suspendidas en el aire. Intenta mantener las rodillas completamente rectas en ambas versiones de la postura, porque eso aumenta el flujo de energía que pasa a través de ellas y las conecta profundamente con el espacio interior de la pelvis.

Esta postura es una miniinversión que requiere levantar la columna desde el interior y dejar que cada parte del cuerpo sea responsable de su propia elevación. Presta atención para no comprimir la parte superior del cuello contra el suelo; mantén el peso corporal apoyado sobre los hombros y la parte superior de los brazos.

Esta postura simple integra el trabajo de la primera serie del Ashtanga Yoga, favoreciendo que la energía ascienda por la columna y estimule el *amritabindhu*. Mantener la posición durante un tiempo bastante prolongado ayuda a serenar la mente y calmar la respiración. Haz hincapié en controlar las inhalaciones y las exhalaciones para que tengan la misma duración. Mantén la postura durante ocho respiraciones y luego baja el cuerpo al suelo y pasa directamente a Karnapidasana.

Beneficios

- Regula las funciones glandulares, incluyendo las de la tiroides y la paratiroides
- Trata el asma, la bronquitis y los trastornos de garganta
- Calma el sistema nervioso
- Combate la depresión y la ansiedad
- Trata las infecciones del tracto urinario, los trastornos uterinos y las hernias
- Alinea la columna vertebral
- Estira el cuello y los tendones de las corvas
- Tonifica las piernas y el suelo pélvico
- Mejora la digestión y la circulación

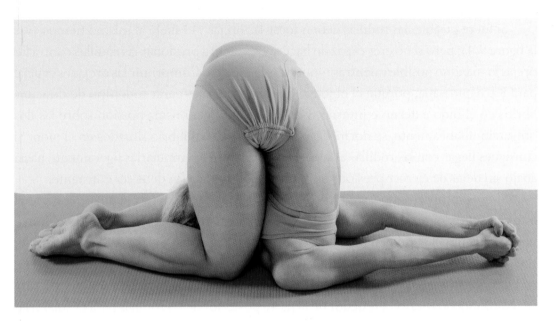

Figura 9.4

KARNAPIDASANA
Postura de la presión en la oreja
Drishti: nasagrai (nariz)

Continúa con el flujo creado desde el comienzo de la secuencia y pasa directamente a Karnapidasana desde Halasana. Dobla las rodillas para que se acerquen al suelo y presiónalas contra las orejas; mantén los dedos entrelazados y los brazos estirados sobre el suelo, igual que en Halasana.

Las dos posturas anteriores requerían que la columna estuviera lo más recta posible, pero en esta debe estar flexionada. Para hacer la postura sin riesgo debes contraer el abdomen y activar el suelo pélvico para aplicar completamente los *bandhas* (ver el capítulo 10). La única manera sana de redondear la espalda es que los músculos de la parte anterior del cuerpo actúen como un soporte sólido. Si en esta postura intentas mantener la columna recta, perderás la ocasión de desarrollar tu fuerza interior y aumentar tu conocimiento de los *bandhas*. Y, por otra parte, si te limitas a redondear la espalda sin el apoyo de los músculos frontales, perderás la esencia de la postura. Utiliza los *bandhas* para elevar activamente la columna por encima de la cabeza, tal como he explicado en el capítulo 7 para Baddha Konasana B. Cuando haces una flexión profunda hacia delante, el torso se separa por sí mismo del suelo, crea espacio, alivia la presión en torno a la parte posterior del cuello y sirve de apoyo para las vértebras. En esta postura, la parte posterior del cuello no debe estar en ningún momento en contacto con el suelo. Si sientes presión en esa zona, utiliza los *bandhas* para elevar el cuerpo mientras presionas los hombros más vigorosamente contra el suelo, creando así espacio para las vértebras cervicales.

Si fuera posible, las rodillas deben tocar las orejas y el suelo al mismo tiempo (ver la figura 9.4); pero si no eres capaz de hacerlo, limítate a presionar las rodillas contra las orejas lo máximo posible mientras redondeas la espalda. Comprimir las orejas es crucial para Karnapidasana, porque el objetivo de esta postura es curar todo tipo de desequilibrios en el oído externo e interno. Cuando se aplica la misma presión sobre las dos orejas simultáneamente, se normalizan los centros de equilibrio situados en el oído. Si consigues llegar con las rodillas al suelo, puedes también empujarlas ligeramente hacia abajo sin dejar de ejercer presión sobre las orejas, ya que esta debe ser constante.

Si eres incapaz de tocarte inmediatamente las orejas con las rodillas, contrae el estómago y redondea la espalda un poco más para aumentar la flexión de la columna. No comprimas el abdomen para conseguir hacer la postura. Si las rodillas no llegan al suelo, puedes usar las manos para sostener la parte inferior de la espalda. Si aun así las rodillas no consiguen todavía tocar las orejas ni llegar al suelo, puedes intentarlo otra vez colocando los brazos alrededor de la parte posterior de las rodillas para desplazarlas hasta la posición indicada. Utiliza esta modificación cuando sea absolutamente necesario, y solo provisionalmente, puesto que la postura es más efectiva cuando utilizas la fuerza central del cuerpo. Si eres capaz de presionar las rodillas contra las orejas pero no consigues llegar al suelo, mantén los brazos estirados con los dedos entrelazados. Una modificación que puede resultarte útil es inclinar la pelvis lateralmente, colocando una rodilla sobre el suelo durante algunas respiraciones y después cambiar de lado. Comprime las orejas con las rodillas una vez más, mientras flexionas la columna en un intento final por llegar hasta el suelo con las rodillas.

El peso corporal debe distribuirse entre las manos, los hombros y el centro de la parte posterior de la cabeza. Lo ideal es sentir que el peso se reparte de forma equitativa entre todas esas zonas del cuerpo. Al principio, a la mayoría de los alumnos les resulta difícil dejar que su peso corporal recaiga sobre esas zonas; sin embargo, es un aspecto esencial para mantener el equilibrio en Karnapidasana. Un control total de la distribución del peso corporal te ayuda a ser más consciente de tu cuerpo en el espacio y a no tener miedo de perder el equilibrio. Focaliza tu atención en mantener el cuerpo con la fuerza de los músculos centrales y en utilizar los *bandhas*. Escucha a tu cuerpo y siente los canales energéticos internos; será una considerable ayuda para mantener la postura.

Otro efecto evidente derivado de esta postura es que los órganos sensoriales se concentran en el cuerpo interior. El hecho de apartarte de los sonidos del mundo externo favorece y aumenta tu capacidad de sintonizar con tus canales internos, más serenos y sutiles. Intenta prestar atención a los latidos del corazón, al pulso, a la circulación o a cualquier otro sonido de tu cuerpo. A medida que tu capacidad de concentración se vaya perfeccionando, serás capaz de escuchar y sentir mayor cantidad de sonidos y experiencias.

Mantén esta postura durante ocho respiraciones; después de deshacerla pasa directamente a la siguiente, Urdhva Padmasana.

Beneficios

- Cura los trastornos de los oídos, como por ejemplo los zumbidos
- Alivia el insomnio y el cansancio
- Estira los músculos de la espalda
- Nivela desequilibrios y torsiones, como la escoliosis
- Tonifica el suelo pélvico

URDHVA PADMASANA
Postura del loto hacia arriba
Drishti: nasagrai (nariz)

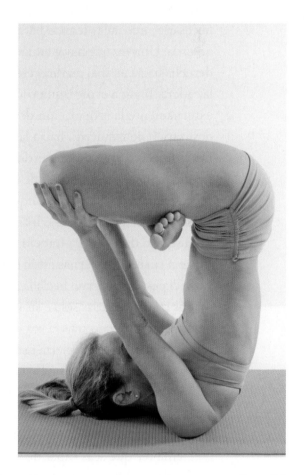

En esta postura debes hacer la postura del loto completa mientras mantienes el equilibrio en una posición invertida. Antes de intentarlo, será mejor que pongas a prueba tu capacidad de adoptar la postura del loto de forma fácil y segura en posición sedente. Si Padmasana te resulta difícil mientras estás cómodamente sentado, la postura será aún más dura con el cuerpo invertido. Antes de realizar la versión completa debes sentirte a gusto con la versión más sencilla. No te empeñes en adoptar la postura del loto completa en un primer intento; puedes hacer la postura del medio loto o, simplemente, cruzar las piernas en el aire; pero debes decidir cuál versión vas a ejecutar antes de iniciar la postura.

Una vez que hayas tomado la decisión de hacer la postura del loto completa, de medio loto o de cruzar simplemente las piernas, comienza desde Karnapidasana, eleva las piernas y vuelve a adoptar la postura completa de Sarvangasana. Si fuera necesario, utiliza las manos para sostener la región media de la espalda. Una vez que estés en Sarvangasana, encuentra el equilibrio y comienza a poner las piernas cruzadas en posición. Asegúrate de no hacer un giro ni una torsión con el cuello mientras realizas la siguiente serie de movimientos. Si tus caderas están lo suficientemente abiertas, serás capaz de hacer la postura del loto sin utilizar las manos. No obstante, la mayoría de las

Figura 9.5

personas necesitan una pequeña ayuda para dirigir las piernas y los pies hasta el sitio adecuado. Adoptar la postura del loto desde una posición invertida requiere que la parte anterior de la pelvis esté un poco más abierta que en la versión sedente. Sé cuidadoso y amable con tu cuerpo, ya que hay muchas cosas que supervisar durante este movimiento. Tal como he enseñado para la postura sedente, no comprimas las rodillas y respeta las mismas indicaciones de seguridad para adoptar la postura del loto.

Intenta hacer la postura del loto completa, llevando la pierna izquierda hacia la parte posterior del cuerpo, lejos de la cara, para abrir la articulación de la cadera y la cresta ilíaca. Lleva el pie derecho hacia la cresta ilíaca izquierda, mediante una rotación externa de la articulación de la cadera derecha, para poner el pie en su sitio. Si fuera necesario, utiliza las manos para guiar el pie derecho en dirección a la cresta ilíaca izquierda. Una vez que hayas situado el pie derecho en el sitio indicado, desplaza la rodilla derecha hacia arriba, en dirección al cielo raso, llevándola hacia atrás y separándola de la cadera. Inclina el pie izquierdo hacia la parte posterior de la rodilla derecha, rotando externamente la articulación de la cadera izquierda para colocarla en su sitio. Intenta deslizar el pie izquierdo hacia la rodilla derecha y hacia abajo, en dirección a la cresta ilíaca derecha. Si el pie izquierdo se queda bloqueado, puedes intentar desplazarlo moviendo lentamente los dedos de los pies o utilizando las manos. Esta última posibilidad representa un desafío para tu equilibrio, pero facilita la transición a la postura del loto. Si estás trabajando en medio loto, deja que el pie izquierdo cuelgue en el aire por detrás de la rodilla derecha. La tercera opción es cruzar simplemente los tobillos en el aire.

En cuanto las piernas estén cómodamente flexionadas en la posición indicada, desplaza el peso del cuerpo hacia la parte superior de los hombros y de la cabeza y eleva las manos para colocarlas sobre las rodillas. Tu punto de equilibrio en esta postura está generalmente un poco más cerca de la parte posterior de la cabeza y de los hombros, lo que al principio genera cierta incomodidad. Juega con el equilibrio hasta que seas capaz de separar las manos del suelo. Una forma de hacerlo es colocar una mano firmemente sobre la rodilla adecuada durante cinco respiraciones, luego bajarla y respirar otras cinco veces utilizando la otra mano. Cuando confíes en la capacidad de tu cuerpo para mantener el equilibrio en una posición invertida, podrás elevar ambas manos al mismo tiempo.

Una vez que seas capaz de mantener el equilibrio con ambas manos apoyadas sobre las dos rodillas, estira los brazos y presiona activamente las manos contra las rodillas para elevar el cuerpo y hacer la postura del loto suspendida en el aire (ver la figura 9.5). Lo ideal es que la columna vertebral esté en la misma posición en Urdhva Padmasana que en la postura sedente de Padmasana, es decir, lo más recta posible. Si puedes mantener fácilmente las rodillas en la postura del loto o de medio loto, lleva los omóplatos hacia abajo, fortalece los músculos de la espalda para que sirvan de apoyo al cuerpo, contrae el abdomen y estabiliza los brazos. Independientemente de la posición de las piernas, la esencia de la postura permanece intacta.

Eleva el cuerpo como si estuvieras en una postura completamente invertida sobre los hombros, mientras mantienes la espalda lo más recta posible. Las rodillas deben descansan en las palmas de las manos, pero no tienes que dejar caer todo el peso de tu cuerpo sobre ellas. El contacto entre las manos y las rodillas debe ser suficiente como para establecer una conexión energética, aunque no demasiado intenso como para que afecte al trabajo de elevar la columna y el cuerpo desde el interior. El cuello recibirá demasiada presión si descargas todo el peso corporal sobre las manos; si percibes que está comprimido, eleva el cuerpo separándolo del suelo con la fuerza de cada una de las zonas corporales implicadas en el movimiento para aliviar la presión. La columna está en una posición neutral, ni extendida ni flexionada, siguiendo la curva natural de la espalda. Esta postura debe ser activa y dinámica y, al mismo tiempo, reposada y sanadora. Cuando los hombros y la parte posterior de la cabeza estén completamente presionados contra el suelo, las manos lleguen a tocar las rodillas y los *bandhas* te ayuden a elevarte desde el interior, serás capaz de encontrar el equilibrio perfecto. Mantener Urdhva Padmasana favorece que se abran los canales energéticos sutiles en el centro del cerebro, estimulando la producción de *amritabindhu*. Mantén la postura durante ocho respiraciones y luego pasa a la siguiente, Pindasana.

Beneficios
- ◆ Fortalece los *bandhas*
- ◆ Aumenta el flujo sanguíneo hacia el cerebro
- ◆ Fortalece los hombros
- ◆ Dirige la energía vital hacia la columna central del *nadi sushumna*
- ◆ Calma el sistema nervioso

PINDASANA
Postura del embrión
Drishti: nasagrai (nariz)

Pasa a esta postura directamente desde la anterior. Lleva las piernas, que están en la posición del loto o en una versión modificada del loto, hacia el centro del cuerpo. Eleva la columna desplazándola hacia la cabeza, creando espacio para redondear la espalda. Imagina que estás enrollándote sobre ti mismo y haciendo una flexión profunda con tu cuerpo interior para formar un espacio cavernoso como el que vemos en la parte interna de una concha. Este giro interno estimula un giro similar de la mente. A medida que comiences a sentir los espacios interiores de la pelvis, tu mente también se abrirá a nuevos niveles de conciencia espiritual.

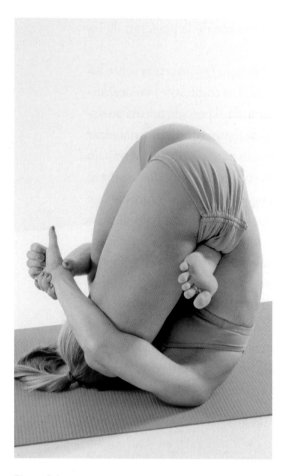

Figura 9.6

Desde Urdhva Padmasana, intenta desplazar hacia delante las espinillas hasta que lleguen a tocar las cejas. En vez de limitarte a descansar las piernas sobre el pecho o el estómago, eleva activamente el cuerpo por encima de la cabeza para crear espacio dentro de la pelvis y del abdomen. Utiliza este espacio para estirar los músculos de la espalda mientras flexionas la columna y sientes el cuerpo interior. Cuando te sientas equilibrado, rodea los muslos con los brazos y sujeta una de tus muñecas o entrelaza los dedos (ver la figura 9.6).

Este movimiento es similar a Baddha Konasana B, y es preciso que prestes atención a los *bandhas*. Durante este movimiento de flexión espinal, es esencial que la parte inferior del abdomen esté contraída para poder estabilizar la columna y proteger las vértebras. Cuando el abdomen y el suelo pélvico intervienen activamente en el movimiento, es más fácil que el cuerpo se eleve del suelo y que tú desarrolles la fuerza necesaria para saltar hacia atrás, saltar entre las piernas y hacer otras inversiones que son mucho más difíciles.

El propósito de esta postura es promover el movimiento de la columna hacia atrás para llegar a una dinámica de fuerza y bienestar, además de profundizar el trabajo interno de las posturas finales. Experimentarás una progresión constante hacia estados más profundos de conciencia del cuerpo interior. Alargar la respiración es esencial para que esta parte de la serie del Ashtanga Yoga sea eficaz, de manera que presta mucha atención para que las inhalaciones y las exhalaciones tengan la misma duración.

Mantén la postura durante ocho respiraciones. Luego pasa directamente a la siguiente postura, Matsyasana.

Beneficios

♦ Dirige la mente hacia el interior
♦ Flexibiliza la columna vertebral
♦ Fortalece los *bandhas*
♦ Estimula el *ajna chakra*

MATSYASANA
Postura del pez
Drishti: broomadhya (entrecejo)

Pasa a esta postura directamente desde la anterior. Coloca las manos sobre el suelo por detrás de la pelvis, contrayendo el abdomen y separando el cuerpo del suelo. Manteniendo la cabeza y los hombros en contacto con el suelo, desenrolla la columna vertebral como si estuvieras desenredando un ovillo de hilo. Controla el movimiento de cada una de las vértebras, para que la columna vuelva a apoyarse sobre el suelo suavemente y tú puedas percibir el alcance completo del movimiento. Cuando estés en posición prona, coloca las piernas en loto, o loto modificado, sobre el suelo para que las rodillas bajen sin que tengas que forzar el movimiento. Eleva y extiende la columna mientras inhalas. Quizás te sirva de ayuda apoyar los codos sobre el suelo a medida que te elevas hacia atrás para conseguir más altura. Por último, coloca la coronilla sobre el suelo en la misma posición que has utilizado como preparación para Setu Bandhasana y dirige la mirada hacia el entrecejo. Acaso prefieras utilizar las manos para reubicar la cabeza, que está por debajo del cuello, con el fin de profundizar la flexión y aumentar la extensión de la columna cervical. Recuerda que los músculos del cuello deben participar activamente para elevar las vértebras; evita a toda costa que se hundan hacia el suelo.

Cuando pasas de las dos posturas anteriores a Matsyasana, la columna realiza todas las fases del movimiento, de la posición neutral a la flexión y luego a la extensión. Terminar la postura con una profunda extensión ayuda a elevar la energía a lo largo del canal central del cuerpo y aumenta el flujo energético en dirección a las corrientes sutiles que conducen a la realización espiritual. Presta atención para mantener la parte inferior del abdomen contraída durante todo el movimiento; es importante para que la columna tenga un buen apoyo y, además, fomenta un mayor flujo energético en el cuerpo interior.

Una vez que hayas establecido una base firme para la postura, estira las manos hacia delante para coger los pies, si están en la posición del loto. Si has modificado la postura del loto, coloca las manos sobre la parte superior de los muslos. Estira los brazos mientras llevas los hombros hacia abajo para facilitar que la parte superior del pecho se abra y se eleve (ver la figura 9.7). Haz que participen los músculos de la espalda, igual que en Urdhva Danurasana, y ofrece un buen soporte a la columna en toda su extensión. Presiona los isquiones contra el suelo para estabilizar la pelvis y aplica conscientemente los *bandhas*. Desplaza el sacro hacia delante, en dirección a la pelvis, mientras elevas activamente la columna lumbar.

Trata de presionar las rodillas contra el suelo pero sin crear tensión en ellas. Abre los flexores de las caderas para dirigir el movimiento de los muslos hacia el suelo. Mira

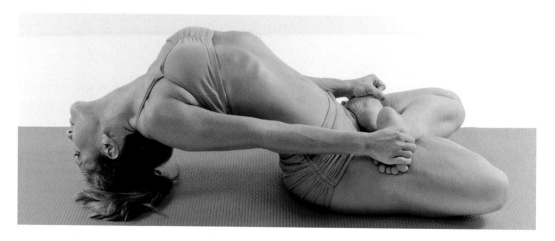

Figura 9.7

constantemente el espacio que hay entre las cejas para provocar que la energía ascienda a lo largo de la columna.

El principal objetivo de esta postura es elevar las corrientes energéticas en el cuerpo sutil para que puedan alcanzar el centro de conocimiento espiritual en la parte central de la cabeza. El cuerpo y la mente experimentan una profunda sensación de paz y de integración cuando la energía vital llega a ese alto nivel de conciencia. Mantener la postura durante un tiempo prolongado como parte de la secuencia final fomenta una acumulación constante de energía.

Mantén la postura durante ocho respiraciones. Pasa directamente a la siguiente, Uttana Padasana.

Beneficios

- Extiende y fortalece la columna vertebral
- Eleva la energía vital a través de la columna central del *nadi sushumna*
- Abre el *ajna chakra* (centro psíquico) y el centro de la garganta
- Fomenta el soporte abdominal de la columna
- Combate el cansancio, la ansiedad y los trastornos respiratorios

UTTANA PADASANA
Postura de los pies extendidos
Drishti: broomadhya (entrecejo)

Pasa de la postura anterior directamente a Uttana Padasana. Deshaz la postura del loto, o descruza las piernas, manteniendo la columna completamente extendida. Estira las piernas hacia arriba y hacia fuera, hasta formar un ángulo de cuarenta y cinco grados en relación con el suelo. Estira los brazos hacia delante para que formen también un ángulo

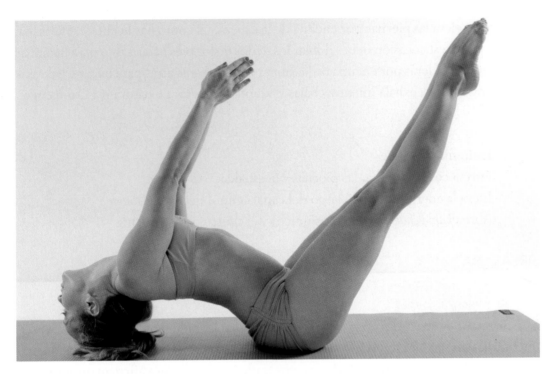

Figura 9.8

de cuarenta y cinco grados. Junta las palmas de las manos y comprueba si los brazos y las piernas están paralelos. Para contrarrestar la presión sobre la parte inferior de la espalda, contrae el abdomen vigorosamente y empuja los isquiones hacia el suelo, eleva la columna separándola de la pelvis y utiliza la fuerza de los músculos de la parte inferior de la espalda para levantar las piernas con su propia fuerza (ver la figura 9.8). La extensión hacia delante de las piernas compensa la presión que puedas sentir en el cuello.

Esta es una postura difícil que requiere toda tu atención, tanto física como energéticamente. Fomenta un ascenso más intenso de la energía por la columna vertebral y el canal central del cuerpo, para que la siguiente postura invertida te resulte más fácil y tu nivel de realización sea más profundo. También fortalece los músculos de la espalda para liberar cualquier tensión que pueda crearse durante las flexiones profundas hacia atrás.

Dirige la mirada hacia el entrecejo. Si sientes demasiada tensión en la columna y en el cuello, puedes tumbarte sobre el suelo y limitarte a elevar los brazos y las piernas sin realizar la extensión espinal. No obstante, deberías probar si eres capaz de hacer la extensión porque es esencial para obtener beneficios de esta postura. Respira ocho veces y luego deshaz la postura bajando la espalda al suelo, mientras mantienes las piernas elevadas durante una exhalación. Puedes hacer una pausa momentánea para que la espalda se aplane y se relaje, pero manteniendo las piernas suspendidas en el aire. Coloca las manos debajo de los hombros, contrae el abdomen, lleva las costillas inferiores hacia el centro del cuerpo y eleva las piernas por encima de la cabeza, tal como has hecho en Halasana, excepto que en esta ocasión debes doblar los dedos de los pies hacia abajo para flexionar estos. Eleva las caderas por encima de la cabeza y rueda hacia atrás para hacer Chakrasana mientras inhalas; exhala mientras bajas y adoptas la postura Chaturanga Dandasana.

Beneficios

- ◆ Estimula la tiroides
- ◆ Fortalece la columna, las piernas y la espalda
- ◆ Eleva la energía vital a lo largo del canal central del *nadi sushumna*
- ◆ Abre el *ajna chakra* (centro psíquico) y el centro de la garganta

SIRSASANA
Postura sobre la cabeza
Drishti: nasagrai (nariz)

Sirsasana es una de las posturas más presentes en la tradición del Hatha yoga y existen muchas variaciones. En la secuencia final del Ashtanga Yoga utilizamos la versión más fácil y accesible (ver la figura 9.9). Los textos tradicionales de yoga afirman que es preciso permanecer entre tres y cinco minutos en una postura sobre la cabeza antes de sentir su efecto sanador, pero debes llegar a hacerlo después de practicar durante un determinado periodo de tiempo. En la postura completa, lo ideal es que la columna esté en una posición neutral y que se utilice la fuerza de la cintura escapular para crear una base sólida que sostenga el cuerpo. Muchas personas cometen el error de descargar demasiado peso sobre la cabeza en Sirasana, en vez de aplicar un enfoque integrado de equilibrio, estabilidad y fuerza. Jois solía decir que la postura sobre la cabeza sirve para fortalecer los hombros en el nivel físico y calmar la mente en el nivel espiritual. Los beneficios espirituales más profundos de esta postura se derivan del equilibrio necesario para realizar la postura y de la fuerza precisa para mantenerla durante un tiempo prolongado al final de la práctica. La energía solamente puede entrar en el canal central del cuerpo si la mente y el cuerpo están abiertos y fuertes. Cuanto mayor sea el tiempo que mantienes la postura, más intensos serán los efectos. Al estimular los sistemas endocrino y glandular, la postura sobre la cabeza produce un efecto sanador que opera sobre diversas capas del cuerpo.

Comienza de rodillas y coloca los antebrazos sobre el suelo. Coge los codos con las manos para determinar la distancia correcta entre ellos; mantén esa distancia pero entrelaza los dedos dejando las palmas abiertas. Los brazos deberían formar ahora una especie de trípode. Activa los músculos deltoides y los dorsales largos para que participen en el movimiento y lleva los omóplatos hacia abajo, separándolos entre sí. Siente la base sólida que forman tus brazos antes de moverte hacia delante, y no continúes si no sientes la cintura escapular estable. En caso contrario, coloca la cabeza en el suelo sobre el vértice del trípode, en el espacio abierto que hay entre las palmas de las manos. Sujeta la cabeza con los dedos, que siguen entrelazados, y los meñiques presionados contra el suelo. Mantén los hombros firmes y los brazos activados mientras empujas los codos y las manos más firmemente hacia abajo; utiliza la fuerza de los músculos dorsales largos como apoyo. Asegúrate de que entre las orejas y los hombros hay un espacio amplio, igual que en Adho Mukha Svanasana.

Una vez que la base para la postura sea firme, estira las piernas empujando hacia arriba desde los dedos de los pies (ver la figura 9.10). Avanza con los pies hacia tu cuerpo, lo más cerca posible de la cabeza, sin separar los codos del suelo. Ejerce un poco más de presión sobre la base sólida que has formado, fortalece la cintura escapular y envía las caderas hacia delante hasta que queden suspendidas por encima de la base. Inicia el movimiento y siente cómo se desplazan el sacro y la espalda, hasta quedar sobre los hombros. Inhala a medida que las caderas se desplazan más allá de los codos, hasta que experimentes una sensación natural de ligereza en la pelvis. No intentes elevarte ni levantar los pies de inmediato, sigue moviendo la pelvis hacia delante hasta que sientas los pies cada vez más ligeros y, finalmente, se separen del suelo de forma natural. Si los tendones de las corvas están abiertos, puedes continuar el movimiento manteniendo las piernas rectas, pero flexiona las rodillas mientras avanzas si los tendones están demasiado rígidos como para dejarte avanzar hacia la cabeza. Si te resulta difícil separar el cuerpo del suelo, acerca una de las rodillas al pecho y apriétala contra él, mientras desplazas la pelvis hacia delante hasta que el otro pie se eleve de forma natural.

Si eres capaz de mantener el equilibrio con las dos rodillas junto al pecho (ver la figura 9.11), habrás logrado llegar a un gran paso intermedio para pasar a la postura completa. Si no puedes separar los dos pies del suelo, permanece en la postura preparatoria durante cinco o diez respiraciones; luego podrás doblar suavemente las rodillas y comprobar si puedes balancearte sobre los brazos para dar un pequeño salto que desplazará la pelvis hacia delante. Recuerda que no debes utilizar demasiada fuerza.

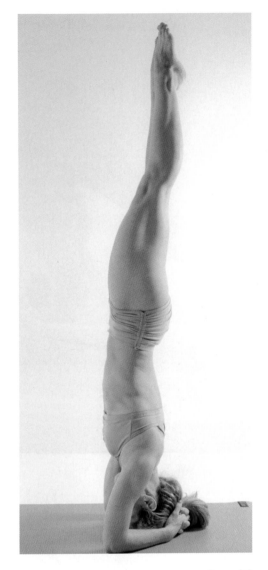

Figura 9.9

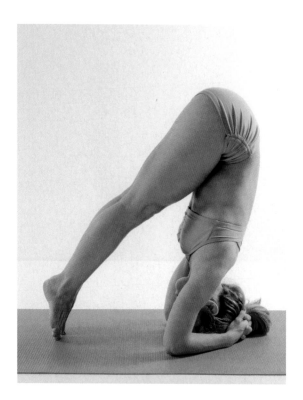

Figura 9.10

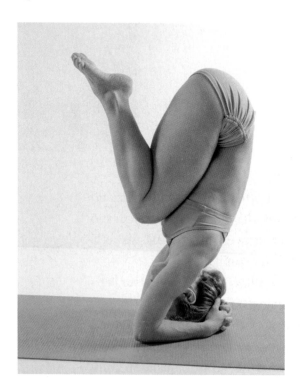

Figura 9.11

Si has conseguido elevarte con las piernas rectas o con ambas rodillas flexionadas, levanta los pies de forma ininterrumpida mientras respiras tranquilamente. No sacudas el cuerpo ni pierdas la base. Sigue ejerciendo presión hacia los brazos y desplazando la pelvis hacia delante, mientras contraes el abdomen y mantienes el suelo pélvico activo. Cuando los muslos estén prácticamente paralelos al suelo y los pies suspendidos en el aire, comienza a desplazar nuevamente las caderas hasta ubicarlas por encima de la parte central del trípode que constituye la base para la postura. Contrae el abdomen y coloca las caderas por encima de las costillas y el torso; todo tu cuerpo se encuentra suspendido por encima del centro del trípode. Sigue presionando firmemente hacia los codos con la fuerza de los músculos deltoides y dorsales largos. Contrae el abdomen y estira las piernas y las puntas de los dedos de los pies, orientándolos hacia el cielo. Permanece sereno y equilibrado, con la mirada dirigida hacia la punta de la nariz.

Mantén la postura entre quince y veinticinco respiraciones (lo que significa unos cinco minutos) o todo el tiempo que sea posible. Comienza a bajar las piernas hacia una posición semiinvertida para que estén paralelas al suelo; desplaza la pelvis hacia atrás, de modo que quede ligeramente descentrada y en la misma posición semielevada con que has iniciado la postura. Mantén las piernas lo más rectas posible (ver la figura 9.12). Contrae conscientemente el abdomen y las costillas inferiores y trabaja la postura desde la parte frontal del cuerpo en vez de limitarte a arquear la columna, lo que implicaría forzar los músculos de la espalda. La pelvis debe crear un espacio que permita una elevación pélvica natural. Mantén la postura durante diez respiraciones, luego adopta una vez más la postura completa sobre la cabeza y mantén el equilibrio.

Cuando hayas encontrado el equilibrio, vuelve a bajar el cuerpo al suelo y pasa a Balasana, o postura del niño (ver la figura 9.13), en la que juntas las rodillas, contraes el abdomen y giras los muslos suavemente hacia el interior. La frente debe descansar sobre el suelo y los isquiones sobre los talones; cierra los ojos y estira los brazos por delante de la cabeza. Relájate y dirige tu mente hacia el interior. Mantén la postura durante cinco respiraciones, luego salta hacia atrás para hacer Chaturanga Dandasana mientras exhalas.

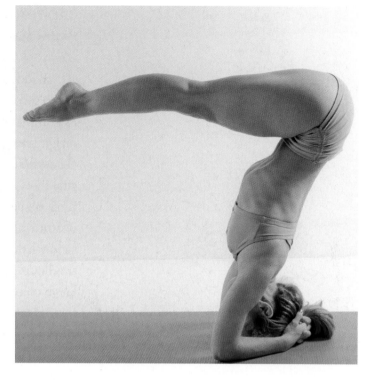

Figura 9.12

Beneficios

- Desarrolla la fuerza corporal y mental
- Calma el sistema nervioso
- Eleva la energía vital por el canal central del *nadi sushumna*
- Aumenta el flujo sanguíneo hacia el cerebro
- Estimula las glándulas pineal y pituitaria
- Mejora la digestión
- Drena el sistema linfático
- Alivia la hinchazón de las piernas
- Aumenta la autoconfianza y la fuerza interior

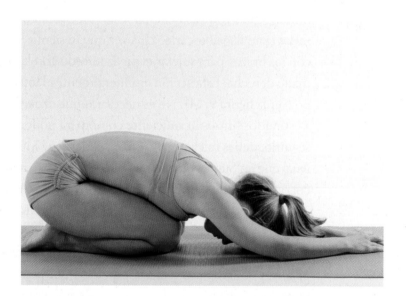

Figura 9.13

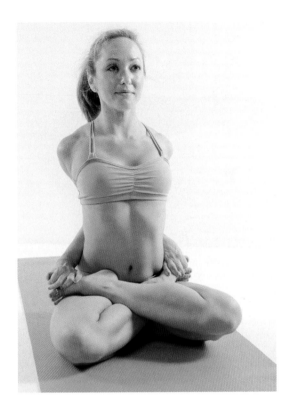

Figura 9.14

BADDHA PADMASANA /YOGA MUDRA
Postura del loto ligado/sello sagrado
Drishti: Nasagrai (nariz)

Baddha Padmasana y Yoga Mudra se consideran como un sello sagrado. La intención de estas posturas es completar el ritual de la práctica Ashtanga Yoga y dirigir la mente hacia el interior. Cuando esto se logra, el cuerpo espiritual despierta y la fuerza de la energía vital fluye libremente, y el resultado es una mente serena, un cuerpo sano y un brillo interior. Adopta esta postura saltando entre las piernas para pasar a una posición sedente durante una inhalación. Exhala mientras llevas el pie derecho a la posición de medio loto y luego coloca el pie izquierdo en el sitio indicado para formar la postura del loto completa; sigue las indicaciones para realizar una rotación externa segura de la articulación de la cadera en las posturas sedentes (ver el capítulo 7). Trata de mantener los talones separados entre sí para que estén alineados a ambos lados del ombligo. Las rodillas deberían estar en contacto con el suelo, pero no se te ocurra forzarlas si no llegan tocarlo. Una vez que te sientas cómodo en la postura, rodea la espalda con los brazos para sujetar el pie izquierdo con la mano izquierda y el pie derecho con la mano derecha. Esta acción liga literalmente el loto y cierra las líneas energéticas del cuerpo (ver la figura 9.14). No es necesario que cruces los codos detrás de la espalda; limítate a estirar los brazos lo suficiente como para poder sujetar firmemente los pies. Para conseguirlo, debes iniciar el movimiento desde el interior de la articulación de los hombros, igual que en Supta Kurmasana, para asegurarte de que el pecho y los centros energéticos correspondientes se abren para dejar pasar el flujo libre de la energía sutil.

Si no eres capaz de hacer la postura del loto, puedes probar con la de medio loto, o simplemente cruzar las piernas. Lleva las manos detrás de la espalda y sujeta los codos para simular la ligadura. Si puedes hacer la postura del loto pero no llegas a los pies, prueba poniendo una toalla alrededor de los pies y sujetándola en vez de los pies; esto es mejor que sujetar los codos. Si coges firmemente la toalla, se produce una activación que contribuye a que los hombros se abran. Si alcanzas a coger un pie pero no llegas al otro, intenta colocar la toalla en torno al pie que no puedes sujetar, alternando los pies cada día de tu práctica. Los hombros llegarán a abrirse con el paso del tiempo. Mantén Baddha Padmasana durante solo una respiración, como preparación para la próxima postura.

Una vez que hayas consolidado la ligadura, o una variante de ella, flexiona el cuerpo hacia delante durante una inhalación para pasar a Yoga Mudra (ver la figura 9.15). Lleva el abdomen hacia dentro y crea un espacio hueco en la pelvis. Si puedes hacer la posición del loto fácilmente, también podrás presionar los talones contra el abdomen para acompañar el movimiento de ahuecar la pelvis. Mantén la sensación de estar conectado a tierra a través de los isquiones, aunque puedes elevarlos ligeramente del suelo. Estira la columna hacia arriba y luego en dirección a los pies, para que el mentón se acerque al suelo. Si no llegas a tocar el suelo con el mentón, apoya la frente o déjala suspendida en el aire mientras llevas el cuerpo hacia el suelo. Alarga la columna hacia delante con una ligera flexión mientras los músculos frontales del cuerpo ofrecen un apoyo para la postura. Yoga Mudra afianza el aprendizaje y la energía que has experimentado física y mentalmente durante la sesión. Alarga de forma consciente las inhalaciones y exhalaciones mientras realizas la postura. Respira diez veces y luego pasa directamente a la siguiente postura, Padmasana.

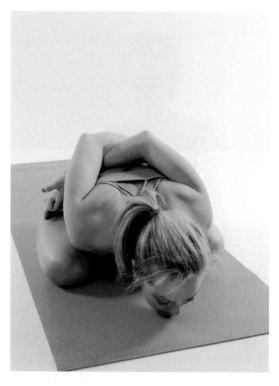

Figura 9.15

Beneficios

♦ Abre las caderas y los hombros
♦ Dirige la mirada hacia el cuerpo interior
♦ Mejora la digestión
♦ Aumenta la conciencia de los bandhas
♦ Combate la artritis

PADMASANA
Postura completa del loto
Drishti: Nasagrai (nariz)

La postura completa del loto pone a prueba tu energía espiritual y tu constancia para concentrarte en los objetivos que pretendes alcanzar mediante el método Ashtanga Yoga. Si la realizas con integridad, Padmasana puede ser la puerta para acceder a estados más profundos de conciencia, mucho más que ninguna otra postura. Se utiliza también como preparación para la meditación y los ejercicios de respiración.

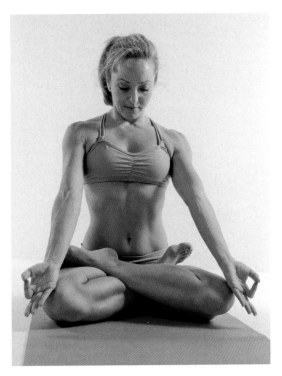

Figura 9.16

Para hacer esta postura, inhala e incorpórate desde Yoga Mudra, libera las manos y mantén las piernas en la postura del loto. Lleva los hombros hacia abajo, eleva el pecho y el centro energético del corazón y estira los codos. Gira las palmas hacia fuera, colocando las manos en el gesto que se conoce como *yoga mudra*, que es diferente a la postura que acabas de practicar y que explico a continuación: junta las puntas de los pulgares y los dedos índices de cada mano para formar una ligadura que simboliza la unidad de la identidad personal con la fuerza vital universal y cósmica. Estira los tres dedos restantes de cada mano; ellos representan la maestría de los tres *gunas* (*sattva*, *rajas*, *tamas*), que son manifestaciones de las formas de la naturaleza y se hallan en un estado de flujo eterno.

Mientras mantienes Padmasana, debes prestar especial atención al trabajo interior de la pelvis. Haz hincapié en los *bandhas* y concentra tu mente en lo más profundo de las regiones cavernosas de la pelvis. Al final de cada inhalación y exhalación, procura que tu mente entre en contacto real con tu cuerpo interior. Intenta sentir cómo se contrae el suelo pélvico de manera natural con cada respiración. Al hacerlo, cargas el centro de poder que hay en el interior de la pelvis y, además, bombeas la energía espiritual en sentido ascendente a lo largo de la columna vertebral. Alarga un poco más la inhalación y la exhalación mientras contraes los *bandhas*, e intenta que ambas duren alrededor de diez segundos.

Mantén los isquiones firmemente conectados al suelo mientras elevas la columna, separándola de la pelvis. Cada inhalación eleva la articulación esternoclavicular (la unión del esternón y las clavículas) hacia el mentón, que debe estar ligeramente desplazado hacia atrás. Durante la exhalación se crea un espacio entre el mentón y el pecho. Mantén el abdomen fuertemente contraído durante todo el proceso respiratorio. Debes asegurarte de que la columna se encuentra en una posición natural durante toda la postura, ni demasiado extendida ni excesivamente flexionada. Dirige la mirada hacia la punta de la nariz (ver la figura 9.16). Respira profunda e intensamente, y siente el intenso poder del método Ashtanga Yoga. Deja que el sonido de tu respiración sea la expresión total de tu energía vital y siente cómo el canal central de tu cuerpo espiritual se carga con este poder.

Mantén la postura durante diez respiraciones y pasa inmediatamente a la siguiente.

Beneficios
- Abre todos los chakras
- Estabiliza la pelvis
- Aumenta el flujo sutil de energía
- Equilibra la respiración
- Calma el sistema nervioso
- Abre las caderas y los hombros

UTPLUTIH
Postura elevada en suspensión
Drishti: nasagrai (nariz)

Utplutih se traduce literalmente como «postura elevada en suspensión». En esta asana el practicante utiliza el poder del cuerpo interior cargado de energía para elevarse, tanto física como energéticamente. Es una verdadera prueba de resistencia mental y espiritual, y la mayoría de los alumnos la encuentran agobiante. Sin embargo, cualquiera puede realizarla y aprovechar sus beneficios mediante una práctica frecuente y la técnica adecuada. La clave para que llegues a dominar la postura es tu disposición a trabajar con tu fuerza interior, independientemente de lo que tengas que esforzarte. Todos los practicantes de yoga desean abandonar cuando llegan a esta postura pero, aunque al principio te parezca una tarea ardua, la lección más profunda que puedes aprender es seguir adelante. Cuando llegues a dominar la postura, habrás entrado en contacto con una de las fuentes más profundas de fuerza y energía que existen en la práctica física del yoga.

Coloca las manos sobre el suelo frente a la pelvis, cerca de la parte central de los muslos. Abre los dedos para crear intencionalmente una base sólida con los hombros. Los músculos deltoides, dorsales largos, serratos anteriores y romboides deben participar activamente en la postura cuando te preparas para separar tu cuerpo del suelo. Flexiona las articulaciones de la cadera, comprime las costillas inferiores hacia el centro del cuerpo, contrae el abdomen vigorosamente y activa el suelo pélvico para elevar las rodillas hacia el pecho. Inhala mientras te inclinas hacia delante sobre la base sólida que forman los brazos y activa el espacio interior de la pelvis para separar el cuerpo del suelo (ver la figura 9.17).

Utiliza todos los músculos para levantar el cuerpo, porque cada una de las regiones corporales es responsable de elevarse a sí misma. Presiona intensamente los brazos y los dedos de las manos contra el suelo, activa las piernas, contrae el abdomen un poco más, comprime la caja torácica y activa los músculos abdominales transversos. Alarga, profundiza y regula la respiración, evitando la tentación de acelerar el ritmo respiratorio. Mantén el cuerpo levantado durante diez respiraciones, como mínimo, aunque tengas que bajarlo al suelo y elevarlo otra vez.

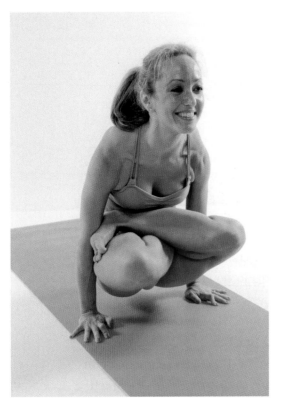

Figura 9.17

Si no puedes separar la pelvis del suelo, levanta simplemente las rodillas hacia el pecho y empuja con los brazos hacia el suelo. Aunque creas que no está sucediendo nada, este movimiento estático requiere fuerza y su ejecución ayuda a desarrollar las fibras musculares que un día te ayudarán a separarte del suelo. Inclínate hacia delante, concéntrate en elevar la pelvis con su propia fuerza, respira y confía. Practiqué esta postura cada día durante tres meses antes de conseguir levantarme un centímetro del suelo, de manera que si perseveras en la práctica, llegará el día en que tu pelvis también se separará del suelo. El hecho de cargar energéticamente el cuerpo interior antes de llegar a la relajación final favorece que todo el cuerpo se beneficie de un profundo descanso. Sin esta potente carga de energía, algunos músculos y tejidos no conseguirán relajar la tensión alojada en ellos.

Después de respirar diez veces en la postura, salta hacia atrás para adoptar Chaturanga Dandasana en vez de descansar. Inhala y pasa a Urdhva Mukha Svanasana; exhala y haz Adho Mukha Svanasana. Salta hacia delante y canta el mantra final del Ashtanga Yoga (ver el apéndice A). A continuación inhala y eleva las manos igual que en Surya Namaskara A, exhala y haz una flexión hacia delante , inhala y mira hacia arriba, exhala y salta hacia atrás. Inhala y pasa a Urdhva Mukha Svanasana, exhala y adopta Adho Mukha Svanasana; finalmente, salta entre las piernas para tumbarte y descansar en Sukhasana, o relajación final (ver la figura 9.18)

SUKHASANA
Postura cómoda y fácil

En otros estilos de yoga esta postura se conoce como Savasana, pero en el método Ashtanga Yoga se denomina Sukhasana, o postura cómoda y fácil. En Ashtanga Yoga la postura llamada Savasana se traduce literalmente como «postura del cadáver» y es un movimiento complicado de la quinta serie. En Sukhasana, por el contrario, lo único que debes hacer es tumbarte y relajarte.

Salta entre las piernas desde el perro con el hocico hacia abajo y, a continuación, túmbate. Separa los pies hasta superar el ancho de las caderas y gíralos hacia afuera de la forma que te resulte lo más natural posible. Relaja las piernas. Lleva los omóplatos hacia abajo y separa los brazos hasta que formen aproximadamente el mismo ángulo que las piernas. Abre los hombros y gira las palmas de las manos hacia arriba. Cierra los ojos, despeja la mente y mantén la postura durante al menos cinco minutos, pero no más de veinte. Si te resulta difícil calmar la mente, concéntrate en la respiración y en el cuerpo sutil.

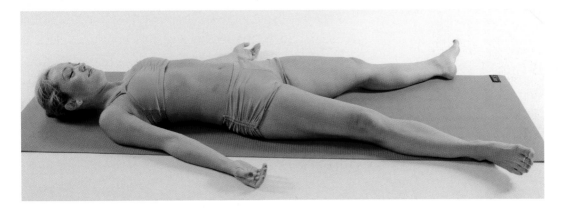

Figura 9.18

10

LA FUERZA:
EL YOGA DEL VERDADERO PODER

El método Ashtanga Yoga se puede considerar como un viaje heroico hacia el centro del alma. Cada practicante afronta determinadas pruebas y desafíos a lo largo de este camino sagrado. Una de las mayores lecciones que deben aprender todos los viajeros que emprenden este agotador camino espiritual del yoga es la lección de la fuerza. En Ashtanga Yoga, la fuerza no se mide en términos de mera fuerza bruta o de un progreso físico, sino como el poder y la presencia requeridos por la práctica completa de yoga para cultivar una especie de fortaleza interior que solo se puede describir como realización espiritual.

Aunque uno de los resultados de comprometerse con la práctica del Ashtanga Yoga durante toda la vida es un cuerpo ágil y flexible, capaz de hacer movimientos que desafían la gravedad, el viaje que te conduce hasta allí es plenamente espiritual. El proceso de desarrollar la fuerza y el soporte estructural necesarios para facilitar una gama saludable de movimientos no es un fin en sí mismo. Por el contrario, las posturas son campos de prueba en los que aprendes lecciones vitales liberadoras que enseñan a desarrollar la autoestima, la autoconfianza y la autovaloración. La mayoría de las personas que tratan de mantener el equilibrio sobre las manos o de hacer una postura sobre la cabeza por primera vez suelen sentir que estas posturas son impracticables. Cuando se enfrenta a nuevos movimientos, la mente suele rebelarse y recurre a ideas preconcebidas sobre lo que el cuerpo puede y no puede hacer. La mayoría de las creencias están profundamente arraigadas en la psique individual y se relacionan más estrechamente con los límites emocionales que con una verdad real sobre el potencial físico o espiritual. Todo lo que crees sobre ti mismo se pone en evidencia sobre la esterilla de yoga; afrontar tus propias creencias en ese espacio que ofrece seguridad puede conducir a la liberación. Si te consideras débil y abandonas fácilmente tus iniciativas, la capacidad de desafiar tu propia fuerza puede ser un buen maestro, aunque tarde muchos años en llegar a ti. Si piensas que eres naturalmente fuerte y que no tendrás ningún problema para realizar las posturas de yoga, la fuerza puede representar una lección de humildad.

En la práctica del yoga la fuerza no se refiere simplemente a una experiencia física, es decir, una forma de desarrollar masa muscular y un cuerpo esbelto. El efecto de la fuerza creada mediante las asanas de yoga es calmar la mente y sanar el cuerpo. Muchas personas asocian el yoga con la flexibilidad y el estiramiento. Sin embargo, aunque una buena parte de la práctica consigue realmente que el cuerpo sea más flexible, el verdadero corazón del yoga es el equilibrio entre la fuerza y la flexibilidad del cuerpo y de la mente. En la práctica yóguica, la fuerza requiere equilibrar la flexibilidad y la estabilidad. Por ejemplo, debes formar una base sólida con los hombros para poder soportar el peso corporal y, al mismo tiempo, liberar la carga de las articulaciones para poder realizar una gama natural de movimientos. El concepto de fuerza en yoga significa integrar el cuerpo, la mente y el alma para tener acceso a algo cuyas dimensiones superan las de cualquiera de las partes por separado.

Al principio te encuentras al pie de una montaña que te parece imposible escalar, pero gracias a tu perseverancia y constancia poco a poco empiezas a encontrar la técnica, la fuerza y la confianza necesarias para ascender hasta la cumbre, desarrollando así tu autoestima. Este es precisamente el objetivo de las difíciles posturas de equilibrio sobre los brazos del método Ashtanga Yoga. En yoga se considera que tu éxito depende únicamente de ti mismo, y de nadie más. Cuando la mayor parte de los alumnos prueban las heroicas elevaciones del método Ashtanga Yoga, se encuentran al pie de su propia montaña de imposibilidades; luego, se embarcan lenta y firmemente en el humilde trabajo de encontrar su propia fuerza interior. El yoga no te pide que seas fuerte desde el primer día. Quizás no seas capaz de realizar algunas posturas en el primer intento, pero si desenrollas la esterilla cada día y perseveras durante muchos años, el yoga te promete que llegarás a ser más fuerte de lo que jamás has soñado. Las técnicas que aquí presento implican un verdadero desafío y ponen a prueba tus límites. ¡Esto es positivo! La única forma de evolucionar física, mental y espiritualmente es conocer tus propios límites.

LA TRANQUILA Y DISCRETA FUERZA DEL CUERPO FEMENINO

Los dogmas actuales sobre lo que pueden hacer los hombres y las mujeres influyen en las ideas de los practicantes de yoga en cuanto a las posibilidades de los cuerpos masculinos y femeninos. Si eres una mujer, acaso pienses que tu forma, tamaño o peso dificultan tu capacidad de levantar tus caderas en el aire, y te resignes a ser únicamente flexible. Este tipo de pensamiento atenta contra la verdadera sensación de fuerza de ambos sexos.

En yoga, a veces existen prejuicios injustos en relación con los diferentes sexos. Se considera, por ejemplo, que los hombres pueden realizar las elevaciones que desafían a la gravedad con menos esfuerzo que las mujeres, y que ellas son capaces de hacer posturas que un contorsionista envidiaría. Aunque la mentalidad de maestros y alumnos a menudo perpetúa la creencia de que existen funciones tradicionales específicas para cada sexo, la realidad dice otra cosa. Hay hombres que son muy flexibles pero incapaces de elevar las nalgas del suelo, y hay mujeres que son rígidas como una tabla pero pueden mantener el equilibrio en una postura sobre la cabeza. Una de las lecciones principales del yoga es que no hay normas universales y que todos los cuerpos, sexos, razas y edades pueden beneficiarse de esta antigua práctica y dominarla.

Cuando buscas evidencias de que las mujeres también pueden ser fuertes en el mundo del yoga, llegas a la verdadera esencia de la feminidad. A veces puede parecer que las mujeres que son capaces de hacer asanas que requieren mucha fuerza lo logran mediante un considerable esfuerzo, movidas por el deseo de ser lo suficientemente duras como para destacar en un mundo dominado por los hombres. El hecho de reprimir características que se asocian normalmente a la feminidad (como, por ejemplo, la suavidad, la receptividad, la sensibilidad y la ternura) suele tener como consecuencia que la dureza de las mujeres fuertes despierte temores.

Al negociar las características que representan la quinta esencia de lo femenino para tener éxito en un mundo de hombres se desvaloriza la esencia femenina. No existen respuestas fáciles para la pregunta de cuáles son las características esenciales de lo masculino y lo femenino, porque este tema es muy complejo. Gracias a mi viaje personal con el yoga llegué a preguntarme si la fuerza natural de un cuerpo femenino es diferente, aunque no inferior, a la de un cuerpo masculino, una pregunta que, como acabo de mencionar, no es fácil de responder.

Comencé mi práctica hace quince años, siendo la típica chica flexible que no tiene fuerza. Confrontada con aquellas misteriosas elevaciones, posturas de equilibrio sobre los brazos, posturas sobre la cabeza y vinyasas, renegaba de mi abultado trasero, mis brazos pequeños y mi cuerpo diminuto, y culpaba a mi cuerpo y a mi sexo de todo aquello que no podía hacer fácilmente. Los maestros masculinos que tuve en Occidente albergaban buenas intenciones y me dejaban hacer, afirmando que no pretendían que una mujer tuviera la misma fuerza de un hombre. Los libros de anatomía respaldados por la ciencia sostenían que el cuerpo de las mujeres tiene un centro de gravedad más bajo que el de los hombres y, por lo tanto, trabaja con un conjunto diferente de reglas; esta descripción caracterizaba a las mujeres como el sexo físicamente más débil.

La ciencia, los estereotipos y los puntos de vista establecían un límite artificial, así que decidí profundizar en este tema.

En cierta ocasión Jois, mi maestro, a los noventa y tres años, dio una conferencia en Mysore y aseguró lo siguiente: «El yoga está cambiando. Ahora hay mujeres muy fuertes que hacen las asanas correctamente. Antes no era posible, pero hoy sí lo es. Todas las mujeres hacen las asanas a la perfección». El maestro de Jois, Krishnamacharya, fue el primer maestro bramán que permitió a las mujeres estudiar los textos secretos sagrados hindúes; se afirma que solía decir las mujeres son el futuro del yoga. En un mundo donde el poder se está equiparando rápidamente, es propicio que el papel de la mujer cambie y evolucione también en yoga. La enseñanza básica de esta disciplina es la unificación de los extremos, y a la luz de esa afirmación, es adecuado esperar que tanto los hombres como las mujeres trabajen para alcanzar el equilibrio entre la fuerza y la flexibilidad. El hecho de intentar experimentar ese equilibrio en mi propio cuerpo, me condujo hasta el límite de mi potencial físico, emocional y espiritual.

LOS *BANDHAS*

La mayoría de las personas creen que la fuerza física equivale a la fortaleza de la parte superior del cuerpo, pero Ashtanga Yoga te enseña que todo tu cuerpo debe ser fuerte, del interior al exterior. Cada parte está integrada en un conjunto mayor y, al mismo tiempo, tiene la responsabilidad de elevarse, estirarse y fortalecerse. Al intentar elevar las caderas del suelo, muchos estudiantes sienten que sus brazos son demasiado cortos, la parte superior de su cuerpo demasiado débil o su trasero demasiado grande. La solución reside en el misterio mágico de los *bandhas*, un término que significa literalmente «cierres». Estos misteriosos cierres son internos y se pueden trabajar mediante el uso metódico de los músculos pélvicos. A continuación, nos ocuparemos de los movimientos que te ayudan a sentir los *bandhas*, pero recuerda que se trata de experiencias energéticas, más cercanas al vacío que a cualquier movimiento muscular.

Cuando descubres que la parte central de tu cuerpo puede llegar a ser muy fuerte, te sientes ligero y libre. Los *bandhas* son una ayuda inestimable a la hora de hacer el esfuerzo sagrado necesario para que la energía ascienda por la columna vertebral y el canal central del cuerpo, y alcance la coronilla.

Mula Bandha
Cierre de la raíz

Siéntate cómodamente sobre el suelo con las piernas cruzadas y la columna vertebral en una posición erguida y neutral. Concéntrate para sentir los dos isquiones y el espacio que hay entre ellos. A continuación, aprieta los isquiones al mismo tiempo sin

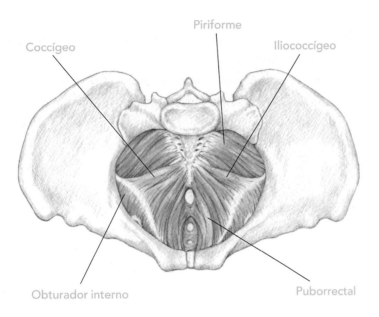

Coccígeo

Piriforme

Iliococcígeo

Obturador interno

Puborrectal

Figura 10.1

modificar la posición de la pelvis y sin comprimir los músculos glúteos. Ahora intenta sentir el cóccix y el hueso púbico; trata de unirlos para que los cuatro puntos de tu pelvis se aproximen. Aumenta el nivel de activación para que los isquiones, el cóccix y el hueso púbico se desplacen lo máximo posible hacia el interior. Este movimiento activa conscientemente el espacio interno de la pelvis (ver la figura 10.1).

Presta atención para no modificar la posición de la pelvis ni activar los muslos y los glúteos. A continuación, contrae el ano y luego comprime la uretra como si estuvieras reteniendo las ganas de orinar. Añade este movimiento a las activaciones anteriores. Contrae el perineo (el suelo pélvico), elevándolo por encima de la pelvis. Si eres mujer, comprime el cérvix y las paredes de la vagina; si eres hombre, eleva los testículos. Junta el ano, la uretra, el perineo y los genitales mediante una contracción intensa. Por último, lleva esta contracción al cuerpo en dirección a la columna vertebral e intenta conducirla hacia arriba y hacia dentro. Percibe el movimiento que se produce en el espacio interior de la pelvis. Con el paso del tiempo serás capaz de activar la serie completa de movimientos mediante una contracción fluida.

Uddiyana Bandha
Cierre del vuelo ascendente

Aplicando todo lo que conoces sobre *mula bandha*, relaja el estómago y elimina la tensión excesiva de los músculos abdominales. Contrae el abdomen, desde el ombligo hasta el hueso púbico, como si estuvieras intentando ponerte un par de tejanos muy ajustados. El movimiento debe ser relajado sin ser suave, más parecido a un estiramiento que a una contracción estática; intenta imaginarlo como una contracción inversa o una contracción de los músculos abdominales. Si la pared abdominal se endurece, abandona el movimiento y empieza otra vez.

Combina la acción de *mula bandha* con esta contracción inversa; de este modo, todos los músculos se unen a fin de ofrecer un soporte para la pelvis e iniciar la elevación desde el interior. Respira profundamente sintiendo tus pulmones y dirige la respiración hacia la parte anterior, posterior y lateral del cuerpo, para que la energía de la respiración ascienda y descienda a lo largo de la columna vertebral. Evita respirar hacia el abdomen, pues esto podría provocar una lesión durante la ejecución de los complicados movimientos del Ashtanga Yoga.

APLICACIÓN

El suelo pélvico y los músculos que lo acompañan son como cualquier otra parte del cuerpo. Cuanto más los usas, más se fortalecen en un nivel físico y energético. Tu conciencia de esta zona corporal y tu capacidad de controlarla mejorarán con la práctica. En estos ejercicios, la contracción total tiene como objetivo ayudarte a sentir tu cuerpo. En la práctica del yoga aplicas los *bandhas* en una escala del diez al cien por cien por ciento de su capacidad de activación y potencia. Cuando realizas posturas que desafían la fuerza, precisas la máxima activación posible. En las posturas que trabajan la flexibilidad, solo necesitas utilizar un determinado porcentaje de esa fuerza para soportar la columna vertebral y la pelvis. La clave para fortalecer la pelvis y las caderas hasta que consiguen separarse por sí mismas del suelo, iniciando el movimiento desde el interior es activar los músculos de estas zonas del cuerpo. En cuanto seas capaz de sentir tu suelo pélvico, podrás dirigir tu cuerpo en el espacio desde el interior hacia el exterior. Es importante poder conectarse con el trabajo dinámico de los *bandhas* en todas las posiciones de la columna, a través de posturas de extensión, flexión y neutrales.

Puede ser muy útil visualizar que *mula bandha* y *uddiyana bandha* se unen para crear una sensación energética de vacío, o incluso una luz brillante en tu centro de gravedad. El centro de poder espiritual que hay en el interior de la pelvis se denomina centro *kanda* en algunos textos clásicos de Hatha yoga.

Según se afirma, los setenta y dos mil *nadis* se originan en ese espacio profundo que hay en el interior de la región pélvica. Únicamente puedes materializar todo el potencial del método Ashtanga Yoga conduciendo la energía vital otra vez hacia ese centro de poder.

LA BASE

La parte superior del cuerpo es esencial para desarrollar la fuerza, pero trabaja más eficazmente cuando está integrada en el resto del cuerpo. Es preferible desarrollar una sólida base estructural en vez de concentrarse en la fuerza de los brazos.

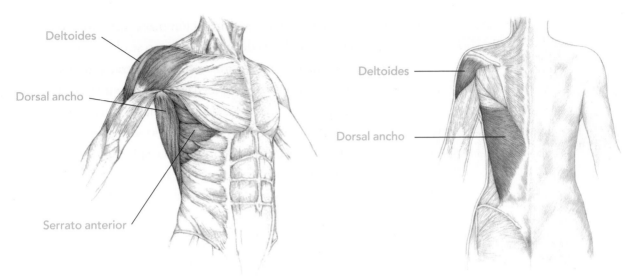

Deltoides

Dorsal ancho

Serrato anterior

Deltoides

Dorsal ancho

Figura 10.2   Figura 10.3

Comienza por las manos y las rodillas. Alinea los hombros con las palmas de las manos y las caderas con las rodillas. Relaja la columna vertebral. Activa las puntas de los dedos de las manos, manteniendo los nudillos en contacto con el suelo (pero sin apoyar los dedos ni las palmas) y empuja con el talón de la mano hacia el suelo. Las «sonrisas» de tus codos deben apuntar hacia delante, formando un ángulo aproximado de cuarenta y cinco grados. Lleva los hombros hacia abajo para abrirlos; abre también las clavículas y desplaza los omóplatos hacia abajo, separándolos. Activa los músculos deltoides, dorsal largo y serrato anterior (ver las figuras 10.2 y 10.3). Eleva la parte central del esternón para llenar el espacio que hay entre los hombros. Contrae las costillas, aplica *mula bandha* y *uddiyanan bandha* y desplaza el cóccix hacia abajo. Finalmente, activa las piernas y estira las rodillas, mientras mantienes el pecho proyectado hacia delante por encima de las manos (ver la figura 10.4). Esta es la posición básica desde la que pueden realizarse todas las posturas que requieren fuerza. Si la encuentras difícil, practícala todo el tiempo que puedas una vez al día y conseguirás desarrollar tu fuerza.

LA DIRECCIÓN Y LA FUERZA

Mientras que el resultado externo de la fuerza en yoga significa que eres capaz de elevar el cuerpo para adoptar posturas sobre la cabeza, posturas sobre las manos o muchas otras que requieren mantener el equilibrio sobre los brazos, en realidad se trata de transferir el peso de tu cuerpo hacia delante para situarlo sobre una base sólida que integra los brazos con la fuerza del torso y los *bandhas*. Al desplazar la pelvis para situarla por encima de los brazos se produce una elevación mágica. El gran enigma zen de la fuerza en yoga es que cuando te concentras mentalmente en elevarte, tu cuerpo se desplaza hacia abajo;

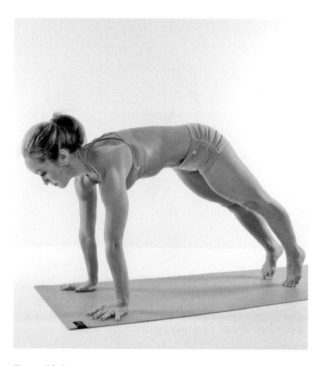

Figura 10.4

pero cuando tu intención consciente es desplazarte hacia delante, tu cuerpo se eleva. Cuando realices una postura sobre la cabeza, saltes hacia atrás y entre las piernas (en la próxima sección nos ocuparemos de esto) o hagas Bujapidasana y otras posturas de equilibrio sobre los brazos, debes desplazar la pelvis hacia delante para situarla por encima de los brazos con el propósito de formar una base sólida para iniciar el movimiento.

CÓMO SALTAR ENTRE LAS PIERNAS

Cuando empecé a practicar Ashtanga Yoga, pensé que era una de las series de movimientos más misteriosas que había visto jamás. Parecía mágica e imposible de realizar. Vi alumnos de todos los tamaños y estructuras corporales hacer Adho Mukha Svanasana y doblar luego las rodillas para deslizarse entre los brazos y pasar a una posición sedente. Cuando traté de imitarlos, estuve a punto de golpearme los brazos con los pies, perder el equilibrio y caerme. Sin embargo, con una práctica constante, un poco de técnica, conocimientos de anatomía y la amable ayuda de un buen maestro, descubrí una forma sencilla de dividir esta técnica para que prácticamente cualquier persona pueda hacerla.

Básicamente, hay cuatro segmentos que se deben combinar. En primer lugar, desplazar los pies o dar un salto hacia delante con los pies cruzados (ver la figura 10.5). En segundo lugar, pasar los pies entre los brazos ya sea andando, elevándolos o deslizándolos hacia delante mientras las manos se mantienen firmemente plantadas sobre el suelo. En tercer lugar, estirar las piernas para que se extiendan hacia delante, con las caderas separadas del suelo (caderas separadas del suelo) y los hombros fuertemente implicados (ver la Figura 10.6). Por último, terminar el movimiento y bajar a una posición sedente en el suelo. La columna debe estar flexionada durante todo el movimiento.

Los principiantes tienen la opción de empezar en Adho Mukha Svanasana y desplazar el peso corporal hacia delante, sobre los brazos, con el fin de construir una base sólida para la parte superior del cuerpo y fortalecer la cintura escapular. A continuación, deben llevar el pie derecho hacia delante hasta que la punta descanse sobre el suelo por detrás de las manos y estirar la punta de los dedos de ambos pies. La pelvis debe estar separada del suelo y la columna flexionada. Luego se debe desplazar el pie izquierdo hacia delante, con las puntas de los dedos estiradas, y cruzarlo por detrás del pie derecho. Las rodillas deben estar entre los brazos y los talones de las manos —bien plantados sobre el suelo—, el abdomen contraído y el suelo pélvico activado. Después hay que mover lentamente el pie derecho unos pocos centímetros hacia delante y repetir el movimiento con el pie izquierdo. Las manos deben permanecer planas sobre el suelo y las caderas elevadas. La pelvis, un poco desplazada hacia delante. Se debe mantener la fuerza de la parte superior del cuerpo para avanzar lentamente y pasar entre los brazos, hasta que ambas piernas queden estiradas frente al cuerpo. A continuación, hay que bajar las caderas y la pelvis al suelo. En ningún momento se debe acelerar el movimiento, elevar las manos ni sentarse. Es preciso mantenerse física y mentalmente fuerte.

Una vez que la secuencia anterior resulte fácil, hay que saltar con ambos pies hacia delante y llegar al suelo con los pies cruzados por detrás de las manos, las rodillas apuntando a los brazos y las caderas elevadas. Es posible arrastrar ambos pies al mismo tiempo o elevarlos del suelo, desplazando el cuerpo un poco más hacia delante para ubicarlo entre los brazos, para llevar las piernas hacia el pecho. Por último, se estiran las piernas completamente para volver al suelo. Las manos no deben levantarse en ningún momento.

La versión más difícil de este movimiento resulta sencilla cuando has pasado un tiempo considerable practicando las versiones iniciales. En cuanto seas capaz de andar con los pies, arrastrarlos o elevarlos entre los brazos sin problema, estarás preparado para probar el salto completo entre los brazos. Lo primero que debes hacer es pensar que puedes enviar las caderas y la pelvis hacia delante para colocarlas sobre la base sólida que forman tus brazos. Y luego debes llevarlo a la práctica. Inhala mientras saltas hacia delante presionando firmemente los brazos contra el

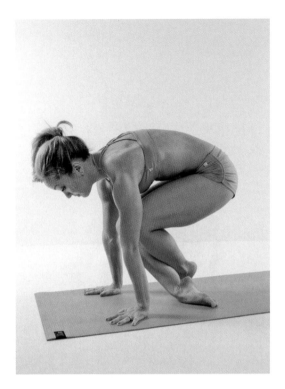

Figura 10.5

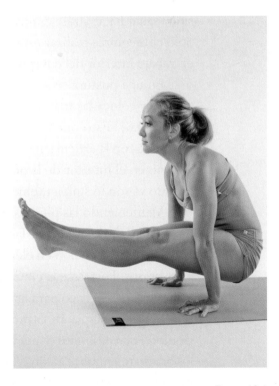

Figura 10.6

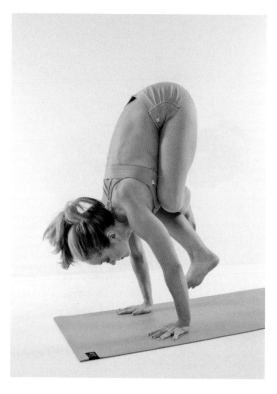

Figura 10.7

suelo y contrayendo la parte inferior del abdomen y la caja torácica (ver la figura 10.7). Mantén las piernas junto al pecho y luego bájalas con lentitud entre los brazos hasta que estén completamente estiradas frente a ti. Por último, coloca las caderas sobre el suelo. Puedes combinar cualquier versión de estos movimientos siempre que prestes atención a la respiración constantemente. Si en algún momento sientes que las piernas pueden pasar suavemente entre los brazos sin flexionarse, también puedes intentar hacerlo con las piernas rectas.

CÓMO SALTAR HACIA ATRÁS

Este es uno de los movimientos más difíciles de toda la serie del Ashtanga Yoga. Algunos alumnos que pueden hacer posturas avanzadas sobre la cabeza no son capaces de saltar hacia atrás. La frase utilizada para describir este movimiento es un poco imprecisa porque, en realidad, no se trata de un salto. La expresión «saltar hacia atrás» es una elevación estática que se realiza sin ayuda de un impulso. Solo conseguirás realizar este complejo movimiento si utilizas la fuerza y comprendes el trabajo interior del cuerpo.

En una postura sedente, comienza cruzando las piernas lo más cerca posible del cuerpo y coloca las manos unos pocos centímetros por delante de las caderas (ver la figura 10.8). Esto puede resultar difícil, ya que implica hacer una rotación externa profunda con la articulación de la cadera y, al mismo tiempo, una flexión para crear un espacio en el interior de la pelvis que sirve para mantener las piernas junto al pecho, cuando ya son lo suficientemente flexibles como para adoptar la postura.

Manteniendo las piernas junto al pecho, desplaza el peso corporal hacia delante para situarlo por encima de las manos y eleva la pelvis del suelo (ver la figura 10.9). No concentres tu atención en elevarte, sino en transferir el peso corporal hacia las manos y los brazos. Fortalece la cintura escapular para que pueda soportar el peso corporal y utiliza el suelo pélvico para levantar las caderas mediante su propia fuerza.

Si eres principiante, es probable que no logres mantener los pies separados del suelo, de modo que deslízalos o muévelos, o simplemente da algunos pasos hasta pasarlos entre los brazos mientras te inclinas hacia delante para volver a la misma posición de la primera variante (ver la figura 10.5). Algunos practicantes que son lo bastante fuertes como para

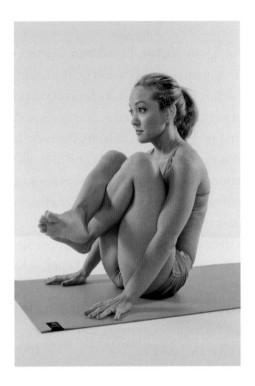

Figura 10.8

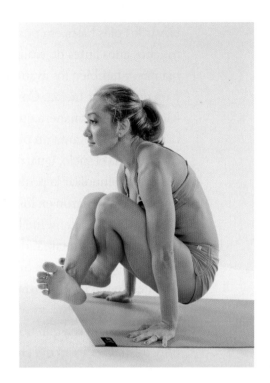

Figura 10.9

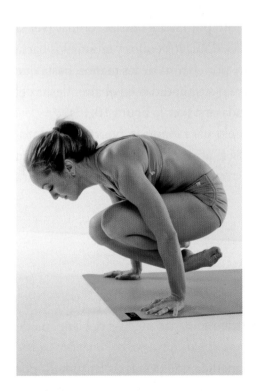

Figura 10.10

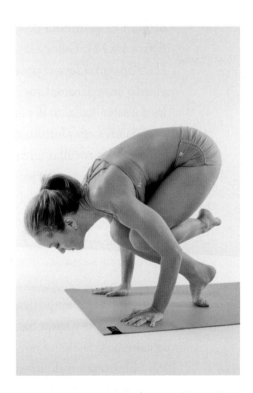

Figura 10.11

elevar los pies hasta esa posición pueden quedarse «atascados» a medio camino durante muchos años antes de realizar el movimiento (ver la figura 10.10). Los alumnos principiantes, y también los avanzados, pueden probar la siguiente modificación de la postura para desarrollar fuerza. Con los pies cruzados por detrás de las manos, inclina el cuerpo hacia delante de manera que los brazos se flexionen y la cintura escapular se estabilice. A continuación, levanta un pie del suelo e inclínate un poco más hacia delante, llevando la cabeza hacia el suelo, igual que en Chaturanga Dandasana (ver la figura 10.11). No te afanes por profundizar la postura si notas que los brazos comienzan a temblar y sientes una especie de quemazón en los deltoides y en los músculos del pecho, pero toma conciencia de que esa es exactamente la fuerza que necesitas para realizar el movimiento.

Por último, inclinándote un poco más hacia delante, desplaza las piernas (ya sea en contacto con el suelo o suspendidas en el aire) para adoptar Chaturanga Dandasana después de iniciar el movimiento hacia atrás. Necesité cinco años de práctica constante para aprender este movimiento y todavía sigo trabajando para perfeccionarlo. Ten paciencia, recuerda que no debes perder la confianza aunque el movimiento te parezca muy duro. Llegará el día en que tú también serás capaz de hacerlo.

CÓMO SALTAR HACIA ATRÁS DESDE LA POSICIÓN DEL LOTO

Existen dos métodos para saltar hacia atrás desde la posición del loto. El primero de ellos es mantener las piernas en la postura del loto por encima de las rodillas (ver la figura 10.12). Coloca las manos frente a las rodillas, dobla los codos y empújalos hacia el estómago. Lleva el peso del cuerpo hacia delante por encima de las manos, hasta que el loto se separe del suelo. Cuando las rodillas estén suspendidas en el aire, deshaz el loto y salta hacia atrás para hacer Chaturanga Dandasana (ver la figura 10.13).

Si eres un alumno avanzado, sepárate del suelo para elevar la posición del loto, balancea las rodillas entre los brazos y luego deshaz la postura del loto para saltar hacia atrás. Si fuera necesario, coloca los pies en torno a la parte superior de los brazos para levantarte un poco más (ver la figura 10.14).

CHAKRASANA
Postura de la rueda
Drishti: nasagrai (nariz)

Comienza en posición prona. Coloca las manos por debajo de los hombros, con los dedos apuntando hacia la pelvis. Inhala mientras elevas las piernas por encima de la cabeza.

Flexiona los dedos de los pies hacia abajo. A medida que desplazas las caderas por encima de las manos y elevas las costillas inferiores, presiona con las manos en dirección al

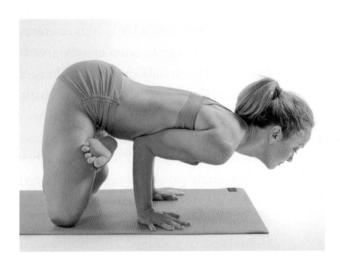

Figura 10.12

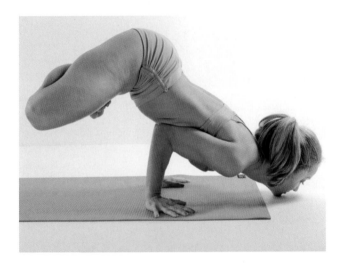

Figura 10.13

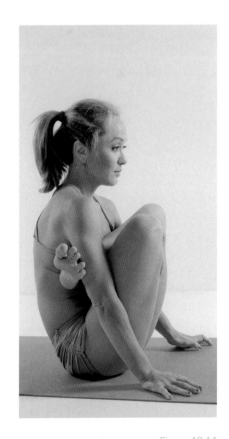

Figura 10.14

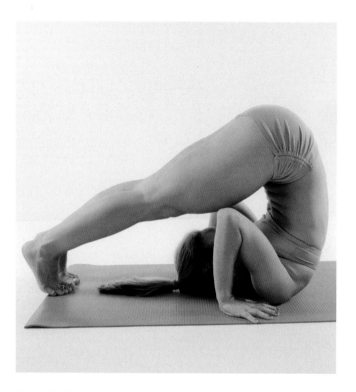

Figura 10.15

suelo y después rueda hacia atrás mientras presionas los brazos contra el suelo (ver la figura 10.15). Inhala mientras realizas el movimiento y luego exhala mientras bajas el cuerpo y haces Chaturanga Dandasana.

Si no puedes rodar hacia atrás, intenta elevar las piernas por encima de la cabeza y prepárate para hacer la postura. Luego balancéate tres veces, empuja los brazos contra el suelo y contrae el abdomen para elevar la pelvis y situarla por encima de la cabeza. Si no consigues hacerlo, siéntate y salta hacia atrás normalmente.

MANTRAS

Mantra inicial

ॐ

वन्दे गुरूनं चरणारविन्दे सन्दर्शित स्वात्म सुखाव बोधे
निः श्रेयसे जङ्गलिकायमाने संसार हाला हल मोहशांत्यै
आबाहु पुरुषकारं शंखचक्रासि धारिणम्
सहस्र शिरसं शवेतं प्रणमामि पतञ्जलिम

om
vande gurūnaṁ caraṇāravinde sandarśita svātma sukhāva bodhe |
niḥ śreyase jaṅgalikāyamāne saṁsāra hālā hala mohaśāntyai ||

ābāhu puruṣakāraṁ saṅkhacakrāsi dhāriṇam |
sahasra śirasaṁ śvetaṁ praṇamāmi patañjalim ||

Me inclino a los pies de loto de los gurús.
El despertar de la felicidad de nuestro propio Ser revelado.
Más allá, actuando como un médico de la selva,
calmando la ilusión, el veneno de *samsara*.
Tomando aspecto humano a partir de los hombros,
sosteniendo una caracola, un disco y una espada
mil cabezas blancas radiantes,
ante Patanjali me postro.

Mantra final

ॐ

स्वस्तिप्रजाभ्यः परिपालयंतां न्यायेन मार्गेण महीं महीशाः

गोब्राह्मणेभ्यः शुभमस्तु नित्यं लोकाः समस्ताः सुखिनो भवन्तु

ॐ शान्तिः शान्तिः शान्तिः

oṃ
svastiprajābhyaḥ paripālayantāṃ nyāyena mārgeṇa mahiṃ mahiśāḥ |
gobrāhmanebhyaḥ śubhamastu nityaṃ lokāḥ samastāḥ sukhino bhavantu | |
oṃ śāntiḥ śāntiḥ śāntiḥ

Que todo esté bien con la humanidad.
Que los gobernantes protejan el mundo siguiendo el camino correcto.
Que los que saben que la Tierra es sagrada disfruten de la bondad.
Que todos los mundos sean felices.
Om paz, paz, paz.

LISTA DE VINYASA EN SÁNSCRITO

Surya namaskaraḥ A (9 movimientos)

EKAM	Inhala, brazos arriba
DVE	Exhala, flexión hacia delante
TRĪṆI	Inhala, mira hacia arriba, estira
CATVĀRI	Exhala, salta hacia atrás, Chaturanga
PAÑCA	Inhala, perro con el hocico hacia arriba
ṢAṬ	Exhala, perro con el hocico hacia abajo
SAPTA	Inhala, salta hacia delante, mira hacia arriba, estira
AṢṬAU	Exhala, flexión hacia delante
NAVA	Inhala, brazos arriba. Exhala, Samasthiti

Surya namaskaraḥ B (17 movimientos)

EKAM	Inhala, Utkatasana
DVE	Exhala, flexión hacia delante
TRĪṆI	Inhala, mira hacia arriba, estira
CATVĀRI	Exhala, salta hacia atrás, Chaturanga
PAÑCA	Inhala, perro con el hocico hacia arriba
ṢAṬ	Exhala, perro con el hocico hacia abajo
SAPTA	Inhala, Virabhadrasana A del lado derecho
AṢṬAU	Exhala, Chaturanga
NAVA	Inhala, perro con el hocico hacia arriba
DAŚA	Exhala, perro con el hocico hacia abajo
EKĀDAŚA	Inhala, Virabhadrasana A lado izquierdo
DUĀDAŚA	Exhala, Chaturanga
TRAYODAŚA	Inhala, perro con el hocico hacia arriba
CATURDAŚA	Exhala, perro con el hocico hacia abajo

PAÑCADAŚA	Inhala, salta hacia delante, mira hacia arriba, estira
ṢOḌAŚA	Exhala, flexión hacia delante
SAPTADAŚA	Inhala, Utkatasana. Exhala, Samasthiti

Pādānguṣṭhāsana (3 movimientos), (comienza con los pies separados, sujeta los dedos gordos)

EKAM	Inhala, mira hacia arriba, estira
DVE	Exhala, flexión hacia delante
TRĪṆI	Inhala, mira hacia arriba, estira. Exhala

Pādahastāsana (3 movimientos)

EKAM	Inhala, las manos debajo de los pies, mira hacia arriba, estira
DVE	Exhala, flexión hacia delante
TRĪṆI	Inhala, mira hacia arriba, estira. Exhala, Samasthiti

Utthita Trikoṇāsana A (5 movimientos)

EKAM	Inhala, abre a la derecha, brazos hacia fuera
DVE	Exhala, sujeta el dedo gordo del pie derecho
TRĪṆI	Inhala, arriba
CATVĀRI	Exhala, flexión, sujeta el dedo gordo del pie izquierdo
PAÑCA	Inhala, arriba

Utthita Trikoṇāsana B (4 movimientos)

DVE	Exhala, torsión a la izquierda, manos abajo
TRĪṆI	Inhala, arriba
CATVĀRI	Exhala, torsión a la derecha, manos abajo
PAÑCA	Inhala, arriba. Exhala, Samasthiti

Utthita Pārśvakoṇāsana A (5 movimientos)

EKAM	Inhala, abre a la derecha, brazos hacia fuera
DVE	Exhala, mano derecha abajo, brazo izquierdo estirado
TRĪṆI	Inhala, arriba
CATVĀRI	Exhala, mano izquierda abajo, brazo derecho estirado
PAÑCA	Inhala, arriba

Utthita Pārśvakoṇāsana B (4 movimientos)

DVE	Exhala, gira la mano izquierda hacia abajo
TRĪṆI	Inhala, arriba
CATVĀRI	Exhala, gira la mano derecha hacia abajo
PAÑCA	Inhala, arriba. Exhala, Samasthiti

Prasārita Pādottānāsana A (5 movimientos)

EKAM	Inhala, abre a la derecha, manos en la cintura
DVE	Exhala, flexión hacia delante, manos sobre el suelo. Inhala, mira hacia arriba, estira
TRĪṆI	Exhala, lleva la cabeza hacia abajo
CATVĀRI	Inhala, mira hacia arriba, estira Exhala
PAÑCA	Inhala, arriba

Prasārita Pādottānāsana B (4 movimientos)

EKAM	Inhala, brazos hacia fuera
DVE	Exhala, manos en la cintura. Inhala, mira hacia arriba, estira
TRĪṆI	Exhala, lleva la cabeza hacia abajo
CATVĀRI	Inhala, arriba. Exhala

Prasārita Pādottānāsana C (4 movimientos)

EKAM	Inhala, brazos hacia fuera
DVE	Exhala, entrelaza las manos detrás de la espalda

	Inhala, mira hacia arriba, estira
TRĪṆI	Exhala, lleva la cabeza hacia abajo
CATVĀRI	Inhala, arriba. Exhala

Prasārita Pādottānāsana D (5 movimientos)

EKAM	Inhala, manos en la cintura, mira hacia arriba
DVE	Exhala, flexión hacia delante, sujeta los dedos gordos. Inhala, mira hacia arriba, estira
TRĪṆI abajo	Exhala, lleva la cabeza hacia
CATVĀRI	Inhala, mira hacia arriba, estira Exhala
PAÑCA	Inhala, arriba Exhala, Samasthiti

Pārvottānāsana (5 movimientos)

EKAM nos	Inhala, abre a la derecha, ma- en oración detrás de la espalda
DVE	Exhala, flexión
TRĪṆI	Inhala, arriba, gira hacia el frente
CATVĀRI	Exhala, flexión
PAÑCA	Inhala, arriba, movimiento lateral. Exhala, Samasthiti

Utthita Hasta Pādānguṣṭhāsana (14 movimientos)

EKAM	Inhala, eleva la pierna derecha, sujeta los dedos
DVE	Exhala, flexión
TRĪṆI	Inhala, arriba
CATVĀRI	Exhala, abre la pierna y mira a la izquierda
PAÑCA	Inhala, lleva la pierna hacia el frente
ṢAṬ	Exhala, flexión
SAPTA	Inhala, arriba, manos en la cintura. Exhala, Samasthiti

AṢṬAU	Inhala, eleva la pierna izquierda, sujeta los dedos
NAVA	Exhala, flexión
DAŚA	Inhala, arriba
EKĀDAŚA	Exhala, abre la pierna y mira a la derecha
DUĀDAŚA	Inhala, lleva la pierna hacia el frente
TRAYODAŚA	Exhala, flexión
CATURDAŚA	Inhala, arriba, manos en la cintura. Exhala, Samasthiti

Ardha Baddha Padmottānāsana (9 movimientos)

EKAM	Inhala, eleva el pie derecho, ligadura
DVE	Exhala, flexión
TRĪṆI	Inhala, mira hacia arriba, estira. Exhala
CATVĀRI	Inhala, arriba
PAÑCA	Exhala, baja la pierna
ṢAṬ	Inhala, eleva el pie izquierdo, ligadura
SAPTA	Exhala, flexión
AṢṬAU	Inhala, mira hacia arriba, estira. Exhala
NAVA	Inhala, arriba. Exhala, Samasthiti

Utkaṭāsana (11 movimientos)

EKAM	Inhala, brazos arriba
DVE	Exhala, flexión hacia delante
TRĪṆI	Inhala, mira hacia arriba, estira
CATVĀRI	Exhala, salta hacia atrás, Chaturanga
PAÑCA	Inhala, perro con el hocico hacia arriba
ṢAṬ	Exhala, perro con el hocico hacia abajo
SAPTA	Inhala, salta hacia delante, Utkatasana Exhala, flexión hacia delante
AṢṬAU	Inhala, arriba
NAVA	Exhala, salta hacia atrás,

	Chaturanga
DAŚA	Inhala, perro con el hocico hacia arriba
EKĀDAŚA	Exhala, perro con el hocico hacia abajo

Vīrabhadrāsana A y B (8 movimientos)

SAPTA	Inhala, Virabhadrasana A lado derecho
AṢṬAU	Exhala, Virabhadrasana A lado izquierdo
NAVA	Inhala, Virabhadrasana B lado derecho
EKĀDAŚA	Exhala, Virabhadrasana B lado izquierdo
	Exhala, baja las manos
EKĀDAŚA	Inhala, arriba
DUĀDAŚA	Exhala, Chaturanga
TRAYODAŚA	Inhala, perro con el hocico hacia arriba
CATURDAŚA	Exhala, perro con el hocico hacia abajo

Paschimatānāsana A (11 movimientos)

SAPTA	Inhala, salta entre las piernas, Dandasana (5 respiraciones). Exhala
AṢṬAU	Inhala, sujeta los dedos de los pies (A), mira hacia arriba
NAVA	Exhala, flexión
DAŚA	Inhala, mira hacia arriba, estira Exhala
AṢṬAU	Inhala, coge la muñeca (D), mira hacia arriba
NAVA	Exhala, flexión
DAŚA	Inhala, mira hacia arriba, estira. Exhala
EKĀDAŚA	Inhala, elévate
DUĀDAŚA	Exhala, salta hacia atrás, Chaturanga
TRAYODAŚA	Inhala, perro con el hocico hacia arriba
CATURDAŚA	Exhala, perro con el hocico hacia abajo

Pūrvatānāsana (7 movimientos)

SAPTA	Inhala, salta entre las piernas. Exhala, manos sobre el suelo detrás de las caderas
AṢṬAU	Inhala, arriba
NAVA	Exhala, baja
DAŚA	Inhala, elévate
EKĀDAŚA	Exhala, salta hacia atrás, Chaturanga
DUĀDAŚA	Inhala, perro con el hocico hacia arriba
TRAYODAŚA	Exhala, perro con el hocico hacia abajo

Ardha Baddha Padma Paschimatānāsana (14 movimientos)

SAPTA	Inhala, salta entre las piernas, ligadura del pie derecho
AṢṬAU	Exhala, flexión
NAVA	Inhala, mira hacia arriba. Exhala
DAŚA	Inhala, elévate
EKĀDAŚA	Exhala, salta hacia atrás, Chaturanga
DUĀDAŚA	Inhala, perro con el hocico hacia arriba
TRAYODAŚA	Exhala, perro con el hocico hacia abajo
CATURDAŚA	Inhala, salta entre las piernas, ligadura del pie izquierdo
PAÑCADAŚA	Exhala, flexión
ṢOḌAŚA	Inhala, mira hacia arriba. Exhala
SAPTADAŚA	Inhala, elévate
AṢṬAUDAŚA	Exhala, salta hacia atrás, Chaturanga
EKUNAVIMŚATIḤ	Inhala, perro con el hocico hacia arriba
VIMŚATIḤ	Exhala, perro con el hocico hacia abajo

Tiryangmukhapāda Paschimatānāsana (14 movimientos)

SAPTA	Inhala, salta entre las piernas, lleva la rodilla derecha hacia delante
AṢṬAU	Exhala, flexión
NAVA	Inhala, mira hacia arriba. Exhala
DAŚA	Inhala, elévate
EKĀDAŚA	Exhala, salta hacia atrás, Chaturanga
DUĀDAŚA	Inhala, perro con el hocico hacia arriba
TRAYODAŚA	Exhala, perro con el hocico hacia abajo
CATURDAŚA	Inhala, salta entre las piernas, lleva la rodilla izquierda hacia delante
PAÑCADAŚA	Exhala, flexión
ṢOḌAŚA	Inhala, mira hacia arriba Exhala
SAPTADAŚA	Inhala, elévate
AṢṬAUDAŚA	Exhala, salta hacia atrás, Chaturanga
EKUNAVIMŚATIḤ hocico	Inhala, perro con el hacia arriba
VIMŚATIḤ	Exhala, perro con el hocico hacia abajo

Jānu Śīrṣāsana A (14 movimientos)

SAPTA	Inhala, salta entre las piernas, pie derecho dentro
AṢṬAU	Exhala, flexión
NAVA	Inhala, mira hacia arriba. Exhala
DAŚA	Inhala, elévate
EKĀDAŚA	Exhala, salta hacia atrás, Chaturanga
DUĀDAŚA	Inhala, perro con el hocico hacia arriba
TRAYODAŚA	Exhala, perro con el hocico hacia abajo
CATURDAŚA	Inhala, salta entre las piernas, pie izquierdo dentro
PAÑCADAŚA	Exhala, flexión

ṢOḌAŚA	Inhala, mira hacia arriba. Exhala
SAPTADAŚA	Inhala, elévate
AṢṬAUDAŚA	Exhala, salta hacia atrás, Chaturanga
EKUNAVIMŚATIḤ	Inhala, perro con el hocico hacia arriba
VIMŚATIḤ	Exhala, perro con el hocico hacia abajo

Jānu Śīrṣāsana B (20 movimientos)

SAPTA	Inhala, salta entre las piernas, pie derecho dentro
AṢṬAU	Exhala, flexión
NAVA	Inhala, mira hacia arriba Exhala
DAŚA	Inhala, elévate
EKĀDAŚA	Exhala, salta hacia atrás, Chaturanga
DUĀDAŚA	Inhala, perro con el hocico hacia arriba
TRAYODAŚA	Exhala, perro con el hocico hacia abajo
CATURDAŚA	Inhala, salta entre las piernas, pie izquierdo dentro
PAÑCADAŚA	Exhala, flexión
ṢOḌAŚA	Inhala, mira hacia arriba. Exhala
SAPTADAŚA	Inhala, elévate
AṢṬAUDAŚA	Exhala, salta hacia atrás, Chaturanga
EKUNAVIMŚATIḤ	Inhala, perro con el hocico hacia arriba
VIMŚATIḤ	Exhala, perro con el hocico hacia abajo

Jānu Śīrṣāsana C (14 movimientos)

SAPTA	Inhala, salta entre las piernas, pie derecho dentro
AṢṬAU	Exhala, flexión
NAVA	Inhala, mira hacia arriba. Exhala
DAŚA	Inhala, elévate
EKĀDAŚA	Exhala, salta hacia atrás, Chaturanga

DUĀDAŚA — Inhala, perro con el hocico hacia arriba

TRAYODAŚA — Exhala, perro con el hocico hacia abajo

CATURDAŚA — Inhala, salta entre las piernas, pie izquierdo dentro

PAÑCADAŚA — Exhala, flexión

ṢOḌAŚA — Inhala, mira hacia arriba Exhala

SAPTADAŚA — Inhala, elévate

AṢṬAUDAŚA — Exhala, salta hacia atrás, Chaturanga

VIMŚATIḤ — Inhala, perro con el hocico hacia arriba

VIMŚATIḤ — Exhala, perro con el hocico hacia abajo

Marīchāsana A (14 movimientos)

SAPTA — Inhala, salta entre las piernas, eleva la rodilla derecha

AṢṬAU — Exhala, flexión

NAVA — Inhala, mira hacia arriba. Exhala

DAŚA — Inhala, elévate

EKĀDAŚA — Exhala, salta hacia atrás, Chaturanga

DUĀDAŚA — Inhala, perro con el hocico hacia arriba

TRAYODAŚA — Exhala, perro con el hocico hacia abajo

CATURDAŚA — Inhala, salta entre las piernas, eleva la rodilla izquierda

PAÑCADAŚA — Exhala, flexión

ṢOḌAŚA — Inhala, mira hacia arriba. Exhala

SAPTADAŚA — Inhala, elévate

AṢṬAUDAŚA — Exhala, salta hacia atrás, Chaturanga

EKUNAVIMŚATIḤ — Inhala, perro con el hocico hacia arriba

VIMŚATIḤ — Exhala, perro con el hocico hacia abajo

Marīchāsana B (14 movimientos)

SAPTA — Inhala, salta entre las piernas, pie izquierdo por dentro, eleva la rodilla derecha, ligadura

AṢṬAU — Exhala, flexión

NAVA — Inhala, mira hacia arriba. Exhala

DAŚA — Inhala, elévate

EKĀDAŚA — Exhala, salta hacia atrás, Chaturanga

DUĀDAŚA — Inhala, perro con el hocico hacia arriba

TRAYODAŚA — Exhala, perro con el hocico hacia abajo

CATURDAŚA — Inhala, salta entre las piernas, pie derecho dentro, eleva la rodilla izquierda, ligadura

PAÑCADAŚA — Exhala, flexión

ṢOḌAŚA — Inhala, mira hacia arriba. Exhala

SAPTADAŚA — Inhala, elévate

AṢṬAUDAŚA — Exhala, salta hacia atrás, Chaturanga

EKUNAVIMŚATIḤ — Inhala, perro con el hocico hacia arriba

VIMŚATIḤ — Exhala, perro con el hocico hacia abajo

Marīchāsana C (10 movimientos)

SAPTA — Inhala, salta entre las piernas Exhala, lleva la torsión de la postura a la derecha

AṢṬAU — Inhala, elévate

NAVA — Exhala, salta hacia atrás, Chaturanga

DAŚA — Inhala, perro con el hocico hacia arriba

EKĀDAŚA — Exhala, perro con el hocico hacia abajo

DUĀDAŚA — Inhala, salta entre las piernas. Exhala, lleva la torsión de la postura a la izquierda

TRAYODAŚA — Inhala, elévate

CATURDAŚA — Exhala, salta hacia atrás, Chaturanga

PAÑCADAŚA	Inhala, perro con el hocico hacia arriba
ṢOḌAŚA	Exhala, perro con el hocico hacia abajo

Marīchāsana D (10 movimientos)

SAPTA	Inhala, salta entre las piernas. Exhala, pie izquierdo del loto a la derecha, rodilla arriba, giro a la derecha, manos en ligadura
AṢṬAU	Inhala, elévate
NAVA	Exhala, salta hacia atrás, Chaturanga
DAŚA	Inhala, perro con el hocico hacia arriba
EKĀDAŚA	Exhala, perro con el hocico hacia abajo
DUĀDAŚA	Inhala, salta entre las piernas. Exhala, pie derecho del loto a la izquierda, rodilla arriba, giro a la izquierda, manos en ligadura
TRAYODAŚA	Inhala, elévate
CATURDAŚA	Exhala, salta hacia atrás, Chaturanga
PAÑCADAŚA	Inhala, perro con el hocico hacia arriba
ṢOḌAŚA	Exhala, perro con el hocico hacia abajo

Nāvāsana (5 movimientos)

SAPTA	Inhala, salta entre las piernas, piernas arriba, estírate hacia delante
AṢṬAU	Inhala, elévate. Repetir SAPTA AṢṬAU 5 veces
NAVA	Exhala, salta hacia atrás, Chaturanga
DAŚA	Inhala, perro con el hocico hacia arriba
EKĀDAŚA	Exhala, perro con el hocico hacia abajo

Bhujapīḍāsana (7 movimientos)

SAPTA	Inhala, salta en torno a las manos, cruza los pies
AṢṬAU	Exhala, lleva el mentón hacia abajo
NAVA	Inhala, elévate Exhala, Bakasana
DAŚA	Inhala, elévate.
EKĀDAŚA	Exhala, salta hacia atrás, Chaturanga
DUĀDAŚA	Inhala, perro con el hocico hacia arriba
TRAYODAŚA	Exhala, perro con el hocico hacia abajo

Supta Kūrmāsana (8 movimientos)

SAPTA	Inhala, salta hacia atrás, Kurmasana
AṢṬAU	Exhala, lleva los brazos a la espalda
NAVA	Cruza los pies
DAŚA	Inhala, elévate con ambas piernas por detrás de la cabeza y mira hacia arriba. Exhala, Bakasana
EKĀDAŚA	Inhala, elévate
DUĀDAŚA	Exhala, salta hacia atrás, Chaturanga
TRAYODAŚA	Inhala, perro con el hocico hacia arriba
CATURDAŚA	Exhala, perro con el hocico hacia abajo

Garbha Piṇḍāsana (3 movimientos)

SAPTA	Inhala, salta entre las piernas, haz Dandasana
AṢṬAU	Exhala, adopta el loto pasando a través de los brazos, las manos en la cara
NAVA	Exhala, rueda en círculos (inhala arriba, exhala abajo)

Kukkuṭāsana (5 movimientos)

NAVA	Inhala, elévate, adopta Kukkutasana

	Exhala, baja, descarga los brazos
DAŚA	Inhala, elévate
EKĀDAŚA	Exhala, salta hacia atrás, Chaturanga
DUĀDAŚA	Inhala, perro con el hocico hacia arriba
TRAYODAŚA	Exhala, perro con el hocico hacia abajo

Baddha Koṇāsana (9 movimientos)

SAPTA	Inhala, salta entre las piernas, pies juntos
AṢṬAU	Exhala, flexión, pecho hacia delante (A)
NAVA	Inhala, arriba
DAŚA	Exhala, flexión, baja la cabeza (B)
EKĀDAŚA	Inhala, arriba. Exhala
DUĀDAŚA	Inhala, elévate
TRAYODAŚA	Exhala, salta hacia atrás, Chaturanga
CATURDAŚA	Inhala, perro con el hocico hacia arriba
PAÑCADAŚA	Exhala, perro con el hocico hacia abajo

Upaviṣṭha Koṇāsana (8 movimientos)

SAPTA	Inhala, salta entre las piernas, sujeta los pies
AṢṬAU	Exhala, flexión
NAVA	Inhala, mira hacia arriba. Exhala
DAŚA	Inhala, elévate, mira hacia arriba. Exhala
EKĀDAŚA	Inhala, elévate
DUĀDAŚA	Exhala, salta hacia atrás, Chaturanga
TRAYODAŚA	Inhala, perro con el hocico hacia arriba
CATURDAŚA	Exhala, perro con el hocico hacia abajo

Supta Koṇāsana (8 movimientos)

SAPTA	Inhala, salta entre las piernas. Exhala, túmbate
AṢṬAU	Inhala, piernas arriba, sujeta los dedos de los pies
NAVA	Inhala, rueda y sube, mantén la postura. Exhala, baja
DAŚA	Inhala, mira hacia arriba. Exhala
EKĀDAŚA	Inhala, elévate
DUĀDAŚA	Exhala, salta hacia atrás, Chaturanga
TRAYODAŚA	Inhala, perro con el hocico hacia arriba
CATURDAŚA	Exhala, perro con el hocico hacia abajo

Supta Pādānguṣṭhāsana (20 movimientos)

SAPTA	Inhala, salta entre las piernas. Exhala, túmbate
AṢṬAU	Inhala, pierna derecha arriba, sujeta los dedos del pie
NAVA	Exhala, flexión
DAŚA	Inhala, baja la cabeza
EKĀDAŚA	Exhala, rotación lateral externa de la pierna derecha, mira a la izquierda
DUĀDAŚA	Inhala, lleva la pierna hacia delante
TRAYODAŚA	Exhala, flexión
CATURDAŚA	Inhala, baja únicamente la cabeza
PAÑCADAŚA	Exhala, pierna abajo
ṢOḌAŚA	Inhala, pierna izquierda arriba, sujeta los dedos del pie
SAPTADAŚA	Exhala, flexión
AṢṬAUDAŚA	Inhala, baja la cabeza
EKUNĀVIMŚATIḤ	Exhala, rotación lateral externa de la pierna izquierda, mira a la derecha
VIMŚATIḤ	Inhala, lleva la pierna hacia delante
EKĀVIMŚATIḤ	Exhala, flexión

DUĀVIMŚATIḤ	Inhala, baja la cabeza
TRAYOVIMŚATIḤ	Exhala, pierna abajo
CATURVIMŚATIḤ	Inhala, Chakrasana
	Exhala, Chaturanga
PAÑCAVIMŚATIḤ	Inhala, perro con el hocico hacia arriba
SAṬVIMŚATIḤ	Exhala, perro con el hocico hacia abajo

Ubhaya Pādānguṣṭhāsana (7 movimientos)

SAPTA	Inhala, salta entre las piernas. Exhala, túmbate
AṢṬAU	Inhala, piernas arriba. Exhala, sujeta los dedos de los pies
NAVA	Inhala, rueda hacia arriba, mira hacia arriba. Exhala, baja
DAŚA	Inhala, elévate
EKĀDAŚA	Exhala, salta hacia atrás, Chaturanga
DUĀDAŚA	Inhala, perro con el hocico hacia arriba
TRAYODAŚA	Exhala, perro con el hocico hacia abajo

Ūrdhva Mukha Pascimatānāsana (9 movimientos)

SAPTA	Inhala, salta entre las piernas. Exhala, túmbate
AṢṬAU	Inhala, piernas arriba. Exhala, sujeta los pies
NAVA	Inhala, rueda hacia arriba, balancéate con las piernas rectas
DAŚA	Exhala, lleva la cabeza hacia el muslo
EKĀDAŚA	Inhala, sube la cabeza, brazos rectos. Exhala, mantén la postura
DUĀDAŚA	Inhala, elévate
TRAYODAŚA	Exhala, salta hacia atrás, Chaturanga

CATURDAŚA	Inhala, perro con el hocico hacia arriba
PAÑCADAŚA	Exhala, perro con el hocico hacia abajo

Setu Bandhāsana (7 movimientos)

SAPTA	Inhala, salta entre las piernas, túmbate
AṢṬAU	Exhala, prepárate para la postura con los pies por fuera y los brazos cruzados
NAVA	Inhala, elévate
DAŚA	Exhala, baja
EKĀDAŚA	Inhala, Chakrasana Exhala, Chaturanga
DUĀDAŚA	Inhala, perro con el hocico hacia arriba
TRAYODAŚA	Exhala, perro con el hocico hacia abajo

Ūrdhva Dhanurāsana (7 movimientos)

SAPTA	Inhala, salta entre las piernas, túmbate
AṢṬAU	Exhala, prepárate
NAVA	Inhala, elévate
DAŚA	Exhala, baja. Repetir NAVA DAŚA 3 veces
EKĀDAŚA	Inhala, Chakrasana. Exhala, Chaturanga
DUĀDAŚA	Inhala, perro con el hocico hacia arriba
TRAYODAŚA	Exhala, perro con el hocico hacia abajo

Paschimatānāsana (14 movimientos)

SAPTA	Inhala, salta entre las piernas. Exhala
AṢṬAU	Inhala, sujeta los pies o una muñeca, mira hacia arriba
NAVA	Exhala, flexión
DAŚA	Inhala, mira hacia arriba, estira. Exhala
EKĀDAŚA	Inhala, elévate
DUĀDAŚA	Exhala, salta hacia atrás, Chaturanga

TRAYODAŚA	Inhala, perro con el hocico hacia arriba
CATURDAŚA	Exhala, perro con el hocico hacia abajo

Sarvāṅgāsana (2 movimientos)

SAPTA	Inhala, salta entre las piernas. Exhala, túmbate
AṢṬAU	Inhala, elévate

Halāsana (1 movimiento)

AṢṬAU	Exhala, baja los pies, ligadura

Karnapidasana (1 movimiento)

AṢṬAU	Exhala, flexiona las rodillas, ligadura

Ūrdhva Padmāsana (1 movimiento)

NAVA	Inhala, mantén el equilibrio del loto

Piṇḍāsana (1 movimiento)

NAVA	Exhala, flexión, ligadura

Matsyāsana (1 movimiento)

NAVA	Exhala, elévate

Uttāna Padāsana (4 movimientos)

NAVA	Inhala, adopta la postura. Exhala, baja
DAŚA	Inhala, Chakrasana. Exhala, Chaturanga
EKĀDAŚA	Inhala, perro con el hocico hacia arriba
DUĀDAŚA	Exhala, perro con el hocico hacia abajo

Śīrsāsana (7 movimientos)

SAPTA	Exhala, prepárate
AṢṬAU	Inhala, arriba
NAVA	Exhala, baja la mitad del recorrido. Inhala, elévate
DAŚA	Exhala, baja.

	Balasana 5 respiraciones
EKĀDAŚA	Exhala, salta hacia atrás, Chaturanga
DUĀDAŚA	Inhala, perro con el hocico hacia arriba
TRAYODAŚA	Exhala, perro con el hocico hacia abajo

Baddha Padmāsana/Yoga Mudrā (3 movimientos)

SAPTA	Inhala, salta entre las piernas
AṢṬAU	Exhala, adopta la postura
NAVA	Exhala, flexión, *yoga mudra*

Padmāsana (1 movimiento)

DAŚA	Inhala, incorpórate, adopta la postura

Utpluṭiḥ (14 movimientos)

EKĀDAŚA	Inhala, elévate
DUĀDAŚA	Exhala, salta hacia atrás, Chaturanga
TRAYODAŚA	Inhala, perro con el hocico hacia arriba
CATURDAŚA	Exhala, perro con el hocico hacia abajo
PAÑCADAŚA	Inhala, salta hacia delante, mira hacia arriba
ṢOḌAŚA	Exhala, flexión. Inhala, Samasthiti
EKAM	Inhala, brazos arriba
DVE	Exhala, flexión hacia delante
TRĪṆI	Inhala, mira hacia arriba, estira
CATVĀRI	Exhala, salta hacia atrás, Chaturanga
PAÑCA	Inhala, perro con el hocico hacia arriba
ṢAṬ	Exhala, perro con el hocico hacia abajo
SAPTA	Inhala, salta entre las piernas, túmbate, descansa

RELAJACIÓN FINAL

PRIMERA SERIE COMPLETA DEL ASHTANGA YOGA

Surya Namaskara A

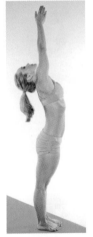 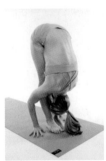 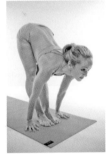 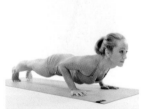 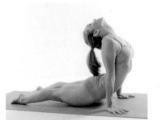

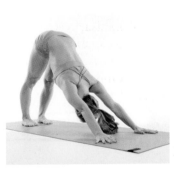 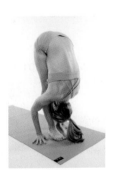 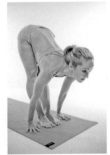 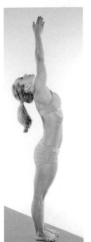

Surya Namaskara B

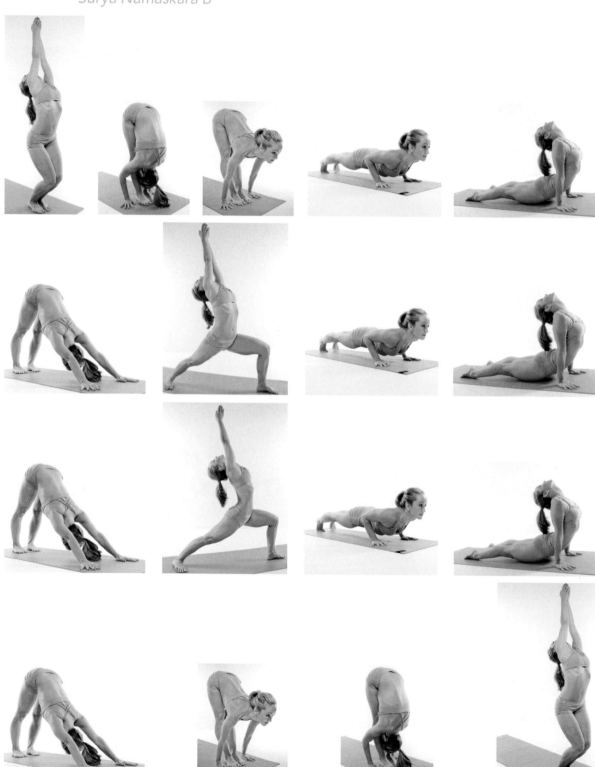

Posturas de pie

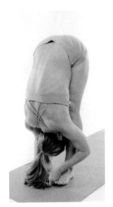
Padangusthasana

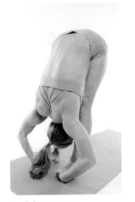
Padahastasana

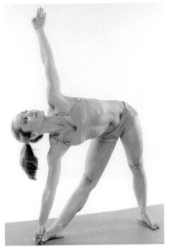
Utthita Trikonasana

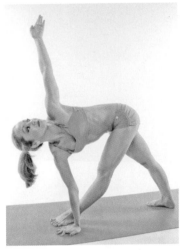
Parivrtta Trikonasana

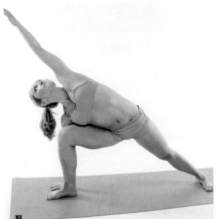
Utthita Parsvakonasana

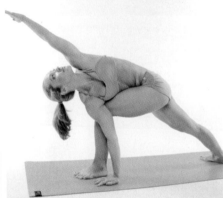
Parivrtta Parsvakonasana

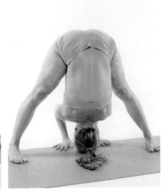
Prasarita Padottanasana A

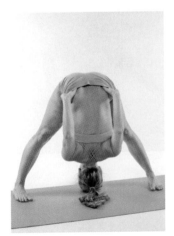
Prasarita Padottanasana B

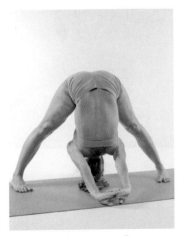
Prasarita Padottanasana C

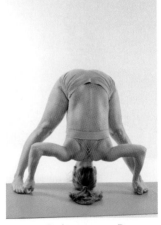
Prasarita Padottanasana D

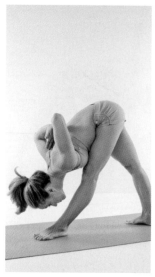

Parsvottanasana

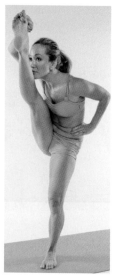

Utthita Hasta
Padangusthasana A

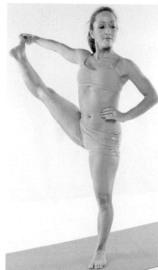

Utthita Hasta
Padangusthasana B

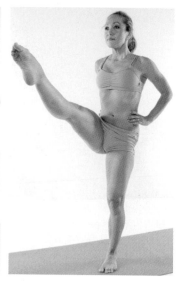

Utthita Hasta
Padangusthasana C

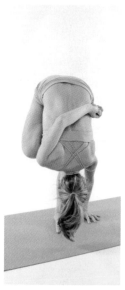

Ardha Baddha
Padmottanasana

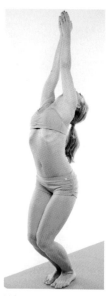

Utkatasana

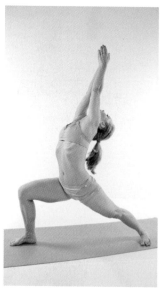

Virabhadrasana A

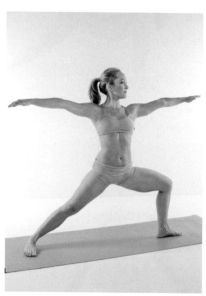

Virabhadrasana B

Posturas sedentes

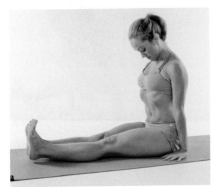

Dandasana

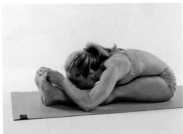

Paschimattanasana A

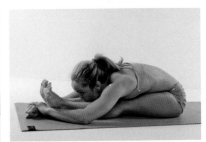

Paschimattanasana D

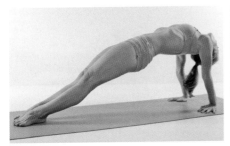

Purvattanasana

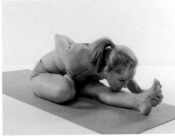

Ardha Baddha Padma
Paschimattanasana

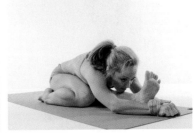

Tiryang Mukha Ekapada
Paschimattanasana

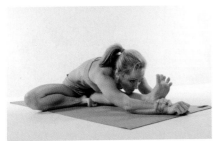

Janu Sirsasana A

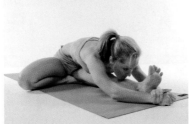

Janu Sirsasana B

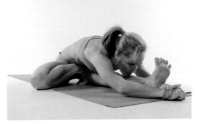

Janu Sirsasana C

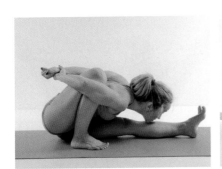

Marichasana A

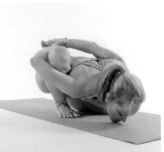

Marichasana B

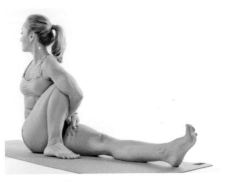

Marichasana C

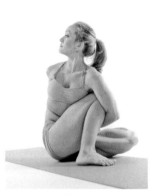

Marichasana D

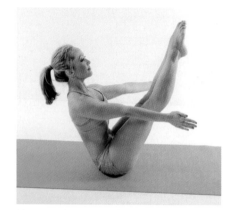

Navasana (cinco veces)

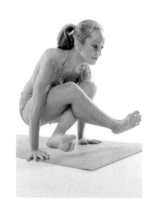

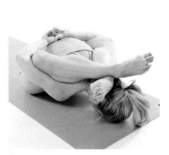

Bhujapidasana

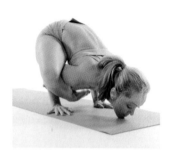

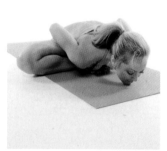

Kurmasana

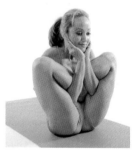

Supta Kurmasana

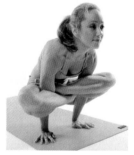

Garbha Pindasana

Kukkutasana

Baddha Konasana A

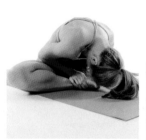

Baddha Konasana B

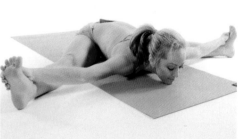

Upavistha Konasana

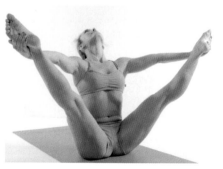

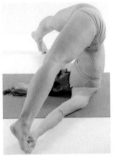
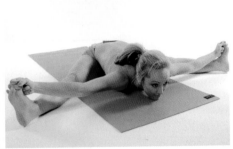

Supta Konasana

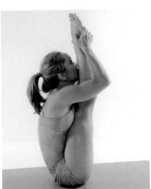

Supta Padangusthasana

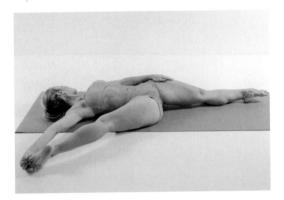

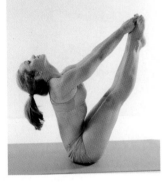

Ubhaya Padangusthasana

Setu Paschimattanasana

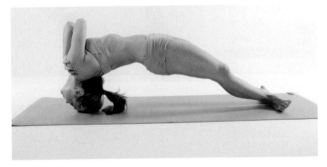

Setu Bandhasana

Flexiones hacia atrás

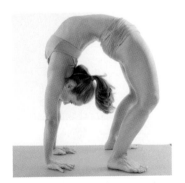

Urdhva Danurasana (tres veces)

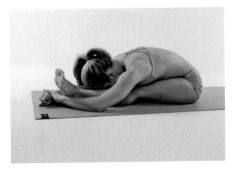

Paschimattanasana

Posturas finales

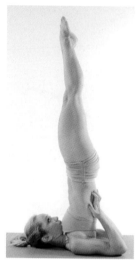

Salamba Sarvangasana

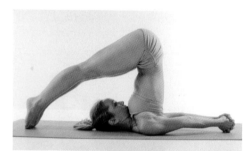

Halasana

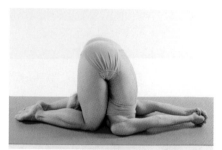

Karnapidasana

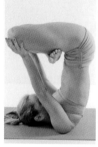

Urdhva Padmasana

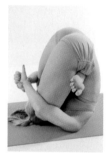

Pindasana

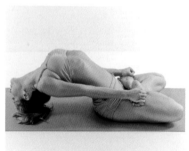

Matsyasana

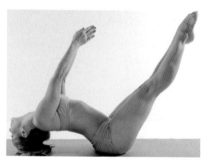

Uttana Padasana

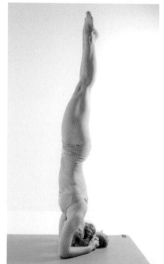

Sirsasana

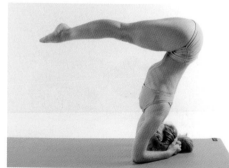

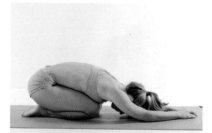

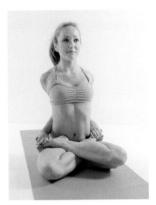

Baddha Padmasana

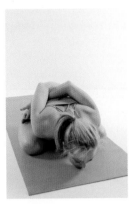

Yoga Mudra

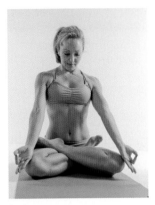

Padmasana

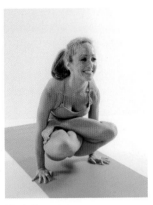

Utplutih

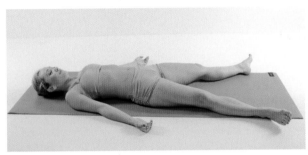

Sukhasana

ADVAITA VEDANTA: la filosofía basada en la tradición espiritual de los Vedas; defiende la verdad fundamental de la no dualidad, o la conexión final entre el ser humano y el Ser Divino superior.

AGNI: término sánscrito que significa «fuego», representado por la deidad hindú Agni.

AHAMKARA: uno de los tres componentes de *citta*; simboliza el ego.

AHIMSA: el primer *yama* del camino de los ocho miembros del Ashtanga Yoga; significa literalmente «no violencia».

ANANDAMAYA KOSHA: el más íntimo de los cinco *koshas*; el cuerpo de la bienaventuranza asociado al *samadhi*.

ANNAMAYA KOSHA: es la capa exterior de los *koshas* que se asocia a los alimentos; en ocasiones se denomina el cuerpo de alimento.

APARIGRAHA: desapego o no posesión; el quinto *yama* en los Yoga Sutras de Patanjali.

ASHTANGA YOGA (también llamado ashtanga vinyasa yoga): el camino de los ocho miembros de yoga concebido por Patanjali; más específicamente, el sistema de yoga propagado por el fallecido Sri K. Pattabhi Jois que combina los Yoga Sutras de Patanjali, las posturas clásicas de Hatha Yoga y la filosofía con el Bhagavad Gita, en un sistema completo de transformación espiritual.

ASTEYA: no robar; el tercer *yama* de los Yoga Sutras de Patanjali.

ATMAN: el ser eterno y verdadero que trasciende el espacio y el tiempo.

AYURVEDA: sistema hindú de medicina que se traduce como «ciencia de la vida»; Sri K. Pattabhi Jois recomendaba muy especialmente a todos los practicantes de yoga que siguiesen los principios ayurvédicos.

BANDHA: término sánscrito que se traduce como «cierre» y que designa los tres cierres energéticos: *mula bandha*, *uddiyana bandha* y *jalandhara bandha*.

BHAGAVAD GITA: selección clave del texto épico Mahabharata sobre la víspera de la gran batalla de Kurukhsetra en la que Krishna, como avatar de Dios, imparte las enseñanzas del yoga al príncipe guerrero Arjuna; algunas veces se le otorga la condición de Upanishad.

BRAHMA GRANTHI: el nudo kármico asociado a Brahma que se localiza en el sacro, a lo largo del canal energético central del cuerpo.

BRAHMACHARYA: el control de los impulsos sexuales; es el cuarto *yama* de los Yoga Sutras de Patanjali.

BRAHMAN: la divinidad única, singular y universal, el Dios supremo.

BUDDHI: uno de los tres componentes de *citta*; significa la inteligencia superior y la fuente de la sabiduría y del discernimiento discriminativo.

CHAKRA: se traduce como «rueda». Los chakras son centros energéticos que se encuentran en el cuerpo sutil; en el sistema energético humano hay siete chakras principales distribuidos desde la base de la columna vertebral hasta la coronilla.

CITTA: término que se utiliza para representar la mente; consta de tres componentes: *ahamkara*, *buddhi* y *manas*. Incluye la mente subconsciente y el flujo total de la conciencia.

CUERPO SUTIL: el cuerpo formado por sensaciones sutiles que suelen ser imperceptibles para una mente que no ha sido entrenada.

DHARANA: concentración; el sexto miembro del camino de los ocho miembros del Ashtanga Yoga en los Yoga Sutras de Patanjali.

DHRIK-STHITI: estabilidad de la visión; la capacidad de controlar el flujo de energía que aportan los órganos sensoriales para concentrarse exclusivamente en un solo punto de atención.

DHYANA: meditación; el séptimo miembro del camino de los ocho miembros del Ashtanga Yoga en los Yoga Sutras de Patanjali.

DIVYA DEHA: el cuerpo divino; es el objetivo de la práctica de Hatha Yoga.

DRISHTI: punto para fijar la mirada establecido para cada postura del Ashtanga Yoga con el fin de entrenar la mente para que sea singular y fuerte, según las enseñanzas de Sri K. Pattabhi Jois. Es uno de los componentes del método tristana del Ashtanga Yoga.

EKAGRATA: focalización de la mente; la capacidad de mantener la mente fija en un objeto determinado durante un periodo de tiempo sostenido.

ESTILO MYSORE: estilo de la práctica del Ashtanga Yoga que recibe el nombre de la ciudad de Mysore, en el sur de la India, donde vivía Sri K. Pattabhi Jois. En esta práctica los alumnos memorizan las posturas y avanzan a su propio ritmo, recibiendo la ayuda del maestro únicamente cuando la necesitan.

Granthi: nudos energéticos y kármicos situados a lo largo del canal central de la parte más íntima del cuerpo; deben ser purificados y quemados a través de la práctica del yoga.

Guna: término sánscrito que significa «hilo» o «cuerda»; se refiere a los tres *gunas* (*sattva*, *rajas*, *tamas*) en los que se manifiesta Prakriti.

Hatha Yoga Pradipika: texto clásico de Hatha Yoga escrito aproximadamente hace quinientos años; contiene las enseñanzas esenciales sobre las asanas, los *bandhas*, *pranayama* y otras prácticas yóguicas.

Ishvara pranidhana: devoción a Dios; se considera el tercer aspecto de kriya yoga y el quinto niyama en los Yoga Sutras de Patanjali.

Jalandhara bandha: el cierre de la garganta; se realiza poniendo el mentón en contacto con la articulación esternoclavicular.

Jnana diptir: término sánscrito que se traduce como «lámpara del conocimiento», se refiere a la luz que disipa la oscuridad cuando se completa el trabajo interior del método del Ashtanga Yoga.

Kama: deseo; uno de los seis venenos que residen cerca del corazón, según afirmaba Sri K. Pattabhi Jois.

Karma: el ciclo de causa y efecto que permanece a través del tiempo infinito.

Karmaasaya: la suma total de todos los karmas que permanecen y se acumulan a lo largo de muchas vidas.

Kosha: el cuerpo; se refiere a las cinco capas de *koshas* que tiene un ser viviente.

Kriya: práctica de purificación yóguica cuyo objetivo es erradicar los obstáculos en un nivel físico, mental o emocional.

Krodha: ira; uno de los seis venenos que residen cerca del corazón, según afirmaba Sri K. Pattabhi Jois.

Kundalini: la fuerza vital que permanece latente, enrollada como una serpiente en la base de la columna. El objetivo de las prácticas de yoga es despertar a *kundalini* para que ascienda por el eje central del cuerpo hasta alcanzar la coronilla.

Kundalini shakti: la representación de la fuerza vital como una energía femenina que, al elevarse hacia la coronilla, se une con el Ser Supremo y alcanza luego la realización espiritual plena.

Lobha: codicia, uno de los seis venenos que residen cerca del corazón, según afirmaba Sri K. Pattabhi Jois.

Mada: pereza, uno de los seis venenos que residen cerca del corazón, según afirmaba Sri K. Pattabhi Jois.

Mahabharata: el poema épico más largo escrito en sánscrito; es una crónica de la batalla entre el malvado Kauravas y el bondadoso Pandavas, que contiene las enseñanzas yóguicas del Bhagavad Gita.

MAHAVRTAM: el gran juramento (referido a los *yamas* y *niyamas* de los Yoga Sutras de Patanjali) del que nadie está excusado, independientemente de su clase, raza, sexo o época.

MANAS: término sánscrito que se traduce como «mente»; es uno de los componentes de citta y simboliza los aspectos más mecánicos de la mente.

MANOMAYA KOSHA: la tercera capa de los cinco *koshas*; simboliza el cuerpo mental o cuerpo de los pensamientos.

MATSARYA: pereza, uno de los seis venenos que residen cerca del corazón, según afirmaba Sri K. Pattabhi Jois.

MÉTODO TRISTANA: presentado por Sri K. Pattabhi Jois como la base de la práctica diaria del Ashtanga Yoga; comprende la respiración (respiración profunda con sonido, basada en *ujjayi pranayama*), las asanas (posturas) y *drishti* (punto para enfocar la mirada).

MOHA: engaño o ilusión; uno de los seis venenos que residen cerca del corazón, según afirmaba Sri K. Pattabhi Jois.

MULA BANDHA: el cierre de la raíz; se realiza contrayendo el suelo pélvico y es una práctica destinada a despertar a *kundalini*, que está enrollada en la base de la columna.

NADI: canales energéticos que recorren el cuerpo sutil y se purifican mediante la práctica del yoga; en los textos clásicos de Hatha yoga se afirma que existen setenta y dos *nadis*.

NADI SHODHANA: nadi o limpieza de los nervios, asociado tanto a la serie intermedia del Ashtanga Yoga como a los ejercicios en los que la respiración se realiza alternando las fosas nasales.

NADI SUSHUMNA: el *nadi* central, que se encuentra a lo largo del eje central del cuerpo; se asocia a la columna vertebral. Es el camino por el cual debe ascender la fuerza vital (*kundalini*) para alcanzar la liberación total en el camino del yoga.

NAULI KRIYA: un ejercicio intenso de purificación indicado en *Hatha Yoga Pradipika* que consiste en contraer la parte inferior del abdomen y mover el estómago de lado a lado.

NETI KRIYA: una técnica de limpieza nasal mencionada en el *Hatha Yoga Pradipika* que utiliza agua para limpiar la cavidad nasal.

NIYAMA: es el segundo miembro del camino de los ocho miembros del Ashtanga Yoga de los Yoga Sutras de Patanjali; de acuerdo con los principios yóguicos, son cinco actitudes morales que deben observarse en relación con la propia persona.

PRAKRITI: la naturaleza, el mundo eternamente cambiante de la mente y la materia, formado por los tres *gunas*.

PRANA VAYU: los vientos de la fuerza vital; se pueden manipular y controlar a través de las prácticas yóguicas, como por ejemplo *pranayama*.

PRANAMAYA KOSHA: es el segundo en tamaño de los cinco *koshas*; simboliza el cuerpo de energía y aire.

PRANAYAMA: ejercicios respiratorios que purifican el cuerpo en la práctica clásica del yoga. Es el cuarto miembro del camino de los ocho miembros del Ashtanga Yoga en los Yoga Sutras de Patanjali.

PRATYAHARA: control de los sentidos; se logra retirando los sentidos del mundo exterior y dirigiendo la conciencia hacia la parte más íntima del cuerpo. Es el quinto miembro del camino de los ocho miembros del Ashtanga Yoga.

PURUSHA: el ser eterno, inmortal e inmodificable de la filosofía tradicional del yoga; algunas veces se utiliza para designar el alma individual o el alma universal.

RAJAS: uno de los tres *gunas*; se asocia al movimiento, la energía y la pasión.

RISHI: el veedor; utilizado generalmente para designar a quien recibió originalmente los Vedas.

RUDRA GRANTHI: uno de los tres *granthis* que hay a lo largo del *nadi sushumna*; debe ser purificado mediante prácticas yóguicas. Se asocia a Shiva y su asiento es el tercer ojo.

SAMADHI: el último miembro del camino de los ocho miembros del Ashtanga Yoga en los Yoga Sutras de Patanjali; el estado de paz final.

SAMSKARA: patrones repetitivos de pensamientos y conductas que se arraigan en *citta*.

SANTOSHA: satisfacción es el segundo *niyama* nombrado en los Yoga Sutras de Patanjali.

SATTVA: uno de los tres *gunas*; se asocia a la paz, a la armonía y al equilibrio.

SATYA: veracidad es el segundo *yama* nombrado en los Yoga Sutras de Patanjali.

SAUCA: limpieza es el primer *niyama* nombrado en los Yoga Sutras de Patanjali.

SEIS VENENOS: seis obstáculos que se asientan en torno al corazón y deben ser purificados por medio de técnicas yóguicas, según las enseñanzas de Sri K. Pattabhi Jois. Son la ira, el deseo, la codicia, la pereza, la envidia y el engaño (o la ilusión).

SVADHYAYA: autocuestionamiento espiritual, el cuarto *niyama* y el segundo componente de kriya yoga en los Yoga Sutras de Patanjali; un paradigma de estudio durante la lectura de los textos espirituales.

TAMAS: uno de los tres *gunas*; se asocia a la ignorancia, la resistencia y la muerte.

TAPAS: significa calor; es el tercer *niyama* y el primer componente de kriya yoga en los Yoga Sutras de Patanjali; se asocia al fuego de la purificación cultivado en Ashtanga Yoga.

UJJAYI PRANAYAMA: la práctica de respiración profunda que constituye la base del método respiratorio del Ashtanga Yoga y en la cual la inhalación y la exhalación se vocalizan y tienen la misma duración, algunas veces de hasta diez segundos. Se traduce como «aliento de la victoria».

UPANISHAD: textos filosóficos sagrados que constituyen la base de las escuelas orto-
doxas del pensamiento espiritual hindú.

VAJRA DEHA: cuerpo adamantino, el cuerpo que brilla y es fuerte como un diamante;
es uno de los objetivos de las asanas de hatha yoga.

VASANA: una recopilación añadida a los *samskaras* individuales.

VEDAS: antiguos textos espirituales que datan del siglo XIII A. DE C. Se los considera
una revelación divina y consisten en cuatro trabajos principales: *Rig Veda*, *Yajur
Veda*, *Sama Veda* y *Atharva Veda*.

VIJNANAMAYA KOSHA: es el segundo kosha y el más sutil de los cinco; simboliza el cuerpo de la sabiduría y se asocia a buddhi. Está muy próximo a la realización, pero
no es el paso final.

VINYASA: la coordinación de la respiración con el movimiento que constituye la base
del método Ashtanga Yoga; el sistema consiste en contar cada movimiento de la
práctica del yoga con un número en sánscrito.

VISHNU GRANTHI: uno de los tres *granthis* que se encuentran a lo largo del *nadi sushumna*; debe ser purificado mediante la práctica yóguica. Se asocia a Vishnu y
se asienta en el centro del corazón.

VIVEKA KHYATIR: discernimiento discriminativo, uno de los objetivos indicados en
el camino de los ocho miembros de los Yoga Sutras de Patanjali; es la capacidad
de ver y descifrar la verdad.

VRITTI: onda o fluctuación que surge en el campo de la conciencia, conocida como
citta; puede ser dolorosa o inocua.

YAMA: primer miembro del camino de los ocho miembros de los Yoga Sutras de
Patanjali; comprende códigos morales que incluyen *ahimsa* (no violencia), *satya*
(veracidad), *asteya* (no robar), *brahmacharya* (continencia sexual), y *aparigraha*
(desapego).

YOGA CHIKITSA: terapia de yoga, conocida también como la primera serie del Ashtanga Yoga conforme a las enseñanzas de Sri K. Pattabhi Jois.

BRYANT, EDWIN. *The Yoga Sutras of Patanjali*. New York: North Point Press, 2009.

DONAHAYE, GUY y EDDIE STERN. *Guruji: A Portrait of Sri K. Pattabhi Jois through the Eyes of His Students*. New York: North Point Press, 2012.

FEUERSTEIN, GEORG. *The Deeper Dimension of Yoga: Theory and Practice*. Boston: Shambhala Publications, 2003.

FRAWLEY, DAVID. *Yoga and Ayurveda: Self-Healing and Self-Realization*. Twin Lakes, Minn.: Lotus Press, 1999.

FREEMAN, RICHARD. *The Mirror of Yoga: Awakening the Intelligence of Body and Mind*. Boston: Shambhala Publications, 2012.

JOIS, SRI K. PATTABHI. *Yoga Mala: The Original Teachings of Yoga Master Sri K. Pattabhi Jois*. New York: North Point Press, 2010.

LONG, RAY. *The Key Muscles of Hatha Yoga: Scientific Keys*, vol. 1. Baldwinsville, N.Y.: Bandha Yoga Publications, 2005.

MOHAN, A. G. y Ganesh Mohan. *Krishnamacharya: His Life and Teachings*. Boston: Shambhala Publications, 2010.

SWAMI SVATMARAMA. *Hatha Yoga Pradipika*, 3ª ed. Munger: Bihar School of Yoga, 1998.

YOGANANDA, PARAMAHANSA. *The Yoga of the Bhagavad Gita*. Los Angeles: Self-Realization Fellowship, 2007.

Los vídeos de las posturas de la primera serie completa del Ashtanga Yoga pueden encontrarse en www.shambhala.com y en la página web de la autora: www.kinoyoga.com.